für alle Migräne-Kämpfer,
die es gibt!

„Nicht das Beginnen wird belohnt,
sondern einzig und allein
das Durchhalten."
Buddha

Besucht mich!
Migräne Muräne
https://migraenemuraene.blog

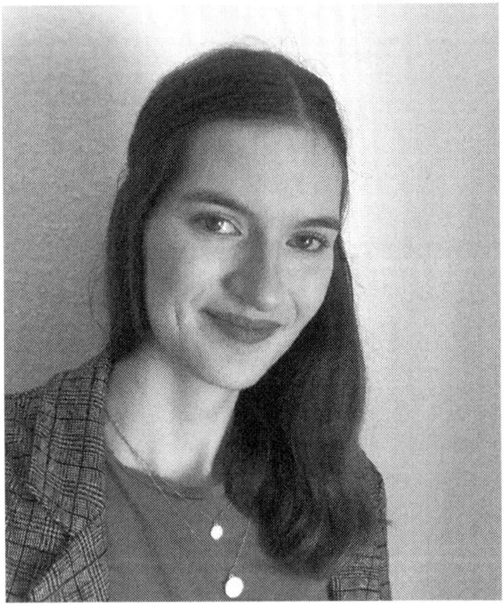

Über die Autorin:
Anna Wichelmann (Jahrgang 1996) kommt gebürtig aus Münster. Sie hat Medienwirtschaft und Journalismus sowie Public Relations studiert. Anna lebt mit ihrem Freund in Hannover. Sie ist Autorin und Bloggerin. Mit ihrem Blog „Migraene Muraene" macht sie Betroffenen Mut.

Gastautor:innen: Inke Hummel, Manuela Karl, Claudia Taddey, Cristina Fankhauser, Regina Sophia, Sabrina Wolf, Melanie Pülm, Caroline Hoff, Lisa Bunzel und Anja Obermeier.

Anna Wichelmann

Menschen mit Migräne sind Kämpfer!

Migräne ist ein gesellschaftlich wenig beachtetes Thema - also betrachten wir es doch mal persönlich

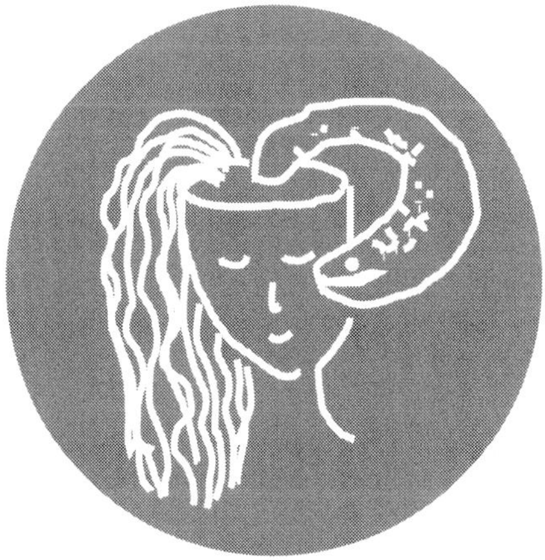

1. Auflage

Texte: ©2021 Anna Wichelmann

Umschlaggestaltung: ©Anna Wichelmann

Gestaltungselemente: ©Anna Wichelmann

Lektorat: Anna Tannas

Kontakt:
migraene-muraene@outlook.de
https://migraenemuraene.blog

ISBN:

Verlag & Druck:
epubli - ein Service der neopubli GmbH, Berlin

Informationen zur Schreibweise: Das Wort „Kämpfer" bezieht sich auf das Wort „Mensch" und schließt auch Kämpfer:innen ein. Der Rest des Buches ist gegendert.

Danksagung!

Danke, an

....meinen Freund und Partner Malte, der mich immer in allen Lebenslagen unterstützt und ohne den ich heute nicht mehr hier wäre. Ich liebe Dich!

....meine Freunde, vor allem Tabbi, Stephie, Deborah und Anna, die mich immer unterstützt haben und mir zur Seite standen, vor allem, wenn mal nichts mehr ging!

....an meine beste Freundin Anna, die das Lektorat übernommen und mich damit sehr unterstützt hat!

....an meine Freundin Fritzi, die ich in der Schmerzklinik kennenlernte und mich durch sie zum ersten Mal verstanden fühlte!

....an meine Online-Freunde, die ebenfalls Migräne haben, ihr seid die beste Selbsthilfegruppe, die ich mir vorstellen könnte!

....an Dr. med. Axel Heinze, der das Migräne ABC geprüft und überarbeitet hat!

...an alle Migräne-Angehörigen, die sich für das Thema Migräne interessieren und ihre Angehörigen unterstützen. Danke, für Euer Interesse an meiner Arbeit.

....an alle Migräne-Kämpfer, ohne die dieses Buch nie entstanden wäre. Danke besonders für euren Support auf Instagram! #MenschenMitMigräneSindKämpfer

Inhaltsverzeichnis

Hinweis:
Texte die mit „Triggerwarnung" gekennzeichnet sind, sind Beiträge, die Bestandteile beinhalten, die Menschen mit psychischen Erkrankungen triggern können. Wenn Du Hilfe brauchst, wende Dich an Deinen regionalen Krisendienst oder die Telefonseelsorge: 0800 / 111 0 111 , 0800 / 111 0 222 oder 116 123, per Mail und Chat unter online.telefonseelsorge.de.

Allgemeine Vorwarnung: Einige Geschichten enthalten Inhalte, die Menschen mit Emetophobie triggern können. Da Migräne aber häufig mit Übelkeit auftritt, sind diese Geschichten nicht mit einer Triggerwarnung gekennzeichnet.

Vorwort

Worum geht es in diesem Buch? In diesem Buch geht es weniger um wissenschaftliche Fakten, denn dazu gibt es genug gute Bücher z.B. das von Prof. Göbel. Es wird Zeit, Migräne-Kämpfern eine Stimme zu geben und sie berichten zu lassen, wie das Leben mit dieser schweren, unsichtbaren Erkrankung aussieht. Dieses Buch gibt Migräne-Kämpfern eine Stimme. Dieses Buch ist von uns für Dich.

Wir sind nur ein Teil der Migräne-Kämpfer weltweit. Wir kommen aus Deutschland, Österreich und der Schweiz. Wir haben unsere Geschichten niedergeschrieben. Für Dich. Wir teilen unsere Erfahrungen und Tipps. Mit Dir. Wir wollen zeigen, was es heißt Migräne-Kämpfer zu sein und wir wollen Dir zeigen, dass Du nicht alleine bist. Auch Du kannst Teil dieses Buches werden. Auch Du kannst Deine Geschichte veröffentlichen, indem Du sie an
migraene-muraene@outlook.de sendest oder
Deine Migräne-Geschichte mit uns auf Instagram unter dem Hashtag #MenschenMitMigräneSindKämpfer teilst und
@migraenemuraeneblog verlinkst.

Wie komme ich nun dazu dieses Buch zu schreiben, zu organisieren und zu veröffentlichen? Ich bin Anna und habe chronische Migräne mit Aura. Meine Geschichte kannst Du hier ebenfalls nachlesen. Ich betreibe den Migraene Muraene Blog. Ein Blog, der anderen Mut macht. Ein Blog, in dem jeder seine Geschichte mit anderen teilen kann. Ein Blog, der verbindet, der uns zeigt, dass wir nicht alleine sind.

Schon seit Jahren habe ich den Traum, einmal ein Buch zu schreiben. Die chronische Migräne, meine Aufklärungsarbeit auf Instagram und mein Blog fordern viel Zeit ein. Warum nicht die Chance nutzen und noch mehr Menschen Mut machen? So entstand die Idee ein Migräne-Kämpfer-Buch zu erschaffen. Für alle Migräne-Kämpfer, die es gibt.

Meine Idee traf auf sehr viel Zuspruch. Über 70 Migräne-Kämpfer teilten ihre Geschichten, beteiligten sich mit ihren Berichten an diesem Buchprojekt und unterstützten mich, wo sie nur konnten. Dieses Buch ist der erste Teil der Kämpfer-Reihe und enthält eine Auswahl an Artikeln und Geschichten. Über Monate wurden 70 Kämpfer-Geschichten zusammengetragen. Du findest einige hier in diesem Buch. Aber dieses Buch ist mehr, als eine Sammlung von Geschichten. Hier sind Erfahrungsberichte zu bestimmten Themen zu finden, ein Migräne-ABC, das Du als Wörterbuch nutzen kannst, weitere Extras, Empfehlungen und Tipps. In diesem Buch stecken sehr viel Liebe, Zeit und Herzblut. In diesem Buch steckt viel Persönlichkeit. In diesem Buch sind wir.

Ich wünsche Dir, dass Du dieses Buch als Anregung nimmst,

Dich mehr über Migräne zu informieren, selbst Experte oder Expertin wirst. Ich wünsche Dir, dass Dir dieses Buch hilft, Deine Krankheit ein Stück weit anzunehmen. Ich wünsche Dir, dass Du in diesem Buch Geschichten findest, in denen Du Dich selbst erkennst. Ich wünsche Dir, dass Du den Migräne-Kämpfer in Dir findest und ihn aktivierst!

Alles Gute und vielleicht treffen wir uns mal auf meinem Blog!
Anna

Migraene Muraene Blog – migraenemuraene.blog

P.S. Ich würde mich über Feedback zum Buch freuen. Per Mail oder Instagram-Nachricht. Du kannst auch eine Rezension hinterlassen und anderen Menschen helfen, den Kämpfer in sich zu finden.

Kapitel 1: Migräne Basics

In diesem Kapitel erkläre ich Dir die Migräne-Basics.
Was ist eigentlich Migräne, wie fühlt sie sich an
und welche Begriffe solltest Du kennen?

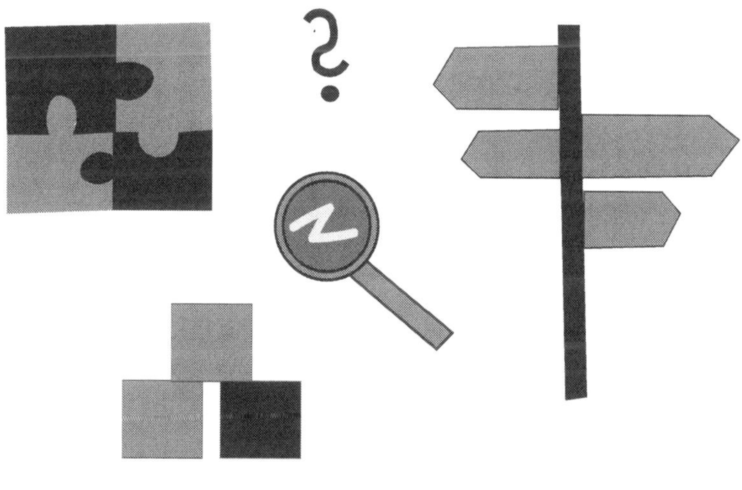

Was ist Migräne?

von Anna Wichelmann

Migräne ist mehr als Kopfschmerzen. Migräne ist so vieles. Migräne ist unsichtbar. Migräne ist eine der behinderndsten Erkrankungen der Welt, laut Weltgesundheitsorganisation. Migräne ist eine komplexe, neurologische Erkrankung. Migräne wird charakterisiert durch einseitige, pulsierende,starke Kopfschmerzen mit Begleiterscheinungen wie Übelkeit und/ oder Erbrechen, Licht- und Lärmempfindlichkeit. Migräne läuft in vier Phasen ab. Die Ursache von Migräne ist genetisch.

Migräne ist eine Reizverarbeitungsstörung des Gehirns. Migräne kann sich chronifizieren und das Leben privat und beruflich beeinträchtigen. Es gibt verschiedene Formen von Migräne. Die klassische Migräne ist die Migräne mit Aura. Auren sind neurologischen Störungen. Im Migräne-ABC kannst Du typische Migräne-Begriffe und ihre Bedeutung nachlesen. Über Migräne selbst ließen sich ganze Bücher füllen.

Kurz gesagt: Migräne ist scheiße.

Aber wir leben damit. Wir machen weiter. Denn Menschen mit Migräne sind Kämpfer.

Wenn Du selbst Migräne hast, wirst Du Dich vielleicht in dieser Beschreibung wiederfinden:

Meine Energie ist verschwunden, mein helles Licht erloschen. Jede kleinste Bewegung löst eine Schädelexplosion aus. Jeder noch so kleine Schritt ist einer zu viel. Mein Auge ist eingequetscht und zugleich gestreckt, wie auf einer Folterbank.

Ich schreie, doch niemand hört mich. Es ist dunkel, jeder noch so kleine Sonnenstrahl bringt mich weiter, weiter an den Rand der Verzweiflung. Mir ist übel, jedes Aufsetzen führt zu einer Karussellfahrt in einer Geisterbahn. Ich kann kaum sprechen, reihe sinnlos Wort für Wort aneinander und fühle mich betrunken. Die Muräne gräbt sich quälend langsam Zentimeter für Zentimeter durch mein Gesicht. Sie kriecht und sticht mir dabei fast in jede Ecke meines Kopfes. Sie frisst mich von innen auf. Sie kaut auf meinem Auge, kitzelt meine Nerven, sodass sie unerträglich kribbeln.

Meine Zähne fühlen sich glasig an, viele bunte Funken umgeben mich und teilen die Welt in zwei Perspektiven, zwei Bilder mit unterschiedlichen Farben, mit gleichen Mustern. Sie weichen auch nicht der Dunkelheit, die mich umgibt. Die Wahrnehmung verformt sich, diese Brille, mit all den gruseligen Psychotricks, ich kann sie nicht absetzen. Sie klebt wie Kontaktlinsen auf meinen Augen. Meine Sinne fallen aus, ich falle immer tiefer und spüre kaum den Untergrund. Meine Beine werden unsichtbar, meine Arme sind so schwer und brennen. Ich löse mich Pixel für Pixel auf, als sei ich eine Videospielfigur. Die Muräne kriecht, schleicht, zieht und rennt. Sie trommelt, tanzt mit einem Hammer und lacht. Wäre sie sichtbar, dann würde in jedem Winkel meines Kopfes Blut kleben von all ihren Angriffen. Das Blut, es fließt zu Boden, vorbei an meinen Tränen, vorbei an Erbrochenem und bildet einen See. Ein zweifacher See durch meine Augen, mit bunten Funken die Kreise ziehen. Der pulsierende Druck steigt. Das Schmerzlevel steigt Minute um Minute. Mein Schreien verstummt innerlich. Es wandelt sich in ein leises Flüstern, es greift nach mir und äußert einen Wunsch. Der Wunsch zu sterben. Der Dunkelheit, die mich schützt, der Schmerzen, die mich zermürben und der Muräne die mich immer und immer wieder besucht zu entkommen.

Einige Tage später begrüße ich die Sonne. Möchte sie festhalten und ziehe mich an ihr hoch, tanke Energie und stehe wieder auf. Ich stehe wieder auf. Wir stehen immer wieder auf. Deshalb sind Menschen mit Migräne Kämpfer.

Das Migräne ABC

A

Aura: Die Aura beginnt bei einigen Migräniker:innen (10-30%) vor der eigentlichen Kopfschmerzphase. Es treten dann z.B. Phänomene wie Sehstörungen, Alice-im-Wunderland-Syndrom (Halluzinationen, Dinge werden klein oder groß, verformen sich), Kribbeln und Missempfindungen in Armen oder Beinen, Schwindel, Sprachstörungen oder andere Symptome auf. Eine Aura dauert in der Regel 30 bis 60 Minuten. Bei länger andauernden Auren wird von „prolongierten" Auren gesprochen. Bei der Aura verengen sich im Kopf die Blutgefäße, weshalb während der Aura keine Triptane eingenommen werden dürfen, da die Gefahr eines Schlaganfalls besteht. Auren können auch ohne Kopfschmerzen auftreten.

Antikörper: Siehe CGRP.

Ausdauersport ist Teil der nicht medikamentösen Prophylaxe gegen Migräne.

Ableismus: Diskriminierung von Menschen mit Behinderungen. Ableismus bedeutet die Beurteilung oder Abwertung von Menschen nach ihren Fähigkeiten und wird als behindertenfeindlich angesehen, da Menschen mit Behinderungen Fähigkeiten fehlen würden.

Akutmedikation: Wenn es zum Migräneanfall kommt, wird dieser meist mit Akutmedikamenten behandelt. Bei jedem Menschen kann das etwas anderes sein. Bekannte Akutmedikamente sind Schmerzmittel und Triptane (Achtung! 10/20-Regel beachten). Im Anfall hilft für viele Betroffene auch Ruhe, Dunkelheit, Hinlegen, Kälte oder Wärme.

Anfall: Der typische Migräneanfall läuft in vier Phasen ab (Siehe Phasen).

Antidepressiva können als medikamentöse Prophylaxe angewendet werden. Das Antidepressivum Amitriptylin ist zur Migränevorbegeugung zugelassen.

B

Begleiterscheinungen der Migräne können sein: Übelkeit, Erbrechen, Licht- und Lärmempfindlichkeit. Viele Menschen sind auch geruchsempfindlich.

Brain Fog: (deutsche Übersetzung: Gehirnnebel) ist keine Krankheit, sondern eine Begleiterscheinung von vielen Krankheiten wie Migräne, Fibromyalgie und Depressionen. Brain Fog äußert sich durch Konzentrationsschwierigkeiten, Vergesslichkeit, Verwirrtheit und Müdigkeit. Gegen Brain Fog kann folgendes helfen: Bewegung, Nährstoffmangel überprüfen und Entspannung. Brain Fog kann auch durch unausgewogene Ernährung, Flüssigkeitsmangel, Stress, Schlafmangel, Bewegungsmangel und Koffein-Entzug entstehen.

Behinderung: Laut WHO (Weltgesundheitsorganisation) zählt Migräne in die Top Ten der schwersten, behindernden Erkrankungen. Eine Behinderung wird amtlich durch den Grad der Behinderung (GdB) festgestellt. Besonders stark betroffende Migräniker:innen können durch die Migräne eine Schwerbehinderung bescheinigt bekommen. Ein Antrag auf (Schwer)Behinderung wird beim Versorgungsamt gestellt. Dort gibt es auch entsprechende Formulare und weitere Informationen.

Botulinumtoxin A (Handelsname Botox®) wird bei chronischer Migräne nach diversen wirkungslosen Medikamenteneinnahmen als Migräne-Prophylaxe angewendet. Bei dieser Therapie werden im Abstand von drei Monaten mehrere Botox-Spritzen in die Gesichts- und Nackenmuskulatur gespritzt.

Betablocker: Werden als medikamentöse Prophylaxe eingesetzt. Sie blockieren die Wirkung von Adrenalin, senken die Herzfrequenz und den Blutdruck und sind deshalb in der Bluthochdruck-Behandlung zu finden.

C

Cefaly Dual ist ein Stimulationsgerät für die Neuromodulation des Gesichtsnervs. Es wird über eine Elektrode an der Stirn befestigt und dort sendet es Mikroimpulse, die den Gesichtsnerv stimulieren. Es kann vorbeugend und im Anfall eingesetzt werden.

CGRP-Antikörper-Therapie ist eine medikamentöse Prophylaxe. Anders als alle bisheringen Prophylaxen sind die CGRP-Antikörper gezielt für Migränepatient:innen entwickelt worden. CGRP ist die Abkürzung für Calcitonin Gene-related Peptide. Die monoklonalen Antikörper können entweder das CGRP (welches für die Entzündung bei Migräne verantwortlich ist) blockieren oder an den Rezeptor, an den das CGRP eigentlich andocken würde, selbst andocken. So kann das CGRP also auch keine Wirkung mehr entfalten. Wieso es bei manchen Patienten so gut hilft und bei anderen gar nicht, kann man bis jetzt noch nicht sagen.

Chronische Migräne ist eine schwere Unterform der Migräne, von der gesprochen wird, wenn an mehr als 15 Tagen im Monat Kopfschmerzen bestehen, von denen mindestens 8 Tage Migräne sind und dieser Zustand über mindestens 3 Monate besteht.

D

Depressionen: Viele Menschen mit chronischen Erkrankungen entwickeln psychische Erkrankungen wie eine Depression. Wenn es Dir schlecht geht, wende Dich bitte an Deinen

Arzt/Deine Ärztin.

Diskriminierung: siehe Ableismus.

Dunkelheit: Bei einem Migräneanfall ziehen sich Betroffene häufig ins dunkle Zimmer zurück, da sie lichtempfindlich sind.

E

Entspannungstechniken gibt es viele verschiedene: u.a. Autogenes Training, Meditation, PMR (Progressive Muskelrelaxtion), Phantasiereisen oder Atemübungen. Probiere Dich mal durch und entscheide, was für Dich funktioniert! Sabrina hat einen tollen Artikel dazu geschrieben. Du findest ihn auf Seite 84.

Erwerbsminderungsrente: Wenn Migräniker:innen oder Menschen mit schweren Erkrankungen auf Grund ihrer Erkrankung nicht mehr arbeiten gehen können, spricht man von Erwerbsunfähigkeit. Es wird dann ein Antrag auf Erwerbsminderungsrente gestellt und bei positivem Ausgang kann verfrüht in Rente gegangen werden. Für viele Betroffene kann das, wie auch bei einem Antrag auf Behinderung, einen Papierkrieg mit den Ämtern bedeuten.

Episodische Migräne: Davon spricht man, wenn Migräne in unterschiedlichen Abständen bis zu 14 Tage im Monat auftritt. Anders als bei chronischer Migräne, da treten Kopfschmerzen an mindestens 15 Tagen pro Monat auf.

F

Formen: Es gibt verschiedene Migräneformen wie die Migräne mit Aura (klassische Migräne), Migräne mit Hirnstammaura, abdominelle Migräne, vestibuläre Migräne, episodische oder chronische Migräne, Migräne ohne Aura (einfache Migräne), hemiplegische Migräne.

„Ferrari im Kopf" Höher, schneller, weiter. Der Kopf von Migräniker:innen rechnet, analysiert und wird von äußerlichen Reizen bombardiert. Sie haben ein schnelles Auto oder eben einen „Ferrari" im Kopf. Der wie ein normales Auto auch regelmäßig einen Parkplatz (Pausen) braucht und getankt (Essen und Trinken) werden muss. Genauso müssen Migräniker:innen auch auf ihren Ferrari im Kopf reagieren.

Fatigue: Das ist französisch und bedeutet übersetzt „Müdigkeit oder Erschöpfung". Fatigue als starke Erschöpfung kann vor oder nach einer Migräneattacke auftreten. Fatigue kann eine Begleitererscheinung, aber auch eine eigenständige Erkrankung sein.

G

GdB: Grad der Behinderung. Siehe Behinderung.

Gewitter: Einige Menschen mit Migräne beschreiben ihre

starken, pulsierenden Kopfschmerzen mit dem Begriff „Gewitter" oder „Unwetter". Auf Instagram findet man viele Migräne-Blogger vor, die sich nach diesen Begriffen benannt haben.

H

Hochleistungsgehirn: Menschen mit Migräne haben ein Gehirn, was im Vergleich zu Menschen ohne Migräne meist schneller und empfindlicher reagiert. Sie hören Dinge, die andere Menschen nicht wahrnehmen (z.B. das Summen von Ladegeräten). Sie denken nicht nur um die Ecke, sie sind oftmals schon 20 Schritte voraus. Das Bild im Wartezimmer hängt schief? Warum sieht das denn niemand? Solche Phänomene sind für sie ganz normal.

Hirnstammaura: Bei der Form Migräne mit Hirnstammaura können beidseitig betreffende, neurologische Symptome auftreten. Zu diesen Symptomen gehören Tinnitus, Hörminderung, Schwindel, Doppeltsehen, Sehstörungen und Gefühlsstörungen.

Hemiplegische Migräne: Bei dieser Migräneform kommt es vereinfacht gesagt, zu motorischen Ausfällen, also Muskellähmungen zusätzlich zu mindestens einem weiteren Aura-Symptom. Diese Form ist selten.

Headbook: Die Online-Community ist das Forum zu Kopfschmerzen der Schmerzklinik Kiel. Hier kann man seine eigenen individuellen Fragen stellen und sich mit Betroffenen austauschen. [www.headbook.me]

I

Intensität: Die Intensität oder Schmerzstärke bei einem Migräneanfall ist individuell. Auch die Stärke eines Anfalls sollte im Schmerztagebuch eingetragen werden.

J

Jahresübersicht: Viele digitale Schmerztagebücher (Apps) bieten die Funktion der Jahresübersicht. Dadurch kann man Jahr für Jahr (und auch Monat für Monat) vergleichen, wie sich die Migränehäufigkeit verändert hat.

K

Kopfschmerztagebuch: Zur eigenen Dokumentation und zur Vorbereitung auf Arztgespräche empfiehlt es sich ein Schmerztagebuch zu führen. Ob analog als Buch oder digital in einer App bleibt Dir überlassen. Auf meinem Blog findest Du einen Test von Apps und unter den kostenlosen Downloads Schmerztracker zum Herunterladen und Ausdrucken.

Kohlenhydrate: Einen wertvollen Bestandteil der Ernährung bei Migräne bilden die langkettigen Kohlenhydrate, denn das Hochleistungsgehirn verbraucht ständig Energie und braucht deshalb regelmäßig Nachschub.

Kortison ist das Mittel der Wahl um einen Migräne-Status zu beenden. Es wird häufig als hochdosierte Infusion gegeben. Gibt es aber auch als Tabletten.

Klinik: Es gibt spezielle Kopfschmerz-Zentren und Schmerzkliniken, wie z.B. die Migräneklinik Königsstein und die Schmerzklinik Kiel.

L

Lila Schleife (Awareness Ribbon): Das Symbol für Solidarität und Zusammenhalt von Migräne-Betroffenen. Und das Symbol für die Migräne Community. Jährlich findet am 12. September der Migräne- und Kopfschmerztag statt. Diese Schleife ist dann häufig zu sehen. Verschiedene Veranstaltungen, Aufklärungsbeiträge und mehr sind z.B. in den sozialen Netzwerken zu finden. Diese Schleife wird auch für andere Erkrankungen als Symbol genutzt. Übrigens, der Juni steht auch für Migräne als „Migraine and Headache Awareness Month". (Migräne- und Kopfschmerz-Bewusstseinsmonat). Die lila Schleife wird auch dann oft genutzt.

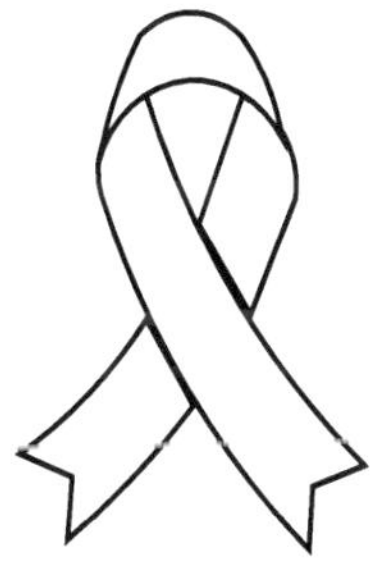

Nimm Dir bitte einen lila Stift und male diese Schleife aus.

Lärm- und Lichtempfindlichkeit können Begleiterscheinungen der Migräne sein.

M

Migräne ist eine komplexe neurologische Erkrankung, deren Therapie in die Hände eines kompetenten Neurologen oder einer Neurologin gehört. Migräne charakterisiert sich durch starke einseitige Kopfschmerzen, die pulsierend sind, und Begleiterscheinungen.

MÜK (Medikamenten-Übergebrauchs-Kopfschmerz) entsteht durch zu häufigen Konsum von Schmerzmitteln. Eine Schmerzmittelpause kann helfen und wird oft stationär durchgeführt. Frage dazu Deinen Arzt/Deine Ärztin! Um einen MÜK zu vermeiden, sollte man Schmerzmittel und Triptane an max. 10 Tagen im Monat einnehmen. (Siehe 10/20-Regel).

Migraene Muraene: So heißt mein Blog und auch mein Instagram-Profil. Der Name entstand aufgrund der Wahrnehmung meiner Migräne. Es fühlt sich an, als würde ein Wurm durchs Gesicht kriechen. Mein Logo stellt mein Spiegelbild dar. Meinen Blog gibt es seit Oktober 2020, weil ich im September 2020 aus der Schmerzklinik Kiel kam und mich seitdem intensiv mit dem Thema Migräne auseinandergesetzt habe. Ich wollte Mut machen, zeigen, dass es viele Migräne-Kämpfer gibt und endlich irgendwo dazugehören. Durch viel

Feedback weiß ich nun, dass ich diese Ziele erreicht habe.

MIDAS (Migraine Disability Assessment): Dies ist ein Fragebogen, bei dem die Beeinträchtigung der Migräne-Betroffenen ausgewertet wird.

Migräne-Komplikationen: Zu den Migränekomplikationen gehören der Migräne-Status, eine anhaltende Aura ohne Hirninfarkt, ein migränöser Infarkt und ein epileptischer Anfall, der durch eine Migräneaura getriggert wurde.

Die **Migräne Liga e.V.** hilft Menschen mit Migräne mit Aktionen, Selbsthilfegruppen und Informationen rund um Migräne. Sie bieten u.a. kostenlose Seminare zu verschiedenen Themen an. Zudem veröffentlicht sie ein eigenes Magazin.

N

Neurologe: Der Neurologe/ die Neurologin ist die richtige Ansprechperson bei Migräne. Sie beschäftigt sich mit Erkrankungen des Nervensystems und der Muskulatur. Migräne ist eine komplexe neurologische Erkrankung.

Nachteilsausgleich: Gehst Du noch zur Schule oder studierst/machst eine Ausbildung und hast Migräne? Dann kannst Du unter bestimmten Bedingungen einen Nachteilsausgleich einreichen. Er soll die Nachteile, die für Dich durch Deine Erkrankung entstehen, ausgleichen. Ansprechpartner:innen sind die Berufsschule, Behindertenbeauftragten im Betrieb/der Hochschule und für Studierende die Studierendenwerke.

Notfalltasche: Wer häufig mit Migräne zu tun hat, sollte darüber nachdenken sich eine Notfalltasche für den Akutfall unterwegs anzulegen. Bestandteile könnten Medikamente und eine Sonnenbrille sein. Was Menschen aus meiner Migräne-Community stets bei sich tragen, erfährst Du auf Seite 333.

O

ONS: Diese Abkürzung steht für okzipitale Nervenstimulation. Dabei wird ein Gerät implantiert, sodass elektrische Signale an die Occipitalis-Nerven (sitzen unter der Nackenhaut) gesendet werden. Dadurch werden Schmerzsignale von dieser Stimulation überdeckt.

Off-Label-Use: Viele Medikamente werden Off-Label-Use genutzt. Das heißt, die Medikamente wurden ursprünglich nicht für Migräne entwickelt, können trotzdem helfen, sind aber nicht für Migräne zugelassen.

P

Prophylaxe: Bei chronischer Migräne wird häufig eine medikamentöse Prophylaxe empfohlen. Welche Medikamente/ Prophylaxen für Dich richtig sind, darüber kann Dich nur Dein Arzt/ Deine Ärztin aufklären. Es gibt aber auch vorbeugende

Maßnahmen, die Du selbst anwenden kannst. Dazu gehören ein regelmäßiger Schlaf-Rhythmus, regelmäßiges Essen und Trinken, regelmäßiger moderater (Ausdauer-)Sport, genügend Pausen und Entspannungstraining.

Phasen der Migräne: Die Migräne wird in vier Phasen unterteilt: Phase 1 Ankündigung, Phase 2 Aura, Phase 3 Kopfschmerzen, Phase 4 Remission. In der ersten Phase kündigt sich die Migräne durch Vorboten an. In der zweiten Phase setzt bei der klassischen Migräne die Aura ein (diese Phase haben nur 10-30% der Migräne-Beroffenen). In der dritten Phase setzen die Kopfschmerzen ein und charakterisieren sich durch stark pulsierende, einseitige Schmerzen, die von Übelkeit und/oder Erbrechen begleitet werden. Außerdem gehört dazu eine Licht- und Lärmempfindlichkeit. In der vierten und letzten Phase geht es um Remission, das bedeutet Erschöpfung und sozialen Rückzug.

PMR (Progressive Muskelrelaxion nach Jacobson) ist ein Entspannugsverfahren, bei dem bestimmte Muskelgruppen an- und wieder entspannt werden.

Q

Quatsch: Schon mal im Rahmen einer Migräneattacke Quatsch erzählt, Rechtschreibfehler gemacht oder Worte aneinandergereiht, die keinen Sinn ergeben haben? Auch Sprachstörungen können zur Migräne gehören. Was aber wirklich Quatsch ist, kannst Du unter Wunderheiler lesen.

R

Reizverarbeitungsstörung: Das Migräne-Gehirn ist besonders. Es reagiert sehr empfindlich auf Reize. Die Gehirnaktivität reagiert auf den Reiz und bleibt – im Gegensatz zu gesunden Gehirnen – auch eine ganze Zeit oben. Das Migräne-Gehirn bleibt also länger „aktiv" als bei gesunden Menschen. Das bezeichnet man als Reizverarbeitungsstörung.

Regelmäßigkeit – siehe Prophylaxe

S

Spannungskopfschmerzen äußern sich mit beidseitigen Kopfschmerzen und dem Gefühl, dass der Kopf zusammengedrückt wird (wie ein enger Helm). Bei vielen Migräniker:innen können diese Spannungskopfschmerzen zusätzlich auftreten.

Migräne Status oder auch „Status migraenosus" ist eine Migräne-Komplikation, bei der die Migräneattacke über die üblichen 72 Stunden hinaus geht.

T

Triptane sind speziell für Migräne entwickelte Akutmedikamente. Sie verengen die Blutgefäße im Gehirn, die sich während der Kopfschmerzphase weiten (daher auch die pulsierenden Schmerzen). Spreche immer mit Deinem Arzt/ Deiner Ärztin, bevor Du Triptane nimmst. Nie ein Triptan einnehmen, während die Aura noch läuft!

Trigger sind die Auslöser von Migräne, aber nicht gleichzusetzten mit Ursachen. Die Ursache ist genetisch. Jeder hat unterschiedliche Trigger bzw. Auslöser. Trigger können z.B. sein: das Wetter bzw. die Umstellung des Körpers auf die Wetterlage, Stress, körperliche Überanstrengung, Unregelmäßigkeiten (z.B. Auslassen von Mahlzeiten), Menstruation, helles Licht, heißes Baden oder Duschen, intensive Gerüche, Lärm, Angst und Traurigkeit.

U

Unheilbar: Migräne ist unheilbar. Siehe Wunderheiler.

Ursache: Die Ursache von Migräne ist genetisch. Achtung! Ursache ist nicht gleich Auslöser.

Übelkeit ist eine Begleiterscheinung der Migräne. Es kann außerdem auch Erbrechen auftreten. Gegen Übelkeit können auch Medikamente helfen. Tipps findest du hinten im Buch.

Unkonventionelle Therapien: Migräne-Piercing, Nahrungsergänzungsmittel, osteopathische Behandlungen, Zähne ziehen, Globuli helfen nicht gegen Migräne. Das Einzige, das daran hilfreich erscheint, ist der Gedanke daran, es versucht

– und dabei teils viel Geld verschwendet – zu haben. Einen guten Artikel zu unkonventionellen Methoden findet ihr auf der Webseite der Schmerzklinik Kiel.

V

Vorurteile: Wer kennt solche Sprüche wie „Nimm halt eine Tablette", „Ich habe auch mal Kopfschmerzen, stell dich nicht so an" und „Du solltest mal mehr trinken" auch? Es gibt unglaublich viele Vorurteile gegenüber Migräne. Migräne ist eine komplexe, neurologische Erkrankung und nicht einfach „nur" Kopfschmerzen. Betroffene wissen, was ich meine. Deshalb ist Aufklärungsarbeit so wichtig! Auf Seite 347 findet ihr ein Bullshitbingo.

Vorboten: Migräne Vorboten (Phase 1) können sein: Kreativität, Müdigkeit, Depression, Heißhunger, Frieren, Schwitzen, Ratlosigkeit, Gähnen und andere.

Vestibuläre Migräne: Zu üblichen Migränesymptomen gesellt sich Schwindel. Dieser Schwindel kann Dreh- oder Schwankschwindel sein.

W

Wunderheiler: Migräne ist nach derzeitigem Stand nicht heilbar. Leider nutzen viele „Wunderheiler" das tiefe Leid von Menschen mit Migräne aus, die sehr verzweifelt sind und vielleicht auch alle Prophylaxen durchprobiert haben. Diese

Wunderheiler drehen Leidenden dann teils mit unverschämten Tricks und gegen Geld irgendwelche Zauberpillen oder Heilmethoden an. Fallt nicht darauf rein! Wenn jemand Migräne heilen könnte, dann hätte er/sie bereits den Nobelpreis gewonnen und die ganze Welt wüsste davon!

Wiederkehrkopfschmerz bezeichnet die Kopfschmerzen, die nach Absinken des Schmerzmittel- bzw. Triptanspiegels wieder auftreten können.

Wissen: Werde selbst zum Experten oder Expertin Deiner Krankheit und eigne Dir selbstständig das nötige Wissen an. Unter den Literaturtipps findest Du Empfehlungen, womit Du Dein Wissen vertiefen kannst!

X

Setze ein X bei Deinen Migränetagen und markiere Dir diese in einer App oder im Schmerztagebuch. So haben Du und Dein Arzt/ Deine Ärztin einen guten Überblick!

Y

Yoga: Entspannungsverfahren sind wichtiger Bestandteil der nicht medikamentösen Vorbeugung, einige Menschen schwören dabei auf Yoga. Beim Yoga führt man verschiedene Übungen (Asanas) aus. Es ist eine Sportart. Beim Yoga versucht man Körper, Geist und Seele in Einklang zu bringen. Solche Verfahren können nur bei regelmäßiger Anwendung (nach genug Training) wirken.

Z

Syndrom des zyklischen Erbrechens: Es handelt sich dabei um eine Sonderform der Migräne mit episodisch wiederkehrenden Attacken mit starker Übelkeit und Erbrechen.

10/20 Regel: Die 10/20 Regel besagt, dass man an nicht mehr als 10 Tagen im Monat Schmerzmittel nehmen sollte, unabhängig von der Tablettenmenge. Solange man an 20 Tagen keine Schmerzmittel oder Triptane einnimmt, besteht keine Gefahr, dass ein MÜK besteht.

Hinweis: Dieses ABC ist nur als kleine Übersicht zum Verständnis der Migräne-Geschichten gedacht. Dieses Migräne-ABC ersetzt in keinem Fall eine ärztliche Beratung oder Behandlung.

Dieses ABC ist in Zusammenarbeit mit Anneke (Instagram: @das.migraene.1x1) und Dr. med. Axel Heinze (leitender Oberarzt der Schmerzklinik Kiel) entstanden! Danke!

Kapitel 2: Migräne-Kämpfer im Alltag

Migräne ist im Alltagsleben präsent. Schule, Uni, Arbeit, Familie, aber auch Urlaub, Reisen, Freizeit sind Bestandteile unseres Lebens.

Unsere Gastautor:innen bieten Dir hier Einblicke in ihr Alltagsleben als Migräne-Kämpfer und teilen ihre Erfahrungen zu verschiedenen Themen mit Dir.

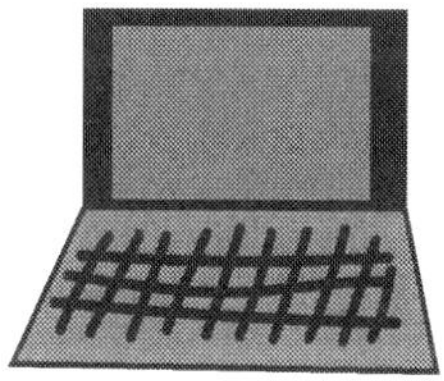

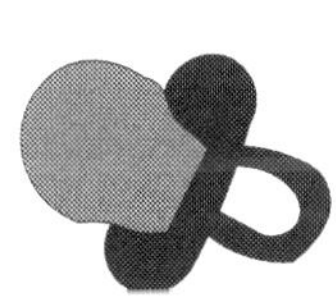

Mit Migräne Kinder wagen?

von Inke Hummel

Als ich kurz vor meinem 27. Geburtstag geheiratet habe, war ich schon in der fünften Woche schwanger und kannte meinen Mann seit acht Jahren. Wir hatten zusammen die Schule abgeschlossen, gleichzeitig studiert, waren beide ins Jobleben gestartet und hatten nun Lust auf Familie. An Migräne litt ich zu dem Zeitpunkt schon mehrere Jahre, aber für die Entscheidung für ein Kind spielte sie keine Rolle. Genauso wenig wie wir uns im Vorfeld Gedanken über Finanzielles oder Erziehungsthemen gemacht hatten, hatte ich darüber nachgedacht, was eine Schwangerschaft und je nach dem auch eine anschließende Stillzeit für meine Migräneerkrankung bedeuten würden. Oder die Jahre mit Baby und Kleinkind danach. Oder sogar mit mehreren Kindern. Wir vertrauten aufeinander und aufs Leben. Blauäugig könnte man sagen.

Aus heutiger Sicht würde ich es jungen Frauen anders empfehlen und würde es selbst vermutlich auch anders angehen. Wahrscheinlich würde ich googeln, lesen, meine Ärztin fragen. Und mir sorgen machen und diese oder jene Angst entwickeln. Vermutlich hätte mich die Krankheit am Ende nicht davon abgebracht, doch Mutter zu werden, aber ich hätte mehr Sorgen gehabt. Vielleicht aber auch bessere Pläne. Genau kann ich es natürlich nicht sagen. Doch ich rate allen Migränepatientinnen, die Lust auf Familie haben, sich von der Krankheit diesen Wunsch nicht nehmen zu lassen. Sie nimmt uns schon so viel anderes. Aber erkundigt Euch vorher, was Ihr auch mit Baby im Bauch noch an Schmerzmitteln nehmen dürft. Macht Euch schlau, was in der Stillzeit ginge oder ob Ihr Euch stattdessen für Flaschenmilch entscheiden möchtet. Plant Raum ein für Euch, damit Ihr auch im Babyjahr Zeit für die Entspannung habt, die das Migränehirn täglich braucht. Und spannt natürlich den anderen Elternteil, Freund*innen oder Verwandtschaft ein, um die möglicherweise fordernden Tage und vor allem Nächte nicht allein stemmen zu müssen. Denn: es ist schaffbar!

Ich bin im Januar 2005 zum ersten Mal Mutter geworden. Die Schwangerschaft fing fürchterlich an – mit viel Migräne und Erbrechen auf der Hochzeitsreise auf Korsika. Doch sie wurde im Hinblick auf die Migräne ruhiger. Erst nach der Geburt unseres Sohnes nahm sie wieder Fahrt auf. Ich stillte ihn etwa ein Jahr lang und das war nicht ohne, denn meine Migräne zeigte Facetten von sich, die ich bis dahin nicht gekannt hatte. Ohne Medikamente dauerte sie fast immer 3 bis 5 Tage lang. Dafür kam sie seltener als ohne Stillhormone. Aber 3 bis 5 Tage mit unterbrochenem Schlaf und quasi ständiger Zuständigkeit für ein Baby will ich nicht schönreden. Paracetamol, das Schmerzmittel, das 2004 noch angeraten war für schwangere und stillende Migränikerinnen, half mir nicht, also ließ ich es rasch weg und hielt aus. Es wird geraten, auf Schmerzmittel zu verzichten, da mögliche Wirkung und mögliche Risiken für das Baby in keinem guten Verhältnis zueinanderstehen. Dennoch gibt es weitere Alternativen für den Akutfall. Wichtig ist die enge ärztliche Begleitung. Für mich war allein das Wissen hilfreich: Wenn es gar nicht mehr auszuhalten wäre, könnte ich in die Schmerzambulanz fahren und würde Hilfe bekommen. Oder ich könnte abstillen. Das nahm ein bisschen Druck und ließ mich besser durchhalten.

Im Alltag halfen mein Mann und die bei uns im Haus wohnenden Großeltern zum Glück oft, aber ich erinnere mich auch an viele Tage, in denen ich im sicheren Kinderzimmer im Halbdunkeln auf einer Matratze oder auch mal einfach nur auf dem Teppich lag und litt. Ein kalter Waschlappen oder Pfefferminzöl waren meine Helferlein. Während ich im Dämmerschlaf war, robbte oder krabbelte der kleine Kerl um mich herum, entdeckte die Welt und holte sich Nähe, wenn er sie brauchte. Ich wickelte am Boden, summte ihm mal was, schützte mich mit Oropax. Irgendwie kamen wir zurecht. Und ja, die abgedroschene Phrase stimmt: Die schönen Momente mit ihm überwogen das Leiden. Aus ihnen zog ich Kraft für die Nächte, in denen ich mit Migräne fünfmal stillen musste, er trotzdem nicht in den Schlaf fand und ich zwischendrin wegrannte, um mich zu übergeben. Hing ich tagsüber über der Toilettenschüssel, konnte unser

Sohn sich königlich amüsieren. Er lachte herzhaft über jedes Würggeräusch. Ich schwankte zwischen verzweifeln und irrem lachen. Migräne mit Kind ist eben doch irgendwie besonders. Und das Leben an den Tagen dazwischen erst recht. Denn nicht ohne Grund wurde ich Anfang 2006 gleich wieder schwanger. Und 2009 zum dritten Mal. Schwangerschaften und Stillzeiten blieben merklich anders als „normal-hormonelle" Phasen: weniger Migräne, dafür dann mehrere Tage lang. Das war mit drei Kleinkindern manches Mal ein echtes Höllental, ehrlich. Aber wir sind gut durchgekommen. Auch durch die Jahre des nicht regelmäßigen Schlafens. Aber nach Nr. 3 war ich ganz sicher, nun reicht es auch. Mutterschaft mit Migräne ist herausfordernd. (Vaterschaft sicher auch, aber ohne Schwangerschaft und Stillzeiten ganz sicher anders.)

Ich war froh, als ich wieder durchschlafen konnte, meine üblichen Triptane nehmen durfte und mit meiner Schmerzthrapeutin den Weg zu einer funktionierenden Prophylaxe weitermarschieren durfte.

Die Kinder wurden größer. Das Schwierige an der Migräne war jetzt nicht mehr so sehr das Aushalten wie in den Babyzeiten, sondern das Begreifen der Kinder. Sie sahen mich leiden. Sie hörten meine Bitte um Ruhe und Rücksichtnahme. Und sie gaben sich wirklich Mühe. Aber natürlich waren sie einfach noch sehr klein und zu dritt: Geschwisterstreit war ein Thema, emotionale und kognitive Reifung standen einem ständigen Achtgeben auf Mama genauso im Weg wie die kindlichen Nähe- und Sicherheitsbedürfnisse. Ich musste meinen Kindern erklären, dass ich krank bin. Dauerhaft. Dass man nicht viel tun konnte, um die Migräne ganz loszuwerden. Und vor allem musste ich ihnen zu verstehen geben, dass sie nicht schuld daran waren. Denn Fragen in diese Richtung kamen immer wieder. „War das jetzt, weil wir wieder zu laut waren, Mama?", wollten sie dann zum Beispiel wissen und das sticht sehr ins Mutterherz. Nein, im Grunde können sie nichts für diese Erkrankung. Sie haben sie nicht ausgelöst. Sie haben sich auch nicht selbst in meine Welt gehext. Wir haben uns ohne viel Nachdenken in diese Familiensache gestürzt, ja, aber es war doch eine klare Entscheidung. Die Reizverarbeitung läuft bei mir nun mal so wie sie läuft. Und auch die Lautstärke der Kinder, ihr Gezanke, ihr nächtliches Aufwachen bei Krankheit usw. sind nicht die Dinge, die mich krank machen. Ich hoffe, das konnte ich ihnen über die Zeit vermitteln. Ich lief dann durch den Tag und tat alles, was unbedingt sein musste, aber irgendwann war Schluss und ich fiel um. Essen musste sein, Kinder begleiten musste sein, dringendste Aufgaben mussten sein, aber vieles musste auch liegen bleiben. Und warten bis es mir besser ging. Ich konnte das irgendwann annehmen und das war auch ein wichtiger Schritt. So bin ich, so sind wir, so ist unser Familienleben! Für die Kinder war es nie anders.

Jetzt sind meine Kinder schon in der Pubertät und zwischen

12 und 17 Jahren alt. Inzwischen verstehen sie vermutlich viel besser als etliche andere, dass Migräne kein „Frauenkram" und kein „bisschen Kopfweh" ist. Sie würden nie „Stell' Dich nicht so an!" sagen. Alle drei spüren morgens nach dem Aufstehen manchmal fast schneller als ich, wenn die Migräne im Anmarsch ist und ich vielleicht besonders licht- oder geräuschempfindlich bin. Und sie geben inzwischen mir, was ich dann brauche: Freiraum, Ruhezeit und manchmal eine kühle Hand, wenn sie sich immer noch zu mir kuscheln, wenn ich wie tot auf dem Sofa oder im Bett liege. Das ist eine gute Medizin. Ich mag unser Miteinander, das ganz oft wunderbar läuft. Wir haben ein bindungs- und beziehungsorientiertes Gefüge in alle Richtungen: Das heißt ich spüre, was sie brauchen, und gebe ,was ich kann – und sie tun das auch. Und im Fall von Migräne bekomme ich eben Umarmungen, Decken, kalte Waschlappen, Tee, Wasser, ein verdunkeltes Zimmer.

Aber sie kümmern sich dann auch selbständig um Essen, Termine, die Spülmaschine, falten Wäsche – übernehmen Dinge, die ich sonst meist tue oder zumindest organisiere, weil ihr Job vor allem die Schule ist. Manchmal gibt es noch Momente, in denen es den Kindern schwerfällt, Rücksicht zu nehmen. Sie sind eben Kinder und viele Erwachsene haben noch Probleme damit, sich selbst hintenanzustellen, also ist es nur verständlich. Aber sie wissen, dass sie die Anfälle nicht auslösen, dass sie keine Schuld tragen. Das bedeutet mir viel.

Dennoch ist es ab und an noch immer nicht schön, wenn ich wegen der Schmerzen sagen muss, ich kann etwas nicht machen. Vielleicht sogar etwas lange Geplantes. Wenn ich ihnen sagen muss, sie müssen leider doch alleine los, alleine dadurch, bitte Verständnis haben und mich eine Stunde in Ruhe dösen lassen. Mein Schuldgefühl geht wahrscheinlich nie ganz weg. Es gibt dann auch mal enttäuschte Blicke, nicht nur mitleidende, verständnisvolle. Natürlich! Das bleibt eine der schlimmsten Facetten der Erkrankung für mich. Tatsächlich muss ich aber sagen, dass meine Kinder besser damit umgehen als einige Bekannte.

2019 im Sommer durfte ich nach langer Odyssee endlich die Antikörpertherapie ausprobieren. Sie schlug bei mir – wie fast alle Prophylaxen – sofort an. Aber während bei allen anderen die hervorragende Wirkung nach zwei bis drei Montane verschwand, blieb sie hier. Stand acht bis elf Schmerztage monatlich, habe ich nun im Schnitt noch drei bis vier. Das ist ein anderes Leben! Für mich und auch für die Kinder.

Ich kann wieder mehr ich sein, kann kraftvoll arbeiten, viele Arbeitstage ohne Schmerzmittel und Schwindelgefühl absolvieren. Und ich kann wieder mehr Mama sein, spontaner, wilder, lustiger, lebensfroher. Und zuversichtlicher. Auch das tut mir und ihnen gut.

Die Triptane helfen im Akutfall fast immer und ich benötige

inzwischen meist nur noch die halbe Dosierung im Vergleich zu der Zeit vor den Antikörpern. Das Gefühl, nach der Einnahme ein bisschen wie in Watte gepackt zu sein, habe ich immer noch, aber das lässt sich aushalten. Die Schmerzstärke der Anfälle im Migränetagebuch ist ebenfalls gesunken: von neun bis zehn auf nur noch vier bis sechs. Ich weiß nicht, ob die Migräne mich jemals wieder ganz verlassen wird. Ein bisschen hoffe ich ja auf die Wechseljahre. Immerhin war der Startschuss zu den Anfällen auch hormonell, nämlich das Ende der Pubertät. Bis auf ganz wenige Zweifelmomente weiß ich immerhin sicher, dass ich das durchstehe und dass das alles mit den Kindern nichts Negatives machen wird. Gerade die Antikörpertherapie hat mir so viel Optimismus zurückgegeben. Anders, ohne diese dauerhafte Erkrankung, wäre es sicher schöner für uns alle, aber irgendwie hält sie uns auch ein bisschen mit zusammen. Und lässt uns alle wieder mal spüren, wie viel Liebe hier ist.
Dafür bin ich dankbar.

Inke Hummel ist Pädagogin M.A., Familienbegleiterin und Autorin. Sie lebt in Bonn, ist verheiratet und hat drei Kinder im Teenageralter. Mit Migräne lebt sie seit 25 Jahren.

Meine Migräne Agnes und die Leidenschaft Reisen

Von Manuela Karl

Migräne und Reisen sind nicht immer leicht, unter einen Hut zu bekommen!

Ich bin Manu, 31 Jahre alt, wohne in Südbaden bei Freiburg und seit August 2018 habe ich Migräne – meine Agnes.

Seither konnte ich siebenmal verreisen. Insgesamt durfte ich schon 13 Länder, diverse Städte und 6 Inseln sehen und hoffe es werden noch viele mehr. Auf Reisen brauche ich immer Schlaftabletten, sonst kann ich manchmal gar nicht schlafen. Das ist aber schon länger so, denn ich bin der klassische „Heimschläfer" - Hauptsache das eigene Bett und Kopfkissen. Manchmal nervt mich das selbst total!

Der erste Trip nach meiner ersten Migräneattacke, jedoch mit ungeklärter Diagnose, führte mich damals nach Leipzig. Ein Städtetrip für ein paar Tage mit einer sehr guten Freundin. Für mich war es eine Reise ins Ungewisse, vor allem aber fragte ich mich „Was macht mein Kopf?" und „Hält der Kreislauf durch?". Medikamente, außer einem Schmerzmittel, hatte ich damals keine. Es war schon zu Hause im gewohnten

Umfeld richtig anstrengend, jeden Tag mit Kopfschmerzen aufzuwachen und auch wieder einzuschlafen und vor allem nur dann, wenn es wirklich gut läuft, ein paar Stunden ohne Kopfschmerzen zu sein. Vor allem unterwegs war es damals für mich eine große Herausforderung. Ich wollte meine Reisebegleitung und mich selbst nicht enttäuschen, durchhalten und versuchen, immer so zu sein wie vor den Schmerzen.

Jeden Abend war ich früh im Bett und habe früh geschlafen, war nach jedem Tag so energielos und ausgelaugt. Unglaublich glücklich war ich trotzdem, meine Reisebegleitung hatte wirklich Verständnis, hat sich gekümmert, gesorgt und war einfach für mich da, das tat unglaublich gut.

Wieder zuhause aus Leipzig, wurde bei mir eine Liquorpunktion (Untersuchung des Hirnwassers) durchgeführt, die ich extra erst nach unserem Leipzig-Trip terminiert hatte. Ich hatte echt Angst vor den eventuellen Nebenwirkungen, die es bei dieser Untersuchung geben kann. Eine Diagnose hatte ich auch nach dieser Untersuchung nicht, aber immerhin die Gewissheit, dass ich keine Entzündungswerte im Gehirn habe und somit eine MS-Erkrankung oder sonstige schwerere Krankheiten ausgeschlossen werden konnten. Puh! - Bei mir wurden beim ersten MRT im September ein paar unklare Punkte im Gehirn festgestellt. Mittlerweile weiß ich, dass es sich womöglich um Vernarbungen handelt, die eventuell durch eine unbehandelte Migräneattacke gekommen sein könnten.

Die nächste Reise war geplant, Urlaub eingereicht und im April 2019 durchgezogen – nach Brasilien. Wieder mit der gleichen Freundin wie Leipzig auch. Sie kannte meine komplette Geschichte und war mir erneut eine große Stütze! - Meine Reiseapotheke nach Brasilien sah allerdings schon etwas umfangreicher aus. Ich empfehle es keinem! Ich hatte diverse Schmerzmittel in Tabletten- und flüssiger Form, Koffeintabletten und Kreislauftropfen im Gepäck. Bitte informiert euch unbedingt, welche Medikamente ihr mitnehmen dürft! Dieses Wissen hatte ich leider erst hinterher.

Es war ein beklemmendes Gefühl zu reisen und so viele Medikamente dabei zu haben. Immer mit der Angst in der Hosentasche, was wohl passieren würde, wenn ich auf einmal stechende Kopfschmerzen bekomme, der Kreislauf zusammenbricht, Schwindel, wieder schwarze Punkte sehe, also einfach nicht zu wissen, was da gerade mit einem passiert!

Meine Angst wurde nicht real, sondern blieb brav in der Hosentasche. In den zweieinhalb Wochen, die wir durch Brasilien reisten, habe ich nur ein paar wenige Schmerztabletten gebraucht. Die eine oder andere mit Sicherheit vollkommen unnötig, ich wusste eigentlich nicht, warum ich sie nehme, was ich wirklich habe, wie ich damit umgehen soll etc. - Naja, ihr kennt das sicher alle.

Im Sommer 2019 war es dann endlich so weit, ich bekam die Diagnose „Migräne" und mein erstes Triptan, das ich immer noch habe. Ich bekam viele Anregungen meines Neurologen, wie ich mein Leben umstellen solle, zum Wohle meiner Agnes: Ernährung, Ausdauersport, Entspannungsübungen, Routine, damals fragte ich mich wirklich: Was erzählt er da? - Mittlerweile weiß ich, er hat recht!

Ziemlich schnell fand ich bei Social Media Anschluss in der „Migränecommunity", konnte mich austauschen und sehr viel lernen. Es gibt großartige Podcasts, Blogs und Online-Profile, die über diese Krankheit aufklären – Schaut einfach mal rein.

Doch nun zurück zu meinen Reisen mit bzw. ohne Agnes

Der nächste Kurztrip nach Kreta beinhaltete nur mein Triptan, ein nun anderes Schmerzmittel und Kreislauftropfen. Es waren nur 4 Tage Aufenthalt und ein ausschließlicher Strandurlaub. Ich brauchte keine Medikamente, hatte keine Kopfschmerzen, konnte die vier Tage in vollen Zügen genießen und neue Kraft tanken. Das war schön!

Im November folgten die nächsten beiden Kurztrips. Zu meinem 30. Geburtstag ging es ein paar Tage nach Prag. Meine Reiseapotheke war diesmal bestückt mit CBD-Öl, Triptan, einem Schmerzmittel, Kreislauftropfen, Magnesium und

Calcium. Unser Flug ging früh morgens so gegen 6 Uhr. Ich stehe zwar gerne früh auf, um etwas vom Tag zu haben und diesen gut nutzen zu können, so früh dann aber auch wieder nicht. Trotz allem bin ich ein Morgenmuffel, egal wann ich aufstehe, brauche ich erstmal eine Tasse Kaffee. Dieses Gewusel von so vielen Menschen am Flughafen stresste mich auf einmal sehr. In der Unterkunft angekommen, ruhte ich mich erst etwas aus, machte mich frisch und dann war Essenszeit. Mittlerweile kannte ich die Ernährung, die mir guttut und weiß, dass vor allem das regelmäßige Essen wichtig ist. Ein Migränegehirn benötigt nun mal andere Sachen als ein normales Gehirn. Zumindest meines schreit förmlich nach vielen Kohlenhydraten.

Was hatte ich also alles in meinem Rucksack, wenn es auf Tour ging? Meine Medikamente waren: Triptan, Schmerztabletten und Kreislauftropfen, Wasser und mein CBD-ÖL – ohne gehe ich nicht mehr aus dem Haus, nie! Einen Riegel und einen Apfel für den kleinen Hunger zwischendurch, so habe ich mir das mittlerweile auch zu Hause angewöhnt. Ich habe immer eine Kleinigkeit dabei, damit ich essen und trinken kann, wenn mein Körper danach ruft.

So nun aber zurück nach Prag! Wie erging es mir auf dieser Reise? Gut! Ich habe an meinem Geburtstag sogar Alkohol getrunken und bin am nächsten Morgen natürlich mit dickem Kopf aufgewacht. Hier habe ich eine Schmerztablette genommen, doch Agnes war daran ganz bestimmt nicht schuld. Nun gut, man wird nur einmal 30 und ich war der Meinung, ich hatte es mehr als verdient, so nach all dem Umtrieb mit Arztbesuchen, Ungewissheit, Sorgen, Albträumen, diversen Besuchen in der Notaufnahme, etc. - Ansonsten musste ich keinen weiteren Tag Medikamente nehmen. Vorm Schlafen allerdings nahm und nehme ich immer noch ein paar Tropfen CBD-ÖL. Es hilft mir beim Einschlafen, Durchschlafen, Entspannen und „Runterfahren meines Körpers" sehr. Das Wetter war kalt, aber trocken und ich hatte keine Probleme.

Direkt im Anschluss, anderthalb Tage später, ging es weiter nach London. Meine Reiseapotheke war die gleiche wie auch nach Prag. Allerdings machte mir das Wetter in London mehr zu schaffen. Es war untypisches, englisches Novemberwetter, es schien überwiegend die Sonne. Ein einziges Mal regnete es tagsüber eine halbe Stunde, ansonsten immer nur nachts.

Jeden Abend nahm ich ein paar Tropfen von meinem CBD-Öl und nur an einem Morgen nahm ich ein Schmerzmittel ein. Was ich allerdings merkte, meine Gedanken kreisten viel ums Essen, Trinken und die Rückkehr in unsere Unterkunft, weil ich mich hinlegen und ausruhen wollte.

Die nächste Reise war dann im März 2020 nach Venedig mit meinem Freund geplant. Leider fiel diese aufgrund der aktuellen Pandemie ins Wasser. Wir konnten aber ein Alternativprogramm planen und kurzfristig in die Schweiz nach Guttet fahren. Es ist eine Fahrtzeit von ungefähr 3,5 Stunden und ich fahre gern Auto, also beschlossen wir, dass ich so lange fahre, bis es nicht mehr geht. Beim Autofahren vergesse ich immer die Zeit und schon waren wir beim Auto-Zug angekommen. Was für ein Erlebnis, mit dem Auto auf einem Zug zu fahren und das noch durch einen Berg. Auf der anderen Seite des Tunnels angekommen sahen wir eine weiße Pracht – Winter-Wonderland. Anfangs waren die Straßen noch gut befahrbar und je näher wir ans Ziel kamen, umso mehr Schnee lag auf den nur spärlich geräumten Straßen. Zum Glück hat mein Auto Allrad, sonst wären wir wohl nicht so gut durchgekommen. Am Ziel angekommen, mussten wir erst die Einfahrt zur Tiefgarage freischaufeln, das war ganz schön anstrengend. Ich merkte, wie mir die Anstrengung sofort in den Kopf stieg. Schnell das Auto parken, dann direkt hinlegen und ausruhen. Ein paar Kreislauftropfen, trinken und eine Kleinigkeit essen, schon ging es mir besser.

Mein Freund lud in derzeit das Auto aus und richtete unsere Ferienwohnung ein. Wie merke ich, dass ich mich unbedingt hinlegen muss? Mir wird es schwummerig und teils auch Kreisschwindel. Es gibt Momente, in denen es mir in einem Minisekundenbruchteil schwarz vor Augen wird. Ich kippe zwar nicht um, es ist aber höchste Eisenbahn, dass ich mich hinlege. Am meisten merke ich es an den weichen Knien und dem zittrigen Körper. Am Abend gab es dann noch gemütlich

Raclette und ein Glas Rotwein zur Feier des Tages, dass wir uns doch noch auf einen Urlaub freuen konnten. Meine Reiseapotheke war wieder bestückt mit meinem CBD-Öl, Triptan, einem Schmerzmittel, Magnesium, Calcium, Kreislauftropfen und Schlaftabletten. Mittlerweile versuchte ich, immer zuerst mit dem CBD-Öl einzuschlafen. Hier in der ersten Nacht wollte ich aber nicht, mich noch zwei Stunden rumzuwälzen, bis ich endlich einschlafe, daher direkt eine Schlaftablette. Am nächsten Morgen bin ich doch etwas gerädert aufgewacht, allerdings war ich diese frische Bergluft nicht gewohnt und die ungewohnten Höhenmeter haben sicherlich mit eine Rolle gespielt. So gingen wir den Tag langsam an und erkundeten die Gegend. Mein Freund fuhr, so konnte ich mich auf dem Beifahrersitz etwas entspannen und Navigator spielen. Wir hielten irgendwo an und spazierten planlos durch die Reben. Jede Bank, die ich sah, war meine. Noch nie war ich so außer Atem und fand einen Spaziergang so anstrengend. Zu dieser Nacht nahm ich nur ein paar Tropfen meines CBD-Öls und schlief wie ein Baby.

Am nächsten Tag wachte ich wieder gerädert auf und mir tat alles weh. Es war einfach nicht mein Bett und ich ärgerte mich, mein Kopfkissen nicht mitgenommen zu haben.
Wir beschlossen, einen Naturpark anzuschauen und wählten den einfachsten und kürzesten Weg in der Hoffnung, es würde nicht allzu anstrengend für mich werden. Auch hier waren jede Bank, jeder Baumstamm und jeder Stein meins,

erst mal sitzen. Ich fühlte mich so alt und unfit, eher 60 als 30 Jahre alt. Das war frustrierend und ich musste teilweise auf meine Laune achten, da es an meinem Ego zerrte. Mein Freund ist einer der wenigen Menschen, der genau weiß, wie mit mir umzugehen ist. Klingt doof, ist aber so. Er hat diese Gabe, mich davon abzulenken, ohne dass ich es merke. Er hat ein großartiges Gespür dafür! Als es wieder zu schneien begann, beschlossen wir, am nächsten Tag noch weiter auf den Berg hinaufzufahren, so dass mein Freund Snowboard fahren konnte. Ich persönlich finde Schnee schön, allerdings nur zum Anschauen, dann hat sich das Ganze auch schon wieder.

Leider wurde aus den Schneeflocken über Nacht Regen und so musste schnell Plan B her. Also fuhren wir in die nächstgrößere Stadt und bummelten durch die Straßen. Abends packten wir das Gröbste zusammen und sahen uns einen Film auf dem Laptop an. Nach einem ausgiebigen und gemütlichen Frühstück packten wir, beluden das Auto und putzten die Ferienwohnung. Den ersten Teil des Heimwegs fuhr mein Freund, ich fühlte mich nach wie vor nicht so fit.

Der restliche März, der April und der Mai 2020 waren meine persönliche Hölle. Der beste Monat war tatsächlich noch der März mit sechs Tagen ohne Kopfschmerzen und ohne Migräne.

Die Reise nach Venedig konnten wir dennoch antreten. Ende August fuhren wir mit dem Auto nach Italien und ich hatte dieses Mal auch an mein Kopfkissen gedacht. Am Tag der Anreise ging bei mir, außer Essen, allerdings nichts mehr. Die Fahrt war anstrengend. Regen, Sturm, Gewitter und Stau, alles war dabei. So sind wir am ersten Tag ausgeschlafen und munter zum Frühstück und fuhren dann mit dem Bus nach Venedig. Von zu Hause aus hatte ich ein Ticket gebucht. Mit diesem Ticket konnten wir die Tage beliebig oft mit dem Bus und dem Vaporetto (Wasserbus) fahren. Da wir ein Hotel außerhalb hatten, bot sich das sehr gut an. Meine Reiseapotheke beinhaltete: CBD-Öl, Triptan, ein Schmerzmittel, Magnesium, Calcium, Kreislauftropfen und Schlaftabletten. Davon nutzte ich jeden Abend ein paar Tropfen CBD-Öl, zum Frühstück eine Brausetablette Magnesium im täglichen Wechsel mit Calcium. Tag eins verbrachten wir nur in Venedig, dort gibt es so viel zu sehen und zu entdecken, was wir leider nicht alles bewältigten. An Tag zwei fuhren wir auf die Inseln Murano und Burano. Der Tag in Venedig war bewölkt und etwas windig, kein Problem für mein Köpfchen. Der zweite Tag allerdings war warm und sonnig. Am Morgen hatte ich Kopfschmerzen, die ich ignorierte und es funktionierte sogar ohne Tablette. Eine Sonnenbrille hatte ich bei mir, nur leider keine Kopfbedeckung. Schatten ist mir mittlerweile lieber, ich kann den Kopf nicht mehr ohne Hut in die Sonne strecken. Nach kurzer Zeit merke ich immer, wie sich Druck im Kopf aufbaut. Genügend Pausen machen, viel trinken, einfach achtsam sein und auf den Körper hören, das war nun wichtig...

Dann hieß es wieder packen und weiter gings am nächsten Tag zum nächsten Ziel, die Schwefelquellen San Filippo. Dort hatten wir einen Zwischenstopp von ungefähr 3 Stunden und entspannten uns in der wunderschönen Natur in den heißen Naturquellen. Die Fahrt führte uns, nach Schwefel riechend und mit offenem Fenster, weiter zur nächsten Unterkunft, gefühlt mitten im Nirgendwo, aber unfassbar schön! Ich hatte Bedenken, dass der Schwefelgeruch ein Trigger sein könnte oder irgendwas auslöst, der Geruch ist schon arg gewöhnungsbedürftig. Mir hat er zum Glück nichts ausgemacht und mit offenem Fenster gings auch super, wer hätte das gedacht! Mein Kopf erstaunt mich immer wieder.

Am nächsten Morgen ging es super früh los zu den nächsten heißen Naturquellen, die Saturnia Schwefelquellen. Einfach nur atemberaubend schön! Mit dem Morgentau in der Luft die Dämpfe des warmen Wassers beobachten, wie sie hinaufsteigen, einfach Wahnsinn! Der Geruch war derselbe wie am Tag zuvor und ich machte mir darüber keine Gedanken mehr, sondern versuchte, diese Momente dort aufzusaugen. Als kleiner Tipp: im Wasser sind kleine rote Würmchen, wenn man es im Vorfeld weiß, so wie wir, ist die Akzeptanz, dass diese Würmchen nun eben da sind, gar nicht mehr so schwer und man vergisst sie sehr schnell. Aber jeder ist anders! Nun zurück zur Unterkunft, duschen, packen und weiter ging es für eine Nacht nach Pisa, das lag eh auf dem Heimweg. Am Abend gab es eine Pizza mit Blick auf den schiefen Turm. Die beste Pizza! Da wir am späten Nachmittag und Abend alles sahen, beschlossen wir, am nächsten Tag etwas auszuschlafen, um fit die Heimfahrt antreten zu können.

Fazit: Für mich ist es ein komplett anderes Reisen als zuvor. Früher gab es den Plan wohin und welche Unterkunft. Heute gibt es zusätzlich einen Tagesplan. So weiß ich, was wir unternehmen und kann mich im Vorfeld auf alles einstellen. Ich plane alles durch, wieviel Uhr stehen wir auf, wieviel Uhr essen wir, etc. Zeiten für Spontanität plane ich auch ein.
Auf Reisen hatte ich bisher nie eine Migräneattacke, warum auch immer, Kopfschmerzen und Kreislaufprobleme allerdings schon. Ich denke, wenn man auf seinen Körper hört, sollte und wird das alles funktionieren. Nehmt wahr, was euer Körper macht. Zwickt es hier oder dort, beobachtet es, setzt euch evtl. kurz mal hin. Aber steigert euch nicht rein.

Ansonsten kann ich euch nur noch raten, sprecht mit eurer Reisebegleitung offen darüber, was passieren könnte, wie die Migräne sich aktuell bei euch verhält. Habt ihr Lähmungserscheinungen, Sprachstörungen – wie auch immer – eure Reisebegleitung sollte darauf vorbereitet sein und wissen, wo für den Ernstfall eure Medikamente sind. Ihr solltet euch auch besprechen, was ihr von dieser Person in solch einem Moment erwartet und ihr offen sagen, wie ihr selbst seid. Plant genügend Pausen ein und habt eure Medikamente immer griffbereit. Ich hoffe, ich konnte euch die Angst etwas nehmen, mit Migräne zu verreisen und euch auch ein paar hilfreiche Tipps geben.

Liebe Grüße, Eure Manu

Manuela Karl ist 31 Jahre alt und arbeitet kaufmännisch im Büro. Sie hat Migräne seit knapp drei Jahren. Sie ist auf Instagram zu finden unter @manujourneys.

Migräne und psychische Erkrankungen

Von Claudia Taddey

Triggerwarnung

Migräne, Depression und Angsterkrankung.
Wer sich jetzt denkt, das ist aber eine blöde Kombi, der liegt absolut richtig!

22,7% der Migräniker:innen sind auch von Depressionen betroffen. 44,3% der Migräniker:innen sind auch von Ängsten betroffen. (1)

Wieso ist das so?
Migräne bedeutet Schmerzen, Migräne bedeutet Kontrollverlust, Migräne bedeutet sich aus dem Leben gerissen zu fühlen - mindestens für den Zeitraum der Attacke. Über die Jahre kann sich dann Angst einschleichen: die Angst vor der nächsten Attacke. Urlaubsplanung? Die Migräne plant mit. Seminarvorbereitung? Die Migräne plant mit. Eine Geburtstagsfeier? Die Migräne plant mit. Sie schleicht sich als treue Begleiterin ein. Und sie kommt dann auch jedes Mal mit. Ich hatte schon Migräneattacken im Urlaub, auf langen Au tofahrten und im Flugzeug,

(1) Migräneliga e.V.

extrem unangenehme Situationen, die man nicht noch einmal erleben möchte. Irgendwann hatte ich dann eine Panikattacke, dann noch eine und noch eine. Die Angst vor der Angst kam dazu. Kurz darauf, vielleicht auch zeitgleich, kam die Depression dazu. Ich möchte nichts schönreden, mein Leben ging ordentlich bergab. Panik, Angst, Niedergeschlagenheit, Schmerzen, ich bestand aus nichts anderem mehr. Um irgendwie am Leben zu bleiben, führte für mich kein Weg mehr an einem Klinikaufenthalt vorbei - 8 Wochen stationär. Seitdem ist einige Zeit vergangen, die Begleiter sind geblieben, die Migräne auch, sie hat sich sogar über die Zeit noch verschlimmert. Aber durch eine gute ärztliche Versorgung, den Klinikaufenthalt und meine Therapie geht es irgendwie. Was ist mein Problem mit dem Zusammenspiel der Erkrankungen? Migräne braucht Regelmäßigkeiten und Strukturen. Die Depression tut sich genau damit sehr schwer. Regelmäßige Essens- oder Schlafenszeiten sind schwer einzuhalten. Die Ängste pflanzen Sorgen in meinen Kopf, sorgen für alles andere als Entspannung. Also ist ein gewisses Maß an Disziplin erforderlich - nicht leicht, aber möglich (mit einem Backup aus Freunden und Familie, die unterstützen). Wer Migräne hat, ist also einem gewissen psychischen Druck ausgesetzt und daraus können auch psychische Begleiterkrankungen entstehen.

Claudia Taddey ist 32 Jahre alt, Versicherungsfachwirtin und hat seit 16 Jahren Migräne.

Migräne und Schwangerschaft

von Cristina Fankhauser

Ich heiße Cristina, bin 30 Jahre alt und lebe mit meinem Mann und meiner kleinen Tochter in der Schweiz. Seit meiner Kindheit leide ich an Kopfschmerzen und später auch an Migräne. Ich hatte immer Phasen in denen die Kopfschmerzen und die Migräne stärker und dann wieder schwächer wurden. Manchmal hatte ich lange Zeit fast keine Kopfschmerzen mehr.

Ca. seit 3-4 Jahren ist es jedoch wieder schlimmer. Aber ganz schlimm ist es seit der Schwangerschaft. Hier ist meine Geschichte. Mein Mann und ich heirateten im September 2019. Kurz darauf wurde ich schwanger. Ich freute mich so sehr, als ich den positiven Schwangerschaftstest in den Händen hielt. Doch schon kurze Zeit später änderte sich das. Ich kann mich noch genau an meine erste richtig üble Migräneattacke in der Schwangerschaft erinnern. Da war ich in der 7. Woche schwanger, also noch ziemlich am Anfang. Ich musste mich aufgrund der Schmerzen mehrmals übergeben und konnte mehrere Stunden weder Wasser noch Nahrung bei mir behalten. Durch die Schwangerschaft konnte ich ja auch kaum Medikamente einnehmen. Ich rief dann meine Frauenärztin an und fragte sie ,was ich tun soll. Die Arztsekretärin hat mich dann vertröstet und hat gemeint, dass sie die Ärztin fragen und mich dann zurückrufen werde. Ich habe dann ca. 4 Stunden später einen Rückruf erhalten. Die Arztsekretärin hat mir mitgeteilt, dass ich alle 6 Stunden 2 Dafalgan à 500mg einnehmen darf. Nach dem Telefongespräch habe ich also gleich 2 Dafalgan eingeworfen, welche ich aber sogleich wieder erbrochen habe. Ich konnte einfach nichts bei mir behalten wegen der Migräne. Ich rief erneut in der Arztpraxis an. Sie gaben mir dann Zäpfchen an, welche gegen Übelkeit waren. Die ging mein Mann kaufen und brachte sie mir nach Hause. Somit nahm ich ein Zäpfchen und 30 Minuten später nochmals 2 Dafalgan. Die Dafalgan (Paracetamol) haben mir mehr oder weniger nichts geholfen.

Von diesem Tag an bis zum Ende der Schwangerschaft ging es mir meistens nicht gut. Hatte ich mal keine Migräne dann aber sicher üble Spannungskopfschmerzen. Da ich als Sekretärin am Computer arbeitete, wurde ich relativ früh (ca. im 4. Monat) krankgeschrieben. Ich konnte nicht noch den ganzen Tag in den Computer schauen. Ab der 12. Woche bis in die 28. Woche durfte ich dann immerhin auch Algifor (Ibuprofen) einnehmen. Das hat mir besser geholfen. Aber eben auch nur begrenzt. Ich lag manchmal tagelang am Stück im dunklen Zimmer und war den Schmerzen ausgeliefert. Mein Mann litt ebenfalls sehr unter der Situation, genauso meine Eltern. Ich musste verschiedene Sachen absagen und zog mich völlig zurück. Meine sozialen Kontakte haben sich reduziert. Wenn es mir mal einigermassen gut ging, konnte ich mich sehr auf unsere Tochter freuen. Meistens war das aber nicht der Fall. Ich war so müde und wurde immer depressiver. Die Schmerzen haben mich körperlich und seelisch einfach so runtergezogen. Kurz gesagt: Die Schwangerschaft war der Horror. Was natürlich noch dazu kam war das schlechte Gewissen meiner Tochter gegenüber. Ich hatte immer solche Angst, weil ich halt im Vergleich zu anderen Frauen doch viele Medikamente (Dafalgan und Algifor) eingenommen habe.

Als der errechnete Geburtstermin überschritten war, machten wir uns auf den Weg ins Krankenhaus um die Geburt einzuleiten. Wie konnte es anders sein, natürlich hatte ich auch an diesem Tag Migräne. Wir mussten sogar auf dem Weg ins Krankenhaus anhalten, ich musste mich übergeben. Im Krankenhaus angekommen, teilten mir die Hebammen mit, dass sie so die Geburt nicht einleiten würden. Das wäre zu viel für meinen Körper. Ich solle doch zuerst die Migräne vorbeigehen lassen und mal eine Nacht im Krankenhaus schlafen. Mein Mann hat sich dann verabschiedet und ist nach Hause gefahren. Die Hebammen haben mir dann alle 6 Stunden wieder Paracetamol gegeben (via Infusion).

Leider wurde es nicht besser. Geschlafen habe ich in dieser Nacht eigentlich kaum. Um 05.00 Uhr morgens habe ich mit der Hebamme ein langes Gespräch geführt. Ich habe ihr erzählt wie es mir geht und wie die Schwangerschaft mit der Migräne verlaufen ist. Dann fragte ich sie: «Ist es jetzt zu spät, mich für einen Kaiserschnitt zu entscheiden?» Sie sagte nein, ich könne das immer noch, sollte das mein Wunsch sein. Ich entschied mich dann relativ spontan für einen Kaiserschnitt. Ich hatte einfach keine Kraft mehr, die Migräne ging nicht weg und ich wollte nicht länger „auf bessere Zeiten" warten. Die Hebamme hat alles in die Wege geleitet, hat meine Frauenärztin angerufen, welche dann später zu mir kam um alles zu besprechen. Später kam mein Mann und am Mittag war unsere Tochter da. Sie war und ist nach wie vor kerngesund. Darüber bin ich sehr glücklich.

Der Aufenthalt im Spital war für mich der absolute Horror. Schon nur wegen Corona. Ich war in einem Viererzimmer. Die Nächte mit 4 Babys der Horror, die Vorhänge gezogen, im Juni heiß, kein Tageslicht etc. und schon nach 2 Tagen merkte ich, dass etwas ganz und gar nicht stimmte. Ich fiel in eine schlimme postnatale Depression. Ich hatte es ehrlich gesagt schon etwas kommen sehen. Mir ging es ja aufgrund der Migräne schon während der Schwangerschaft nicht gut. Nach der Geburt hat es mir aber so richtig den Boden unter den Füßen weggezogen.

Ich habe lange nichts für meine Tochter empfunden und konnte nichts mit ihr anfangen. Mir bricht es nach wie vor fast das Herz, wenn ich darüber nachdenke. Ich habe mir dann sehr schnell professionelle Hilfe geholt und nehme noch jetzt Antidepressiva. Psychisch geht es mir viel besser. Ich liebe

meine Tochter über alles und sie ist ein echter Goldschatz! Sie ist echt geduldig mit mir. Wegen meinem Kopf bin ich seit ca. 6 Monaten im Unispital (Inselspital Bern) im Neurozentrum in Behandlung.
Ich möchte noch erwähnen, dass ich meinem Mann sehr dankbar bin. Er verzichtet auf sehr viele Dinge und widmet sich ganz mir und unserer Tochter. Er war während der Schwangerschaft immer für mich da und auch jetzt ist er jederzeit zur Stelle, wenn es mir mal wieder nicht gut geht. Ohne ihn und unsere Familien würde es nicht gehen. Ich bin allen so so so dankbar.

Cristina Fankhauser ist 30 Jahre alt und arbeitet als ausgebildete kaufmännische Angestellte in der Justiz. Seit ihrer Kindheit hat sie Migräne.

Zwischen Verzweiflung und Kampf
- Studieren mit Migräne -

von Anna Wichelmann

Triggerwarnung

Ich konnte es kaum glauben, als ich endlich mein Abitur in den Händen hielt. Ich wollte sofort richtig durchstarten und schrieb mich in meiner Heimatstadt für das Lehramtsstudium mit den Fächern Niederländisch und Geschichte ein. Meine Migräne war damals nur ein begleitender Faktor, der mich aber von nichts abhielt. Die Muräne quälte mich in der Schulzeit und auch durch die Abi-Zeit kam ich mit nur 50% Anwesenheit. Aber sie war nicht so einschränkend wie Jahre später. So begann ich also im Wintersemester 2016/2017 mein Lehramtsstudium und wollte meinem Traum, Lehrerin zu sein, einen Schritt näherkommen.

Doch bereits im Laufe des Wintersemesters merkte ich, dass mit mir gesundheitlich vieles nicht stimmte. Ich verpasste die O-Woche und immer mal wieder eine Vorlesung. Der erste Dozent, dem ich von meiner Migräne-Erkrankung erzählte, reagierte mit einem Lachen. In Niederländisch gab es in den Sprachkursen Anwesenheitspflicht. Wer drei Mal fehlte, durfte den ganzen Kurs wiederholen. Na und wer fehlte öfter als drei Mal? Richtig, ich. Und wer wusste damals noch nichts von einem Nachteilsausgleich? Ja, auch ich. Ich versuchte also mit jedem Dozenten eine Lösung zu finden. In dem Zusatzmodul „Erziehungswissenschaften für Lehrer:innen" bekam ich Hilfe, Hausarbeit statt Referat. Kein Problem. Im Seminar „Neue Geschichte" bekam ich Hilfe, mehr Zeit bis zur Abgabe. Kein Problem. Aber in meinem liebsten Fach Niederländisch kam man mir nicht entgegen. Und so musste ich letztendlich die Uni verlassen. Den Traum Lehramt habe ich im Wintersemester 2017/2018 begraben, als ich versuchte von Niederländisch zu Deutsch zu wechseln und keinen Platz bekam. Good Bye, Heimatstadt!

2017 gründete ich meinen ersten Blog „Smiletime" und tauchte tief in die Medienwelt ein. Keine Ahnung, wo ich später landen möge, bewarb ich mich auf diverse „Irgendwas mit Medien"-Studiengänge. Überraschenderweise bekam ich mehrere Zulassungen und nahm die Zusage einer niedersächsischen Hochschule am Meer für den Studiengang „Medienwirtschaft und Journalismus" an. Zum ersten Mal war ich so richtig bereit für die neue Herausforderung. Ich zog 2018 dann um, wohnte erst in einer WG, später alleine und 2019 kam endlich mein Freund hinterher, der seine Ausbildung abgeschlossen hatte. Die Migräne lief im Hintergrund, aber sie war da.

Die Ersti-Begrüßung verbrachte ich im Bett. In der O-Woche fand ich kaum Anschluss. Im Laufe des Semesters bekam ich dann Kontakt zum Fachschaftsrat, der in seiner Form nur aus drei Personen bestand. Ein neues Projekt, mein Projekt. Und so begann ich schon im zweiten Semester mit der umfangreichen Arbeit, einen Fachschaftsrat aufzubauen, der Studierende unterstützt und den Kontakt zu den Professor:innen verbessert! Ja genau, das waren meine Ziele. Nebenbei wollte ich einfach irgendwo dazugehören und vor allem meinen Eltern beweisen, dass ich auch etwas kann. Ich wollte Anerkennung. Die ich auch bekam, von den Professor:innen und vereinzelt von Studierenden. Semester für Semester grub ich mich tiefer in diese Organisation, belegte „nebenbei" noch andere Sitze in weiteren hochschulpolitischen Gremien und fand schlussendlich nur durch die psychologische Beratung und die unerträgliche Migräne das Ende. Ich hatte mich fast in den Burnout gearbeitet.

Schon im ersten Semester trat ich zu jeder Klausur mit Migräne und Erkältung an. Es gab ja keinen zweiten Prüfungstermin. Das erste Semester endete für mich in der Notaufnahme: eine verschleppte Grippe, 40 Grad Fieber und am Ende meiner Kräfte. Ich war als Folge dessen drei Monate krank! Daraus hätte ich eigentlich lernen sollen. Im zweiten Semester schrieb ich die Soziologie-Klausur mit einer Sehnenscheidenentzündung in der linken Hand. Die Heilung dauerte dementsprechend auch länger. Ich versuchte Studium, Führerschein, drei Ehrenämter, von denen eines der Vorsitz des Fachschaftsrates war, Semester für Semester unter einen Hut zu kriegen. Ich war engagiert, ich wollte etwas verändern und

stieß immer wieder gegen meine Grenzen und die Ecken von anderen.
Als am Ende des Jahres 2019 plötzlich seltsame Symptome wie kribbelnde Füße und Doppelbilder begannen, ignorierte ich alle Warnsignale meines Körpers und fand meinen Zusammenbruch im März 2020, als ich mit einem Migräne-Status im Krankenhaus landete. Es folgten monatelange Untersuchungen an verschiedenen Stellen. Im März gab ich, als ich aus dem Krankenhaus kam, alle meine Ehrenämter auf.

Außerdem brach ich den Führerschein ab, obwohl ich die Theorie bereits fehlerfrei bestanden hatte. Ich konnte einfach nicht mehr, ich war am Ende. Bombardiert von Verdachtsdiagnosen und der Hilflosigkeit, dass mir scheinbar niemand helfen konnte, war ich psychisch in einem großen schwarzen Loch angekommen.

Im März verstand ich zumindest, dass ich in einen MÜK geraten war. Doch ebenfalls im März startete das neue Semester, mit neuen Herausforderungen, wie dem Medienprojekt. Und wie konnte es das Workaholic-Ich nicht lassen, mit mir als Projektleitung. Die Zeit verflog, das Projekt raubte uns Studierenden, wegen der Corona-Krise, den letzten Nerv. Am Ende des Semesters sollte dann noch eine Präsenz-Klausur „Recht" stattfinden. Ich erzählte der Dozentin am Tag vor der Klausur von meinem Migräne-Problem. Sie reagierte überraschend gut, setzte mich an die Tür, damit ich bei Übelkeit den

Raum, ohne Aufsehen zu erregen, verlassen konnte. So ging ich mit gutem Gefühl in die Klausur. Ich hatte Kopfschmerzen, aber ich wollte es ja unbedingt schaffen. Ich war sehr gut vorbereitet. Mein Notenspiegel von 1,85 sprach für mich. Ich war eine ausgezeichnete Lernerin. Erst später verstand ich, dass das Teil meines Hochleistungsgehirns ist. Lernen fällt mir einfach immer leicht. Und so schrieb ich in der ersten halben Stunde alles in Lichtgeschwindigkeit runter, was ich wusste. Und wunderte mich, dass die Klausur so schnell fertig war. Doch als ich mein gesamtes Wissen auf dem Papier entleert hatte, setzte eine Migräne-Aura ein. Ich sah sehr schlecht. Ich wollte aufstehen, doch ich spürte meine Beine nicht mehr. Langsam breitete sich Panik in mir aus. Was ist, wenn ich jetzt einfach umkippe? Wen soll ich fragen, sagen, dass es mir schlecht geht? Und so hing ich die Restzeit in dem Prüfungsraum, wie ein Schluck Wasser in der Kurve und fasste einen Entschluss: Ich will nie wieder krank in eine Klausur gehen. Ich möchte einen zweiten Prüfungstermin, damit der Druck, mit Migräne oder Unwohlsein, in eine Klausur zu müssen, sinkt.

Am Ende des Semesters waren alle meine Energiereserven leer. So leer, dass ich mich an das Studierendenwerk wendete und um Beratung bat. Die Behindertenberaterin sagte mir, ich könne für die anstehenden Prüfungen einen Antrag auf Nachteilsausgleich stellen. Ich bräuchte nur ein Attest meines Facharztes und das entsprechende Formular, wo ich reinschreiben könne, was ich bräuchte. Ich brauchte dringend einen zweiten Prüfungstermin! Damit ich bei zu starken Kopfschmerzen ausweichen konnte. Ich beantragte aber auch für Gruppenarbeiten mehr Zeit. Es dauerte nur wenige Tage und mein Antrag kam als „abgelehnt" zurück. Zudem begann ein unheimlich unangenehmer Krieg mit der Prüfungskommission. Man glaubte mir auf Grund meiner guten Noten nicht, dass ich so schwerkrank sei. Am Telefon brüllte man mich an. Lange E-Mail-Verläufe bis spät abends zermürbten meinen Kopf. Ich möchte im Detail nicht ausführen, was alles vorgefallen ist. Jedenfalls habe ich mich nach dieser ganzen Reise an oberster Stelle (beim Präsidenten der Hochschule) beschwert, damit andere Studierende da nicht auch noch durchmüssen und gewisse Dozent:innen im Umgang mit Behinderten sensibilisiert werden.

Die Symptome, die ich hatte, nahmen zu. Ich war am Ende. Die Hochschule wollte mich nicht unterstützen. Ein Kompromiss war nicht möglich. Ich hatte keine Kraft mehr, für mein Recht zu kämpfen. Und als ich im Herbst aus der Schmerzklinik Kiel kam, fasste ich wieder Mut. Während meinem Aufenthalt hatte ich eigentlich den Entschluss gefasst, mein Leben zu ändern und das Studium abzubrechen. Die Fronten waren verhärtet und so beschloss ich, mein Glück an einer dritten Hochschule zu versuchen. Ich schrieb viele Hochschulen an, ob ein Wechsel mit Anrechnung meiner bisherigen Leistungen möglich sei. Eine andere niedersächsische Hochschule war dann diese, wo ich hingehen wollte. Wo man mir versicherte, dass sich die Ereignisse aus der Vergangenheit nicht wiederholen würden.

Ich war überglücklich, als mein Freund einen Job in der neuen Stadt fand und wir Ende des Jahres umzogen. Doch dadurch, dass sich meine Migräne 2020 chronifizierte und die Auren täglich auftraten, war ich auch verunsichert, ob ich das Studium beenden könnte. Ob ich das wirklich schaffen kann. Ich hatte wirklich Pech, dass ich an einen Berater geriet, der mir erstens vom Nachteilsausgleich abriet und dann den Stundenplan so vollpackte, dass ich nach der ersten Woche nicht mehr atmen konnte. Der Berater, der mir damals versicherte, es würde alles gut werden, war krank, also weg. Und ich am Boden zerstört. Ich suchte wieder Hilfe bei der Behindertenbeauftragten, die sich wirklich für mich einsetzte. Neben einem kleinen Diskriminierungszwischenfall, in dem ich vor meiner Gruppe als „wenig belastbar" dargestellt wurde, war ich noch bereit zu kämpfen. Ich versuchte mit den Dozent:innen eine Lösung zu finden. Aber der einzige Vorschlag war, dass ich alle Gruppenarbeiten alleine bearbeiten sollte, mehr Zeit bekam, aber viel mehr Arbeit hatte, als alle anderen.

Wenn in einer Gruppe jeder 5 Seiten schreibt, hätte ich bei einer Anzahl von 5 Personen, 25 Seiten alleine schreiben müssen. Und da ist dann die Bombe explodiert. So nicht! Nicht mit mir! Ich hatte in den letzten Hochschulen schon so viel erlebt, dass es in dem Moment, wo klar wurde, unter welchen Bedingungen ich studieren sollte, mein Inneres „Nein" schrie. Nein zur Hochschule. Nein zum Studium. Einfach nein. Die Entscheidung nach 5 langen Jahren das Studium aufzugeben, riss mich für drei Tage in eine depressive Episode, bei der ich sogar bereit war mir jetzt und sofort das Leben zu nehmen. Ich fühlte mich unverstanden, alleine, hilflos. Ich hatte den Kampf gegen drei Hochschulen verloren. Ich erkannte, dass mein durchgeplantes Leben mit Migräne einfach nicht funktionieren kann. Dass ich nicht mehr funktionieren kann. Und dass ich das alles nicht mehr will. Dass ich das Licht am Ende des Tunnels nicht mehr sehen kann. Dass ich im Labyrinth eingesperrt wurde. Dass man mich in eine Sackgasse laufen ließ, wo nicht mal das Schild „Sackgasse" dranstand. Doch ich schöpfte neuen Mut und Kraft durch meinen Freund. Zeitweilig entschied ich mich für eine Ausbildung zur Mediengestalterin. Doch leider bekomme ich (Danke! Corona) wegen der Arbeitsmarkt-Krise keinen Ausbildungsplatz. Wenn im nächsten Jahr kein Wunder geschieht, bleibe ich in einem Studium hängen, das ich nicht liebe.

Über die Jahre des Studiums an der zweiten Hochschule lernte ich viel über Mediengestaltung. Das war für mich die Sonnenseite am Studium, der Teil, der mir lag. Aber es reichte letztendlich nicht für einen Abschluss, weil durch die Situation mit der Prüfungskommission und meiner chronischen Migräne alles nicht mehr möglich war.

Ein kleines Licht wird es möglicherweise im Wintersemester geben, da sich die Behindertenbeauftragte der neuen Hochschule tatsächlich sehr für mich eingesetzt hat und die Chancen auf einen fairen Nachteilsausgleich gutstehen! Trotzdem begleitet mich die Angst: „Werde ich es überhaupt bis zum Ende schaffen? Und gibt es womöglich die gleichen Probleme wie bei der letzten Hochschule?" Wie es für mich weitergeht, könnt ihr auf meinem Blog und auf Instagram verfolgen. Immerhin bin ich nun doch noch Autorin geworden, was ich mir immer gewünscht habe.

Mit chronischer Migräne in Vollzeit zu studieren ist wirklich eine Herausforderung, für die Studierenden als auch die Dozent:innen. Trotzdem ist es wichtig, sich immer weiter zu bilden, voneinander zu lernen und zu zuhören. Es soll Hochschulen geben, die ihre behinderten Studierenden sorgsam unterstützen. Es soll Hochschulen geben, die auf ihren Webseiten offen über das Thema Nachteilsausgleich schreiben und diesen auch umsetzen. Die einfach helfen. Deshalb kann ich jedem:r Studierenden mit Einschränkungen nur empfehlen, sich zu informieren, Beratungsstellen aufzusuchen, sich über Nachteilsausgleiche zu informieren und für seine Rechte zu kämpfen. Vielleicht hätte ich eine bessere Chance gehabt, wenn ich von Anfang an die Karten auf den Tisch gelegt hätte und nicht versucht hätte, alles trotz Migräne zu schaffen. Erfahrungen sind nun mal Erfahrungen. Und Migräne ist nun mal Migräne. Individuell wie wir selbst. Wir sollten unsere Migräne nicht verstecken, wie andere Menschen ihre Pickel! Auch wenn die Erkrankung unsichtbar ist, wir können sie sichtbar machen, wenn wir darüber reden. Wenn wir für die Anerkennung kämpfen.

Und wenn es doch nicht das Studium ist, dann quäle Dich nicht unnötig lange dadurch und sei offen für andere Wege. Für jede:n wird es eine individuelle Lösung geben, auch wenn wir uns diese erst erarbeiten müssen. Du schaffst das!

Meine Tipps

- Frühzeitig informieren zu den Themen: Härtefallantrag und Nachteilsausgleich
- Hilfe holen: Beratungsstellen, Behindertenbeauftragte
- Diskriminierung melden! Um auch andere zu schützen.

Wo Du Dir Hilfe holen kannst und welche Angebote es gibt, erkläre ich Dir auf Seite 351.

Anna Wichelmann ist 25 Jahre alt, Bloggerin und Buchautorin. Sie hat seit sieben Jahren Migräne.

Mit Migräne in die Notaufnahme

von Regina Sophia

Notruf: 112. Es pocht. Der Kopf kurz vorm Explodieren. Ein Ziehen bis in den Kiefer. Das Auge kurz vorm Herausfallen. Jedes Licht und jedes Geräusch zu viel. Übelkeit. Erbrechen. Schlafentzug. Kreislaufprobleme. Stärkste Schmerzen. Medikamente wirkungslos: Aushalten? – Keine Option!

Die Kräfte schwinden von Minute zu Minute. Verzweiflung und Hilflosigkeit machen sich breit. Doch was soll man nur in so einer Situation tun? Kann man denn überhaupt etwas machen? – JA!!
Solch ein Szenario spielt sich sehr regelmäßig bei mir zu Hause ab, denn ich habe eine schwere und therapieresistente Form der chronischen Migräne. Eigentlich habe ich ein ganzes Ärzteteam um mich, zu denen ich auch jederzeit notfallmäßig für Infusionen etc. kommen kann. Und gleichzeitig gibt es Momente, in denen sie mir nicht mehr weiter helfen können. Ambulant hat man eben die ein oder andere Einschränkung, da eine Überwachung der Kreislauffunktionen (Puls, Blutdruck, Sauerstoffsättigung) nicht ausreichend möglich ist. Jedoch können vor allem stärkere Schmerzmittel wie Opiate oder Schmerzmittelkombinationen diese beeinflussen. Manchmal ist es auch so, dass ich es gar nicht bis in

die Praxis schaffen würde, da die oben genannten Symptome mir das Sitzen und Gehen unmöglich machen.

Meistens hilft es dann nur noch, den Notruf abzusetzen und auf die erlösende Hilfe zu warten, die in Bayern innerhalb von 12 Minuten vor Ort sein sollte! Meiner Erfahrung nach war der Rettungswagen bei mir bereits jedes Mal nach 2 bis 10 Minuten. Oft höre ich schon das Martinshorn von weitem und sehe das Blaulicht immer kräftiger durch meinen Vorhang scheinen. Kaum in meinem Zimmer angekommen, legt der Notarzt auch schon die ersten Infusionen und die Notfallsanitäter messen mich einmal durch.

In diesem Moment macht sich bei mir bereits eine gewisse Erleichterung breit, denn ich weiß, jetzt wird es gleich ein wenig aushaltbarer. Im Liegen und mit Blaulicht geht es dann in die Notaufnahme des nächsten Krankenhauses und ein Anästhesist, Neurologe oder Neurochirurg mit Pflegekraft empfangen mich. In der Notaufnahme ist es meist die ersten paar Minuten etwas hektisch, wobei ich die Hauptrolle bin und auf mein Wort gehört wird. Ich werde, ohne warten zu müssen, in einen Behandlungsraum gebracht, verkabelt und noch einmal durchgemessen (EKG, Blutdruck, Sauerstoffsättigung, Temperatur, Covid Abstrich). Blut wird abgenommen und die bereits leeren Infusionen werden durch neue und teilweise noch stärkere ausgetauscht. In der Regel werden ebenfalls ein paar neurlogische Tests im Liegen gemacht, soweit ich dazu überhaupt in der Lage bin. Vor allem das Pflegepersonal kümmert sich neben den medizinischen Aspekten auch, mir eine möglichst reizarme Umgebung zu bereiten: Großes Licht aus, kleines Licht an, Bildschirme aus, Alarme lautlos, Kühlpack, warme Decke, Nierenschale etc. Bisher hatte ich in der Notaufnahme immer ein Einzelzimmer, sodass es auch möglichst ruhig war. Und so legt sich auch schon der große Ansturm wieder. Die Medikamente wirken langsam und ich komme etwas zur Ruhe.

In der Regel dauert es nicht lange, bis mir Bescheid gesagt wird, auf welche Station ich komme. Meistens ist es die IMC (Intensivstation ohne Beatmung) oder die Akutneurologie. Ich lag jedoch auch schon wegen Migräne auf der Intensivstation. Der anschließende Krankenhausaufenthalt dauert im Schnitt zwischen 3 und 7 Tagen, je nachdem auf welche Station man aufgenommen wird und ob noch weitere Untersuchungen gemacht werden (EEG, Schädel-MRT). Ich habe die Erfahrung gemacht, dass oft gerade in den ersten Tagen versucht wird, ein Einzelzimmer aufzutreiben oder ein Zimmer, in der ein Patient mit ähnlichen Symptomen und Bedürfnissen, z.B. nach Ruhe, liegt. Da der Weg zur Station (im Bett liegend) trotzdem oftmals anstrengend ist, bekomme ich in der Regel auf dem Zimmer angekommen gleich noch einmal etwas zur Schmerzlinderung, einen frischen Kühlpack und was ich sonst noch brauche. Ich darf jederzeit klingeln und mir wird geholfen!

Erkenntnisse: gute und schlechte Erfahrungen

Ja, es gab sie und wird es bestimmt auch in Zukunft noch einige Male geben – die schlechten Erfahrungen. Ich denke, dass solche die meisten von euch kennen: Schmerzen werden nicht ernst genommen, man bekommt nur Schmerzmittel, die nicht helfen, man wird im Moment größter Hilflosigkeit alleine gelassen. Glaubt mir, auch mir fällt es alles andere als leicht in ein Krankenhaus zu gehen, denn aufgrund solcher schlechten Erfahrungen habe ich eine PTBS (Postraumatische Belastungsstörung) entwickelt. Und gleichzeitig bin ich jedes Mal unglaublich dankbar, wenn ich gegangen bin und mir geholfen wird.

Ich habe sogar die schlechtesten und besten Erfahrungen in ein- und derselben Klinik gemacht! Ich hatte einfach andere Ärzte und andere Krankenpfleger, die für mich und meine Situation in dem Moment mehr Verständnis und Empathie hatten. Nach all den unzähligen Krankenhausaufenthalten kann ich auch mit reinem Gewissen sagen: Es gibt definitiv mehr Leute im Krankenhaus, die euch helfen wollen als solche, die euch nicht verstehen. Deshalb hoffe ich, dass auch ihr das ein oder andere Mal einen Mutausbruch habt und euch helfen lasst – zur Not in der Notaufnahme. Solche Schmerzen auszuhalten, ist auf Dauer einfach keine Option!

Regina Sophia studiert Heilpädagogik. Sie ist 21 Jahre alt und hat seit 14 Jahren Migräne.

Entspannung bei Migräne

von Sabrina Wolf

Früher oder später wird jeder Mensch mit Migräne den Ratschlag erhalten: „Machen Sie Entspannungsverfahren!" Vielleicht hast Du Dich in diesem Moment gefragt, was es damit auf sich hat. Und ja, Entspannungsverfahren gelten als eine der bewährtesten Methoden in der Vorbeugung von Migräne. Blickt man in die Leitlinien zur Migränetherapie der Deutschen Gesellschaft für Neurologie, werden Entspannungsverfahren als Prophylaxe empfohlen, da die regelmäßige Durchführung – Studien zufolge – die Intensität und Häufigkeit der Migräneattacken durchschnittlich um 35 bis 45 Prozent verringern kann. Das ist ungefähr dasselbe Ergebnis, wie mit einer medikamentösen Prophylaxe mit Propranolol (Betablocker) erreicht werden kann. In der Praxis wird am häufigsten die Progressive Muskelentspannung als Verfahren erlernt. (1) Diese ist leicht zu erlernen und man verspürt einen schnellen Effekt. Aber natürlich gibt es noch viele weitere Entspannungsverfahren.

---

(1) Vgl. Diener H.-C., Gaul C., Kropp P. et al. (2018). Therapie der Migräneattacke und Prophylaxe der Migräne, S1-Leitlinie. In: Deutsche Gesellschaft für Neurologie (Hrsg.). Leitlinien für Diagnostik und Therapie in der Neurologie. Aufgerufen am 09.04.2021 von: www.dgn.org/leitlinien

Warum hilft Entspannung vorbeugend?

Migräne ist eine Reizverarbeitungsstörung und es prasseln täglich verschiedene Reize auf uns Menschen ein, das ist im Alltag kaum zu vermeiden.
Diese werden von einem Migräne-Gehirn anders verarbeitet als von Gehirnen, die keine Migräne-Veranlagung haben. Das kannst Du Dir vorstellen, wie ein Wasserfass, das irgendwann voll ist und überläuft. Diesem System sind wir jedoch nicht hilflos ausgeliefert, sondern können mit Pausen und Phasen der Entspannung dem „Überlaufen" entgegenwirken. Vor allem systematische Entspannungsverfahren eignen sich in der Vorbeugung von Migräneattacken, da sie gezielter zu einer tiefen Entspannung führen als unsystematische Verfahren. Systematische Verfahren sind – wie es der Name schon sagt – systematisch aufgebaut und wirken schnell sowie gezielt. Beispiele für systematische Entspannungsverfahren sind die Progressive Muskelentspannung oder Autogenes Training. Unsystematische Entspannungsverfahren sind dagegen Spaziergänge oder Saunabesuche.

Entspannungsverfahren im Überblick

Es gibt eine ganze Reihe an Entspannungsverfahren und ich finde es schade, dass häufig „nur" die Progressive Muskelentspannung empfohlen wird. Denn nicht jedes Entspannungsverfahren hilft jedem Menschen gleich gut.

Hier eine kleine Übersicht und Erklärung ausgewählter Entspannungsverfahren (es gibt natürlich noch einige mehr):

- Progressive Muskelentspannung:

Bei der Progressiven Muskelentspannung wird durch die An- und Entspannung einzelner Muskel(gruppen) ein Zustand der Entspannung erreicht. So werden z. B. die Schultern bis zu den Ohren gezogen – die Spannung gehalten und wieder losgelassen. Es wird dabei der Unterschied nachgespürt, wie sich der entspannte Zustand im Vergleich zum angespannten Zustand anfühlt. Man prägt sich den Zustand der Entspannung mit jedem Mal mehr ein.

- Autogenes Training:

Das Autogene Training ist eine mentale Übung, bei der die Entspannung auf psychischem Weg erreicht wird. Innerlich werden sogenannte Formeln gesprochen, wie z. B. „Mein Arm ist ganz schwer." oder „Ich bin ganz ruhig," und diese sich gedanklich vorgestellt wird. Durch die Vorstellungskraft wird ein Zustand der Entspannung erreicht.

- Phantasiereise:

Eine Phantasiereise ist eine erzählte oder vorgelesene Geschichte, die meist von einem ruhigen Ort, wie dem Meer oder dem Wald, handelt. Über den Erzählrhythmus und dem Ort wird Ruhe und Entspannung vermittelt.

- **Qi Gong**:

Qi Gong zeichnet sich durch sanfte Bewegungs- und Atemübungen aus. Oft wird dabei die Vorstellungskraft mit angesprochen und die Aufmerksamkeit auf verschiedene Bereiche im Körper gelenkt.

- **Yoga**:

Durch Körperstellungen (Asanas) wird beim Yoga die Dehnung und Kräftigung bestimmter Bereiche im Körper erreicht. Bei den meisten Yogastilen ist dabei der Atemvorgang eng an die Bewegungsausführung gebunden. Es gibt sehr unterschiedliche Yogastile von kraftvoll (z. B. Vinyasa Power Yoga) bis meditativ (z. B. Yin Yoga).

- **Achtsamkeitsübungen**:

Achtsamkeit ist ein Teil der Aufmerksamkeit und bedeutet anzukommen im Hier und im Jetzt. Es bedeutet das zu fühlen, was gerade gegenwärtig ist. Achtsamkeitsübungen schulen die Achtsamkeit indem z. B. die gegenwärtigen Gefühle wahrgenommen werden oder die Auflagefläche, auf der sich der Körper gerade befindet.

- **Meditation**:

Das Ziel von Meditation ist das Beruhigen des Geistes. Dazu werden Atem-, Achtsamkeits- und Konzentrationsübungen genutzt, die im Sitzen oder Liegen durchgeführt werden können.

Entspannungstypen

Nicht alle Entspannungsverfahren eignen sich für jede:n gleich gut. Wir Menschen sind alle verschieden und so gibt es auch verschiedene Entspannungstypen. Wenn Du eher sportlich und aktiv bist, eignen sich Verfahren wie die Progressive Muskelentspannung oder kraftvollere Yogastile. Nimmst Du dagegen Deine Umwelt mit dem Seh- und Hörsinn besonders intensiv wahr, dann sind Phantasiereisen, das Autogene Training oder Meditationen besonders gut geeignet. Benötigst Du eher eine Kombination aus Fühlen und Bewegung, dann eignen sich Yoga, Qi Gong und Achtsamkeitsübungen besonders für Dich. Das ist jedoch nur eine Empfehlung und natürlich keine Vorschrift, die in Stein gemeißelt ist. Häufig trägt ein Mensch auch verschiedene Entspannungstypen in sich, deshalb kannst Du natürlich auch eine Kombination aus allem machen. Ich mache es beispielsweise immer davon abhängig, wie es mir gerade geht. Fühle ich mich fit, darf es gerne mal eine kraftvolle Yogastunde sein; fühle ich mich nicht gut, sind es eher ruhigere Methoden, wie Autogenes Training oder eine Meditation.

Und welches Verfahren ist für Anfänger:innen geeignet? Im Grunde kannst Du alle Entspannungsverfahren erlernen. Manchmal braucht es dabei nur ein wenig Geduld und ein paar Wiederholungen. Da Entspannungsverfahren allerdings häufig durchgeführt werden sollten, damit sie ihre Wirkung zeigen, macht es auch Sinn, sich dafür Zeit zu nehmen und Verfahren mehrmals zu wiederholen. Wenn Du irgendwann merkst, dass das Verfahren nichts für Dich ist, kannst Du das Nächste ausprobieren.

Das richtige Verfahren finden – und dranbleiben

Wie Du siehst, es gibt viele verschiedene Entspannungsverfahren und unter den Verfahren selbst gibt es auch nochmal einige Unterschiede. Am besten findest Du das (oder die) richtige(n) Verfahren für Dich, indem Du Dich einfach durchprobierst. Probiere verschiedene Entspannungsverfahren aus und das am besten mehrfach. Manchmal braucht man ein wenig Zeit, um „reinzukommen" und manchmal klappt es auch mit einer anderen Yogalehrerin oder einem anderen Sprecher besser. Lass Dir dabei Zeit und setze Dich nicht unter Druck. Es gibt viele verschiedene Möglichkeiten und auch für Dich wird das richtige Verfahren dabei sein. Manchmal dauert es eben ein wenig.

Es heißt übrigens nicht umsonst Entspannungstraining – Entspannung muss trainiert werden und das regelmäßig. Meine Neurologin ist da sehr eindringlich: „Jeden Tag üben." Doch das kann natürlich am Anfang etwas abschreckend und unter Druck setzend sein.

Du darfst gerne etwas entspannter an die Sache rangehen und wenn Du merkst, dass es Dir guttut, dann wirst Du es

vermutlich automatisch öfter in Deinen Alltag einbauen. Wichtig ist dabei, dass Du nicht nur in einer schlechten Phase Entspannungsverfahren anwendest, sondern dauerhaft. Denn nur dann können die Verfahren ihren gewünschten Effekt zeigen. Lass Dich auch nicht entmutigen, wenn der Effekt etwas auf sich warten lässt. Wie bei Medikamenten, muss man auch Entspannungstraining über längere Zeit beobachten, um eine abschließende Aussage über die Wirksamkeit zu treffen. Und: Selbst wenn Du keinen Effekt auf die Migräne feststellen kannst, hat das Entspannungstraining viele Vorteile. Du wirst dadurch gelassener, Angstzustände werden reduziert, der Blutdruck gesenkt, Deine Achtsamkeit wird geschult und Verspannungen werden reduziert.
Meine zwei besten Tipps zum Dranbleiben sind übrigens, die Entspannung fest im Alltag (am besten mit einem festen Zeitpunkt im Kalender) einzuplanen und sie zur Routine zu machen. Letzteres klappt, indem Du eine Sache – in diesem Fall die Entspannungsübung – täglich wiederholst und am besten immer zu einer bestimmten Zeit, z. B. immer morgens nach dem Aufstehen oder immer nachmittags nach der Arbeit, durchzuführen.

Entspannung – offline und online

Besonders Entspannungsverfahren wie Meditation, Progressive Muskelentspannung oder Autogenes Training kannst Du ganz bequem von zuhause ausprobieren. Im Internet und als Apps gibt es verschiedene Anbieter, die kostenlose (und kostenpflichtige) Angebote haben, mit denen Du Dich ausprobieren kannst. Sei offen und geduldig. Teste Dich durch die Angebote und schau', was sich für Dich persönlich gut anfühlt und Dir guttut. Aber auch offline gibt es verschiedene Angebote. Es gibt sogar explizite Entspannungskurse, die verschiedene Verfahren kombinieren. Besonders bei Qi Gong oder Yoga empfehle ich Dir (zumindest am Anfang), in einen Kurs zu gehen, damit Du die Übungsausführung richtig lernst. Entspannungskurse bieten Volkshochschulen, Yogastudios, aber inzwischen auch viele Fitnessstudios an. Alle Entspannungskurse haben ihren besonderen Reiz im Vergleich zu Onlineangeboten. Aber natürlich ist es Geschmackssache, was für Dich persönlich passt.

Ich möchte Dich ermutigen, Entspannungsverfahren zu lernen und sie anzuwenden. Sie werden – regelmäßig durchgeführt – einen positiven Effekt auf Dein Leben haben und im besten Fall sogar die Häufigkeit und/oder Intensität Deiner Migräneattacken verringern. Lerne auf Deinen Körper zu hören und achte darauf, was ihm guttut. Sei offen für die Verfahren und geduldig mit Dir, dann wirst Du auch einen Erfolg haben!

Sabrina Wolf ist Entspannungstrainerin und Gesundheitscoach. 2018 hat sie „Unwetter im Kopf" den ersten deutschen Migränepodcast gegründet. Sabrina hat seit 11 Jahren Migräne.

Selbst - Ständig - Migräne

von Melanie Pülm

Hallo, ich bin Melanie und 47 Jahre alt. Ich bin verheiratet und habe 2 erwachsene Kinder. Wir wohnen seit jeher auf dem „platten Land" und uns begleitet eine Vielzahl an Tieren durch das Leben. Ich reise sehr gerne, lese viel, treibe Sport und mache Musik.

Seit 1996 übe ich meinen gelernten Beruf als Kosmetikerin aus. Es ist meine Berufung. In meiner Tätigkeit gehe ich auf, ich bin gerne mit Menschen zusammen, ich helfe gerne, ich tue Menschen gerne etwas Gutes. Eine meiner Stärken - wird mir immer wieder gesagt - ist wohl meine Empathie. Nach vielen Jahren im Angestelltenverhältnis habe ich es mit 42 Jahren gewagt und mich mit meinem eigenen Kosmetikstudio selbständig gemacht, mein Mann unterstützt mich und steht immer hinter mir. Ein wahr gewordener Traum, endlich zu wissen, wofür man wirklich arbeitet, mein eigener „Herr" zu sein, sich gewisse Freiheiten zu erlauben und natürlich ist es auch sehr schön von zu Hause arbeiten zu können. Na klar, es gibt auch die andere Seite ... ich bin für alles selbst verantwortlich.

Die Vorteile der Selbständigkeit überwiegen jedoch meist.

Über 20 Jahre war es mein Traum und nun ist er wahr. Doch leider zeigte sich auch die Kehrseite der Medaille sehr schnell. Durch die alleinige Verantwortung für alles und die vielen kleinen zusätzlichen Aufgaben, kommt es auch ab und zu dazu, dass ich abends oder am Wochenende noch mal „kurz" etwas erledigen muss. Im Grunde genommen, ist das kein wirklich großes Problem, doch meine Arbeit hat mittlerweile einen großen und hartnäckigen Gegner gefunden ... die chronische Migräne!

Allzu oft beginnt bereits morgens beim Vorbereiten der Räumlichkeiten und der Arbeit der pochende und hartnäckige Kopfschmerz. Die Gespräche mit den Kunden, das Präsentieren der „guten Laune" und die permanente Unterdrückung des Kopfschmerzgesichtes, die ständige Konzentration auf die Gesprächsthemen, die Abläufe bei der Arbeit und meistens schon das helle Licht, die ständigen Geräusche und Gerüche sorgen oft am Vormittag schon dafür, dass die Migräne mit voller Wucht zuschlägt. Zu viele Jahre habe ich mit immer mehr Schmerzmitteln versucht weiter zu machen, bloß nicht aufzugeben und mich nicht unterkriegen zu lassen. Ich hatte so viel gewagt, Geld für Existenzgründer aufgenommen, ich konnte doch nicht einfach Pause machen und resignieren.

Ich wollte vor allem meinen Mann, der wirklich stolz auf mich war, einfach nicht enttäuschen. Ich habe mich dafür so geschämt und es machte mich so unendlich traurig. Ich wollte

diese täglichen Schmerzen nicht zugeben, ich wollte nicht die vermeintliche Schwäche zeigen, ich wollte nicht die Versagerin sein. Doch die chronische Migräne suchte sich nette Begleiter: den chronischen Spannungskopfschmerz und den primärstechenden Kopfschmerz (Eispickelkopfschmerz), den Gesichtsschmerz (Facialisschmerzen) und die Fibromyalgie (die Diagnose erfolgte bereits 2002).
2019 lag ich dann bei 360 Schmerztagen und auch bei einem Schmerzmittelkonsum von 360 Tagen. Meine Kräfte waren am Ende, meine Motivation und mein starker Wille gebrochen.

Im Sommer 2020 ging ich in die Schmerzklinik nach Kiel. 16 Tage Klinikaufenthalt waren geplant ... der Terminkalender bereits einen Tag nach meiner Ankunft zu Hause wieder gefüllt ... zwar mit halben Tagen, aber es war klar, dass es weiter gehen musste. Die ständig laufenden Kosten und die eingehenden Rechnungen mussten bezahlt werden. Doch da machte mir mein Körper einen kräftigen Strich durch die Rechnung. Aus den 16 Tagen in der Klinik wurden 19 Tage ... anschließend weitere drei Wochen Medikamentenpause zu Hause. Mir ging es gar nicht gut (es ging mir eher hundeelend !) und ich schwankte ständig zwischen arbeiten und „gesund" werden.

Meine Familie versuchte mich sehr zu unterstützen und vor allem lag ihnen daran mir klarzumachen, dass ich mir diese

Zeit für mich nehmen muss. Doch wie es wirklich ist, wochenlang auszufallen, krank zu sein und dann mit anzusehen, wie einem das Geld ausgeht. Die Kunden sehen sich nach einem anderen Studio um, die Angst, dass das Geschäft nicht wieder vernünftig anläuft, dass ich die Kosten nicht mehr decken kann. Das ich das alles verliere ... die Tage waren von Angst und Hoffnungslosigkeit geprägt. Irgendwann saß ich und kalkulierte ständig, wie lange ich mir das noch finanziell erlauben kann. Was ist, wenn ich im Winter nochmal mit einer Erkrankung (Grippe, Atemwegserkrankung oder ähnlichem) ausfalle???

Als Soloselbstständige sind meist keine großen Rücklagen vorhanden ... die Angst wurde stetig größer und die Migräne triumphierte. Bei Selbstständigen ist es eben nicht so einfach mal eine Pause einzulegen ... es gibt keine Lohnfortzahlung im Krankheitsfall. Bin ich krank und einfach zu erschöpft, bleibt nicht nur meine Dienstleistung aus, sondern auch alles andere ... Ich habe keine Energie, mich um die Werbung zu kümmern, ich habe keine Kraft für Kundenakquise, der Verkauf über andere Kanäle/Medien kommt zum Erliegen, die notwendigen Büroarbeiten werden weit weggeschoben und der Einkauf und die Planung der nächsten Wochen und Monate findet nicht mehr statt ... ich beraube mich in diesen Situationen selbst meiner Zukunft, die Ungeduld und Sorgen wachsen stetig ... diese Gedanken, Ängste und Nöte sorgen für noch mehr Migräne und andere Schmer-

zen - es wächst die Hoffnungslosigkeit und es entsteht Verzweiflung. Gerade war ich wieder wochenlang außer Gefecht gesetzt. Depressionen: durch die wieder fast täglichen Migräneattacken, die anscheinend einfach nicht einzudämmen sind.... ein Kreislauf der scheinbar nicht zu durchbrechen ist!!!
Oder doch???
In den letzten Monaten habe ich häufig ans Aufgeben gedacht ... ABER ...
Ich kann auch berichten, dass ich stolz darauf bin die Entscheidung zur Eigenständigkeit getroffen zu haben. Ich habe in den Monaten und Jahren gelernt, meine Prioritäten anders zu setzen. Geld ist ein notwendiges Übel, man braucht es, aber es soll mich nicht bestimmen. Ich muss noch viel zum Thema Selbstfürsorge lernen, ich baue meinen Tag nicht mehr um einen vollen Terminkalender drum herum, sondern ich gebe mir selbst ganz klare Strukturen vor. Das sind teilweise ganz einfache Sachen wie 3 Mahlzeiten essen, Spaziergänge, Sport und Pausen zu machen.

Ich werde diesen Weg so lange weitergehen, wie es möglich ist, solange meine Gesundheit es irgendwie zulässt. Mittlerweile ist mein Ziel einfach nur kostendeckend zu arbeiten. Bei meiner derzeitigen gesundheitlichen Situation versuche ich jetzt auf 9 Arbeitsstunden in der Woche zu kommen - verteilt auf 3 Tage. Dazu kommen noch etwa 3 Stunden pro Woche für Terminvereinbarungen, Wäsche, Reinigung der Räume, Bestellungen und Werbung, vielleicht werden es sogar

irgendwann noch mal ein paar Stunden mehr (?), vielleicht werden es irgendwann 12 oder auch 14 Stunden?!?
Ich glaube nicht, dass ich wie früher zu einer 34 Stundenwoche zurückkehren werde ... dafür ist mir meine Lebensqualität zu wichtig. Meine Migräne bleibt mir treu, darauf kann ich mich verlassen!
Gerade habe ich wieder mit einer neuen Prophylaxe begonnen und ich bleibe optimistisch, dass es besser wird. Derzeit bin ich bei 1 bis 4 schmerzfreien Tagen im Monat, ein kleiner Fortschritt. Ich muss immer noch lernen, kein schlechtes Gewissen zu haben, wenn ich mir eine Auszeit nehme und eine Pause mache, weil es gerade nicht anders geht.
Mit der Erwerbsminderung habe ich mich in den letzten Tagen intensiver beschäftigt, einfach um etwas Druck raus zu nehmen ... das ist aber nicht so einfach und ich habe tatsächlich derzeit keine Chance, meinen Weg in diese Richtung einzuschlagen. Erst muss ich eine bestimmte Zeit selbständig sein, es fehlen aktuell noch 2 Jahre.

Ich werde versuchen, die positiven Seiten zu sehen und in den Vordergrund zu stellen, und mir immer wieder vor Augen zu führen, dass es mir eigentlich trotz allem immer noch recht gut geht ... ich habe Erkrankungen, die dauerhaft und nicht weg zu behandeln sind, doch sie werden mich auch nicht mein Leben kosten.

Ich will kämpfen, weil es sich lohnt ... es gibt noch viel zu entdecken, noch einiges zu erleben und bestimmt kommen auch immer wieder wunderschöne Momente auf mich zu, die ich einfach genießen und erleben möchte

---

Melanie Pülm ist selbstständige Kosmetikerin. Sie hat seit 23 Jahren Migräne.

Wie ich für zwei Monate nach Frankreich fuhr und mehr migränisch als französisch lernte

- Mit Migräne im Internat-

von Caroline Hoff

Es ist heiß, die Sonne steht hoch am Himmel und die Bäume werfen dunkle Schatten auf den Rasen im Parc de la Pépinière. Ich habe eine Freistunde und doch kann ich die Zeit nicht wirklich genießen. Die Buchstaben meines Buches verschwimmen vor meinen Augen und das Ziehen in meinem Nacken, das mich schon seit dem Aufstehen begleitet, wird stärker und unangenehmer.

Genervt klappe ich das Buch zu und trinke etwas. Diese Hitze, da kann aber auch niemand klar bei denken. Als dann am Nachmittag ein schmerzhaftes Stechen im Schläfenbereich einsetzt, überlege ich, ob ich mir vielleicht einen Sonnenstich eingefangen habe.
Doch die Tage werden kürzer, Kastanien beginnen im Park zu reifen und schließlich den Rasen zu bedecken und die Kopfschmerzen bleiben. Ich lutsche Halstabletten und versuche Schmerztabletten runterzuwürgen, weil das mit dem schlucken noch nicht so gut klappt, aber die Kopfschmerzen bleiben. Eine Freundin schleift mich zur Schulkrankenschwester, die ein bisschen lacht, weil ich keine Tabletten schlucken kann und mir das Schmerzmittel schließlich als Pulver gibt,

doch die Kopfschmerzen bleiben. Es ist ein beständiger Druck, der sich in regelmäßigen Abständen in ein Stechen im Schläfenbereich oder ein Pulsieren am Hinterkopf steigert und dabei von einer Kopfseite zur anderen wechselt. Und mit jeder Steigerung der Schmerzintensivität steigt mein Level an Verzweiflung. Das sollte doch meine Zeit werden! Ohne Notendruck und ohne schon bestehende Vorstellungen von mir neue Leute kennenlernen. Einfach ein bisschen Spaß haben, bevor es in die Oberstufe geht.

Stattdessen wird es eine Erkundungstour durch die verschiedenen Schmerzmittel, die die Pharmaindustrie so zu bieten hat.

Nach einer guten Woche mit fast täglichen Schmerzen dämmert mir langsam, dass das hier nichts mehr mit dem Wetter zu tun hat. Und mit dieser Erkenntnis kommt die Angst. Ich will nicht sterben, nicht hier in der Fremde, weit weg von meiner Familie. Also vertraue ich mich meiner Austauschpartnerin an, die gibt es an meinen Gastvater weiter und dieser macht für Samstag einen Termin bei der Hausärztin aus. Wenig überraschend spricht besagte Hausärztin französisch und ungünstigerweise ist mein Französisch bei weitem nicht gut genug, um ihr detailliert die Art meiner Schmerzen zu beschreiben. Also schließen wir eine Gehirnerschütterung aus und was auch immer noch, irgendwann gibt sie es auf, mir den Zweck ihrer Untersuchungen erklären zu wollen. Und sie verschreibt mir für eine weitere Woche täglich Schmerzmittel.

Im Nachhinein will ich gar nicht wissen, was ich alles genommen habe, es waren auf jeden Fall Ibuprofen, Paracetamol, Voltaren und Diclofenac dabei, und ab wann auch ein Medikamentenübergebrauchskopfschmerz dazu gekommen sein könnte. Geholfen hat es jedenfalls nicht. Ich verschlafe Nachmittage vor Erschöpfung und weine Abende durch vor Schmerzen. Leise, um meine Bettnachbarinnen nicht zu stören. Überhaupt fange ich an, nicht mehr über meine Schmerzen zu sprechen, ich will meine Gastfamilie nicht zu sehr belasten. Und eigentlich läuft es ja auch ganz gut: Ich finde Freund:innen, verliebe mich ein bisschen in Nancy und den temporären Garten auf dem „Place Stan" und komme in der Schule immer besser mit. Auf der anderen Seite brauche ich nur leider auch regelmäßig Ruhe und Dunkelheit, um meinen Kopf vom vollständigen Explodieren abzuhalten. Eines frühen Morgens ist es so schlimm, dass ich zu meiner Austauschpartnerin ins Nebenzimmer gehe und auf ihre Aufforderung hin zu ihr ins Bett krabbele.

Wenige Stunden später teilt sie mir mit, dass ihr Vater und ich nochmal zu einem anderen Arzt fahren werden. Auf dem Weg dorthin erzählt mir mein Gastvater von einer Tante, die Migräne hat, also „nochmal etwas Schlimmeres als das, was du hast". Ich fühle mich wie eine elende Hochstaplerin. Für mich wenig überraschend kann auch dieser Arzt nichts finden. Aber er begnügt sich leider nicht damit, mir Schmerzmittel zu verschreiben. Er erklärt meinen Gasteltern auch, dass meine Kopfschmerzen wahrscheinlich psychische Ursachen hätten. Das ist der magische Satz, der alles schlimmer macht. Ab da „kann ich mich ja auch mal mehr zusammenreißen" und sollte mich „vielleicht einfach nicht so viel zurückziehen".

Als ich schließlich nach zwei Monaten Frankreichaustausch in den Zug nach Straßburg steige, wo mich meine Mutter in Empfang nimmt, freue ich mich nicht nur auf eine umfassendere Diagnostik mit Ärzt:innen, die deutsch sprechen. Ich freue mich insbesondere auf mein eigenes, abdunkelbares Zimmer und Menschen, die mich lieben und rücksichts- und verständnisvoll sind.

Caroline Hoff ist 19 Jahre alt. Sie macht derzeit ihr FSJ (Freiwilliges soziales Jahr) beim Deutschen Zentrum für Luft- und Raumfahrt im School Lab. Sie hat seit 5 Jahren Migräne.

Mit Migräne in der Schule

von Lisa Bunzel

Ich hatte Migräne schon als Kind. Als ich im Kindergarten und in der Grundschule war, hat sich meine Migräne in Symptomen eines Sonnenstichs geäußert. Mein Kopf tat weh „so ein Stechen im Kopf" und mir war schlecht. Als Kind habe ich mich sogar oft übergeben. Manchmal über meine Hefteinträge, manchmal in den Morgenkreis. Wenn ich drüber nachdenke, hätte ich in dem Alter schon wissen können, dass Migräneattacken kommen, weil ich damals schon Auren hatte. Damals habe ich mich gefragt, ob alle Menschen manchmal so komische Flecken sehen. Graue oder schwarze. Da ich nicht komisch sein wollte, habe ich nie irgendjemandem davon erzählt.

Jahre später in der 6./7. Klasse hat es aufgehört, dass ich mich öfter übergeben musste durch die Migräne. Stattdessen wurden meine Auren definierter. Trotzdem habe ich diese da noch nicht mit der Migräne in Verbindung gebracht. Es hat angefangen, dass ich ab und zu das Gefühl hatte, dass ich nicht richtig sehen kann. Obwohl ich in der ersten Reihe saß, habe ich die Buchstaben nicht richtig erkannt. Wenn wir Klausuren geschrieben habe, dann ging es mir bei den Aufgabenstellungen ähnlich. Ich musste sehr Nahe ans Blatt, um

etwas zu erkennen.
Beim Augenarzt kam raus, dass ich zu 100% auf beiden Augen sehe, nur etwas Hornhautverkrümmung habe, die aber noch okay ist. Also keine Brille für mich. Irgendwann haben dann die Worte auf Blättern für mich Null Sinn mehr gemacht. Ich habe entweder die Buchstaben zwar gesehen, aber diese waren wie ein Code für mich. Ich konnte die Aneinanderreihung der Zeichen nicht decodieren. Manchmal ist es aber auch passiert, dass ich zwar die Worte sehen konnte, aber die einzelnen Buchstaben rund um das Wort zu einem Müllhaufen an Buchstaben wurde. Diese Problematik mit dem Lesen habe ich heute, zehn Jahre später leider immer noch. Zwar nicht mehr so häufig, aber ich brauche zum Lesen von Texten dennoch viel länger als andere.

Der Unterschied zu damals ist aber: heute weiß ich wie ich damit umzugehen habe. Ich weiß jetzt, dass dieser Zustand nicht für immer sein wird, nur für paar Minuten bis hin zu Stunden. Aber nicht für immer. Wenn ich merke, dass ich gerade eine Aura habe, dann spreche ich mit meinen Mitmenschen. In der Berufsschule wissen alle meine Lehrkräfte, dass ich an Migräne mit Aura leide. Vor Tests und Klausuren werde ich immer gefragt, wie es mir geht, ob ich Migräne habe oder ob alles gut ist. Wenn ich Migräne hätte, dürfte ich in einen anderen Raum, der abgedunkelt werden kann. Ich darf dann meine Medikamente nehmen und warten bis diese wirken, bevor ich mit dem Test/ der Klausur anfange. Auch wenn ich im Unterricht zwischendurch einmal eine Attacke bekommen sollte, müsste ich nur kurz etwas sagen und dürfte mich im abgedunkelten Nebenraum kurz auch hinlegen, wenn es gar nicht mehr geht.

Lisa Bunzel ist 23 Jahre alt und macht eine Ausbildung zur Fachinformatikerin Anwendungsentwicklung und hat seit ihrer Geburt Migräne (die ersten Anfälle gab es im Kleinkind-alter).

Studieren mit Hindernissen

von Anja Obermeier

Bei Migräne und Studium denkt man vielleicht zuallererst an Fehlzeiten und Prüfungen. Aber eigentlich muss man das Thema denken, lang bevor man überhaupt im Studium steckt. Denn vor dem Studium muss man natürlich erst einmal sein Abitur machen. Noch dazu haben die allermeisten Studiengänge einen NC. Das heißt, um in sein Wunschstudium zu kommen, muss man während der Schulzeit gewisse Leistungen erbringen. Und das ist mit einer chronischen Erkrankung, die die Leistungsfähigkeit beeinflusst gar nicht so einfach.
Es fängt mit Fehlzeiten an.

Als Migräniker:in mit vielen Attackentagen häufig sich die Fehlzeiten schnell an. Das führt einerseits dazu, dass man sich den Stoff selber erarbeiten muss, andererseits gibt es auch Schulen an denen man eine Anzahl an Fehlzeiten nicht überschreiten darf, um zum Abitur zugelassen zu werden. Dann ist es natürlich nicht so, dass die Migräne sich an Prüfungstermine hält. Das heißt einerseits, dass die Prüfungsvorbereitungen erschwert sind und andererseits, dass wenn man am Tag der Prüfung eine Attacke hat, entscheiden muss, ob man trotz Migräne die Prüfung schreibt oder sich krankmeldet und die Nachprüfung schreibt. Letzteres scheint vielleicht erst einmal die vernünftigere Entscheidung, doch kann es natürlich auch sein, dass man am Nachprüfungstermin wieder eine Attacke hat. Außerdem schleppt man dann den Prüfungsstress weiter mit sich rum, was wieder schlecht für die Migräne ist. Ich habe mich dann meistens dafür entschieden, trotz Migräne die Prüfung mitzuschreiben, um es hinter mich zu bringen. Doch die Leistungseinschränkungen während einer Attacke habe ich am Ergebnis immer deutlich gesehen. Ein Beispiel: Ich habe mein Fachabitur in Pädagogik/ Psychologie mit einer Migräneattacke geschrieben und hatte am Ende 3 Notenpunkte (5+). Dazu muss man aber wissen, dass ich in dem Fach sonst ziemlich gut war.

Ich habe dieses Leistungsdruckproblem für mich gelöst, indem in nach der 11 Klasse und einer abgebrochenen Ausbildung auf eine Montessori Fachoberschule gewechselt bin (Fachoberschulen gibt es in Bayern und dort kann man sein Abitur nachholen). Auf der Montessori Schule gab es keine Noten, kleinere Klassen und auch kein Problem mit meinen vielen Fehlzeiten. Nach der 12. Klasse hatte ich dann das Fachabitur. Da ich aber an einer Uni studieren wollte, habe ich recherchiert und herausgefunden, dass man in Hessen auch mit Fachabitur an Universitäten studieren kann. Das war mein Weg wie ich trotz chronischer Erkrankung den Weg an eine Uni geschafft habe.

Ansonsten gibt es auch die Möglichkeit über die Härtefallregelung an einen Studienplatz zu kommen, den man aufgrund schlechter Noten (die durch die Erkrankung begründet sind!!!) nicht bekommen würde. Für diese Härtefallregelung ist es hilfreich einen Schwerbehindertenausweis zu haben. Allerdings ist dies, nach meinen Recherchen, nicht zwingend notwendig.Außerdem finde ich es wichtig bei der Wahl von Studienort und Studiengang seine Erkrankung mitzudenken:

Nr. 1 - Universität oder Hochschule: Nachdem was ich gelesen habe ist das Studium an einer Hochschule oder einer Universität sehr unterschiedlich. Hochschulen sind sehr viel schulischer. Oft ist der Stundenplan stärker vorgegeben und es gibt weniger Möglichkeiten Kurse zu schieben. Auch gibt es an Universitäten seltener Anwesenheitspflicht, als an Hochschulen.

Nr. 2 - Wahl der Universität / Hochschule: Unis/FHs sind sehr unterschiedlich im Umgang mit Studierenden mit Behinderungen. Es gibt Unis/FHs, die bekannt dafür sind Studierende mit Behinderung zu unterstützen, und solche, die bekannt sind eher elitär zu sein und eingeschränkten Studierenden Steine in den Weg zu legen. Um herauszufinden welcher Studienort geeignet ist, ist es am besten Kontakt mit aktuellen Studierenden aufzunehmen und Kontakt mit den Behindertenbeauftragten aufzunehmen.

Nr. 3 - Wahl des Studiengangs: Studieren ist nicht gleich studieren. Wie ein Studium aussieht ist von Fach zu Fach sehr unterschiedlich. Ich habe im Gespräch mit Freund:innen gemerkt, dass das Studium von Geisteswissenschaften und Naturwissenschaften sehr verschieden ist. In Naturwissenschaften hat man oft mehr Klausuren und vorgegebenen Stoff, den man am Tag X können muss, während es in vielen Geisteswissenschaften eher darum geht, selber denken zu lernen und mehr Hausarbeiten zu schreiben und an Diskussionen teilzunehmen. Während es in der Geisteswissenschaft oft als Zeichen für Interesse und Engagement gewertet wird, wenn man länger als die Regelstudienzeit studiert, kann ein längeres Studium in Naturwissenschaften dazu führen, dass man es in Bewerbungen zum Berufseinstieg schwerer hat.

Meiner Meinung nach kann es das Leben erleichtern, wenn man sich überlegt, ob Studium und Erkrankung gut vereinbar sind. Aber ich finde, wenn man einen Traum hat, sollte man diesen nur aufgrund der Erkrankung nicht gleich aufgeben. Es wäre doch schlimm, wenn es keine Ärzt:innen, Jurist:innen, Chemiker:innen und Co. mit Migräne geben würde. Im Zweifel immer erst einmal ausprobieren. Wenn man merkt, es geht nicht, ist es vollkommen ok das Studium abzubrechen. Das ist keine Schande und ein Zeichen der Selbstfürsorge.

So, nun haben wir (wie auch immer) unseren Studienplatz bekommen. Jetzt ist es wichtig schon zu Beginn des Semesters einige Dinge zu besprechen und organisieren. An so gut wie allen Universitäten /Hochschulen gibt es jemanden, der dafür zuständig ist sich um Studierende mit Einschränkungen zu kümmern. Das können gewählte Studierende oder Angestellte sein. Solche Stellen heißen dann Inklusionsbeauftragte oder Schwerbehindertenvertretung und sind für Studierende mit Behinderung, chronischer Erkrankung oder sonstigen Einschränkungen zuständig. Ich habe dort relativ zu Beginn meines Studiums einen Beratungstermin ausgemacht und dort besprochen, welche Probleme ich habe und wie diese gelöst werden können. In meinem Fall habe ich Narkolepsie mit Katalexie und chronische Migräne. Da ich über den Tag verteilt mehrere Schlafpausen machen muss, habe ich einen Schlüssel für einen Ruheraum an meiner Uni bekommen. Das gibt es wahrscheinlich nicht überall. Aber fragt auf jeden Fall nach. Denn auch mit Migräne sind zwischendrin Pausen (und Ruhe) sehr wichtig.

Für Prüfungen habe ich bei meinem Prüfungsamt einen Nachteilsausgleich beantragt. Dafür musste ich von meinem Arzt ein Attest einreichen und schriftlich begründen, warum ich diesen Ausgleich brauche. Zu diesem Zeitpunkt hatte ich noch keinen Schwerbehindertenausweis und dieser war auch nicht nötig.

Ungefähr fünf Wochen nach der Antragsstellung kam der Bescheid, dass meinem Antrag stattgegeben wurde und ich folgende Nachteilsausgleiche habe:

- Verlängerung der Schreibzeit um 50% bei Prüfungen

- Gewährungen von Pausen bei Prüfungen
- wenn möglich statt Klausuren & Referaten, schriftliche Hausarbeiten als Prüfungsform

Diese Regelung habe ich aufgrund meiner Narkolepsie und Migräne bekommen, kann aber immer individuell auf die Erkrankung angepasst werden. Mein Nachteilsausgleich ist bis zum Ende der Regelstudienzeit gültig. Ich habe aber von anderen Unis gehört, dass die Anträge jedes Semester neu beantragt werden müssen.

Abgesehen von formalen Regelungen ist wichtig das Semester zu planen. In der ersten Vorlesungswoche bekommt man meistens den Ablauf des Seminars/der Vorlesung, welche Teilnahmevoraussetzungen zu erfüllen sind und wie eventuell die Modulprüfung aussieht. Ich studiere Germanistik und Geschichte. In beiden Fächern muss man viel lesen und (vor allem im aktuellen Onlinestudium) Texte abgeben. Ich schreibe mir dann alle Deadlines in den Kalender und teile ein, wann ich was lese und schreibe. Ganz wichtig ist dabei ausreichend viele Puffertage einzuplanen.

Ich habe aktuell 10 – 20 Migränetage im Monat. An 10 davon kann ich Medikamente nehmen, das heißt, dass ich 0 – 10 Tage ohne Schmerzmedikamente auskommen muss. Noch dazu habe ich ja Narkolepsie, das heißt, dass es auch migränefreie Tage gibt, an denen ich nichts für die Uni machen kann. Insgesamt rechne ich deswegen 10 Puffertage im Monat ein.

Ehrlicherweise reichen diese 10 Tage nicht immer aus, aber anders bekomme ich meine To-Dos einfach nicht hin. Bis jetzt war es auch immer so, dass ich während des Semesters einen Kurs abbrechen musste. Das ist frustrierend, aber als Mensch mit chronischer Erkrankung muss man leider lernen damit umzugehen. Jetzt sind wir perfekt vorbereitet und jetzt kann ja eigentlich nichts mehr passieren. Ja, schön wäre es. Die Migräne hält sich ja bekanntermaßen nicht an Pläne. Jetzt können natürlich mehr Attacken Tage kommen. Es kann sein, dass die Medikamente nicht wirken. Es kann sein, dass man sich nicht konzentrieren kann. Es kann sein, dass man für eine Aufgabe länger braucht, als geplant. Ich werde immer total nervös, wenn mein Plan nicht funktioniert. Dann komm ich schnell ins Gedankenkreisen, Selbstvorwürfe, Selbstmitleid, Stress und irgendwie auch Angst. Ich neige dann dazu mich irgendwie zu zwingen „produktiv" zu sein und über meine Kräfte zu gehen. Da muss ich mir dann immer mantraartig sagen „Nummer eins ist und bleibt die Gesundheit! Es ist nicht nur ok sich auszuruhen, sondern wichtig!"

Meiner Meinung nach ist es wichtig, sich immer wieder bewusst zu machen, dass man sich als Mensch mit chronischen Erkrankungen nicht mit gesunden Kommilitonen vergleichen darf. Wir als Migräniker:innen müssen für das gleiche Ergebnis viel mehr kämpfen und haben weniger Zeit zur Verfügung, in der es uns gut genug geht zu lernen. Das führt mich nochmal zum Thema Prüfungen.

Ich hatte ja schon beim Thema kurz angemerkt, wie Migräne Prüfungsergebnisse beeinflussen kann. Denn sind wir ehrlich: Nachteilausgleiche sind eine super Sache, können den wirklichen Nachteil aber nie vollkommen ausgleichen.

Während gesunde Studierende vielleicht einen Monat zur Prüfungsvorbereitung haben, haben Studierende mit Einschränkung, je nach Häufigkeit der Attacken, wesentlich weniger Tage zur Verfügung. Um annähernd ein ähnliches Lernpensum zu erreichen, muss man dann Freizeit einsparen. Die Realität für viele chronisch kranke Menschen ist: Es gibt Zeiten in denen es einem so schlecht geht, dass man nur liegen kann, und die übrig gebliebene Zeit geht für Lernen, Haushalt, Essen und Schlafen drauf.
Zum Schluss möchte ich noch auf die zwischenmenschlichen Probleme eingehen. Ich denke, jeder Mensch mit Migräne kennt Unverständnis und dumme Sprüche von Mitmenschen. Wie in der Schule und im Arbeitsleben kann man sich sein Umfeld an der Uni natürlich nicht aussuchen und ist von anderen Menschen abhängig. Dozent:innen vergeben die Noten, die über Dein späteres Berufsleben entscheiden.

Demensprechend belastend ist es, wenn Dozierende die Belastung durch die Erkrankung nicht verstehen wollen oder einen deswegen diskriminieren. Von der enormen psychischen Belastung möchte ich gar nicht erst anfangen.

Ich habe an der Uni bisher zum Glück noch keine schlechten Erfahrungen machen müssen. An der Schule habe ich nie mit meinen Lehrer:innen und Mitschüler:innen über meine Migräne geredet. Doch jetzt gehe ich damit offener um. Ich würde immer dazu raten im Zweifel mit Dozent:innen und Kommiliton:innen zu reden, um Missverständnissen und Problemen vorzubeugen. Aber das ist eine höchst individuelle Entscheidung. Und am Ende sind wir niemandem Rechenschaft schuldig. Der gesundheitliche Zustand ist eine sehr private und intime Angelegenheit, die wir mit niemandem teilen müssen, wenn wir das nicht wollen.

Wenn man Diskriminierung erleben musste, hat man auch immer das gute Recht Beschwerde (zum Beispiel bei der Behindertenvertretung) einzureichen. Wir haben das Recht auf ein diskriminierungsfreies Leben. Wir sind nicht faul oder dumm. Wir kämpfen uns durch unser Leben!

Ich habe in meinem Text über viele Hürden geschrieben, die sich Studierenden mit Migräne in den Weg stellen könnten. Doch damit möchte ich weder demotivieren, noch von einem Studium abraten. Für mich ist mein Studium die absolut beste Entscheidung. Mein Studium gibt mir die Möglichkeit mir meine Arbeit an die Tage zu legen, an denen es mir gut geht. Und abgesehen davon, erfüllt mich mein Studium. Ich hoffe, Du, wer auch immer Du bist, findest für Dich den richtigen Weg. Egal ob es ein Studium oder eine Ausbildung ist.

Anja Obermeier ist 22 Jahre alt und studiert Germanistik in Frankfurt. Ihre Migränegeschichte begann ungefähr 2014 und hat sich 2016 chronifiziert. Wenn es ihr gut geht und sie nicht gerade irgendwas für die Uni macht, liest sie viel, zeichnet und malt und ist politisch aktiv.

Weitere Informationen zum Thema Migräne und Studium findest Du auf Seite 351.

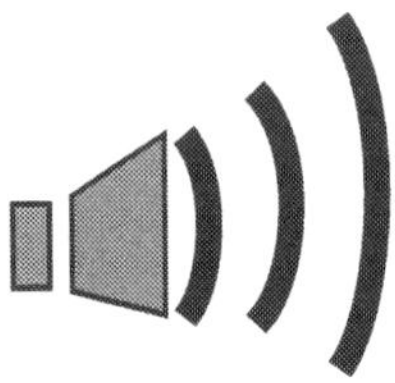

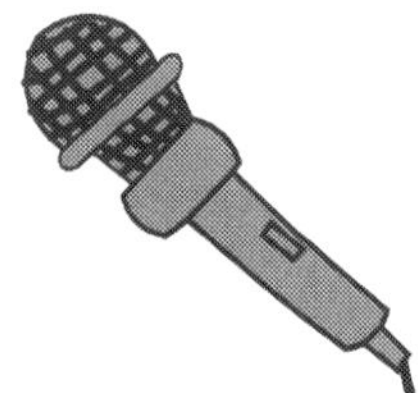

Kapitel 3: Geschichten von Migräne-Kämpfern

Hier sind die Stimmen. Unsere Stimmen.
Unsere Geschichten von uns Migräne-Kämpfern.

„Ich gebe mich doch nicht auf, wo ich schon so viel geschafft habe."

von Anna

Ich bin Anna, 25 Jahre alt, Autorin dieses Buches und blogge seit Oktober 2020 auf meinem Migräne-Blog „Migraene Muraene". Ich habe fünf Jahre studiert (Lehramt, Medienwirtschaft, Public Relations), aber leider keinen Abschluss gemacht, da sich ein Problem immer wieder in mein Leben stellte: meine Migräne. Die ganze Geschichte, zum Thema Migräne, Studium und meinen Erfahrungen, kannst Du in meinem Artikel auf Seite 70 nachlesen. Meine Migräne heißt Muräne (wie dieses Tier).

Es kann schon in meiner Kindheit passiert sein, aber mit 18 Jahren war in meinem Kopf Stromausfall, ich war blind. Zwar nur kurz, aber ich habe mich doch sehr erschrocken. Ich war damals noch Schülerin und meine Hausärztin überwies mich ins Krankenhaus. Dann wurde die Diagnose Migräne mit Aura gestellt. Folglich hatte ich einmal im Monat seltsame „Ausfälle" von Sehstörungen, das Gefühl mein Arm sei drei Meter lang und Kribbeln in den Armen sowie im Gesicht, die Muräne war da. Gefolgt von starken Kopfschmerzen war ich dann ohne Grund drei Tage lang ausgeknockt. An „normale" Kopfschmerzen war ich als Kind eigentlich schon gewöhnt, sowie andere Schmerzen im Rücken... aber Migräne-Kopfschmerzen sind da nochmal etwas anderes. Wie sich herausstellte, hatte meine Mutter schon eine Migräne-Muräne mit Aura (und das bereits seit sie neun Jahre alt ist) und meine Oma ebenfalls. Die Ursache ist also klar: genetisch. Na danke, dachte ich mir damals. Das Logo dieses Blogs soll übrigens mein Spiegelbild darstellen. Meine Muräne wohnt in der rechten Gesichtshälfte und kriecht von oben nach unten durchs Gesicht.

Auch, wenn ich fast 50% der Abi-Zeit im Bett verbrachte und die meisten Klausuren mit Migräne (und dieser fiesen Übelkeit) schreiben musste, habe ich das Abitur geschafft – yay! Ich habe mich dann mit der Muräne direkt ins Studium gestürzt, dreimal die Hochschule gewechselt und habe nach 5 Jahren Studium immer noch keinen Abschluss.

Ich habe schon als Kind gemerkt, dass mit mir irgendetwas nicht stimmt. Ich war sehr empfindlich: Geräusche ließen mich oft zusammenzucken, viele Dinge, wie z.B. Familientreffen, waren mir zu viel. Ich war hochsensibel und bin es heute noch. Ich habe geweint, wenn der Staubsauger an war, die Müllabfuhr kam oder die Kinder in meiner Klasse das ABC riefen. Viele Menschen sind der Meinung, Migräne würde nur Nachteile mit sich bringen. Achtung, Irrtum. Etwas ist daran wirklich von Vorteil. Wir haben ein Hochleistungsgehirn, sind sensibilisiert für Dinge, die andere Menschen gar nicht mitbekommen. Wir denken sehr schnell. Und gerade das ist für mich eine Erklärung, warum ich als Kind und später als Erwachsene in vielen Punkten 20 Ecken vorausdachte und kaum zu bremsen war. Wenn es mir einigermaßen gut geht, dann tippe ich Mails und schaue dabei aus dem Fenster oder unterhalte mich mit anderen. Ich tippe Nachrichten auf meinem Smartphone und achte dabei ausschließlich auf den Straßenverkehr. Ich bearbeite ganze Kirchbücher (online) für meine Ahnenforschung, ohne dabei müde zu werden oder Wichtiges zu übersehen. Wenn ich Klausuren schreibe, dann bin ich meistens nach einem Viertel der Zeit fertig. Gerade hier sind aber auch Pausen wichtig, das muss ich mir auch immer selbst sagen.

Ich habe die Migräneformen: Migräne mit und ohne Aura, Migräne mit Hirnstammaura und Migräne mit prolongierten (länger andauernden) Auren. Ich hatte sogar mal drei Wochen lang eine durchgängige Aura, wo ich die ganze Zeit verschwommen gesehen habe.
Seit 2020 habe ich chronische Migräne mit Aura. Eigentlich ist sie jeden Tag mit unterschiedlicher Intensität präsent. Neben den Schmerzen beeinträchtigen mich am meisten die täglichen unterschiedlichen Auren. Von Sehstörungen, über Missempfindungen bis Hörbeeinträchtigungen ist alles dabei. Auf meinem Blog findest Du einen Artikel, wo ich detailliert beschreibe, was ich bei einer Aura sehe und fühle. Manche Auren machen mir Angst, es treten immer wieder neue Phä-

nomene auf, die mich im Alltag belasten.
Anfang 2020 hatte ich einen MÜK, daher habe ich dann alle Schmerzmittel abgesetzt. 2020 bestritt ich einen echten Ärzte-Marathon, ich war bei insgesamt 17 Fachärzten in einem Jahr, inklusive mehrerer MRTs, Magen- und Darmspiegelungen, mit einem Krankenhausaufenthalt, bei dem ein Migräne-Status festgestellt wurde, aber das gegebene Kortison nichts veränderte, und mit dem Aufenthalt in der Schmerzklinik Kiel im Herbst. Dort wurden dann alle meine komischen Symptome als Auren diagnostiziert. Endlich bekam alles, was mich quälte, einen Namen: Auren. In der Schmerzklinik begann ich dann eine medikamentöse Prophylaxe und den Erwerb von Migräne-Wissen. Mein Umfeld reagierte auf meine Migräne-Erkrankung ganz unterschiedlich. Im Studium hat mir kaum jemand geglaubt. Im Freundeskreis war es auch sehr unterschiedlich, deshalb durften einige Menschen gehen.

Häufig kamen diese typischen „Stell dich nicht so an!"-Sätze. Der Familie meines Freundes erklärte ich das Thema in einem Vortrag. Sie scheinen es aber nicht wirklich zu verstehen. Der einzige Mensch, der mich zwar nicht versteht, mich aber liebt und sich immer in jeder Lebenslage um mich kümmert, ist mein Freund und Partner Malte. Er versucht sich in meine Situation zu fühlen und gibt sich größte Mühe. Die Migräne ist ein großer Teil unseres Alltags geworden. Trotzdem ist er noch bei mir, obwohl ich ihm freistellte zu gehen. Ohne ihn hätte ich viele Hürden aus der Vergangenheit nicht

überstanden.
Von A wie Auslöser finden, über E wie Entspannung und N wie Nahrungsergänzungsmittel zu Z wie Zahnschiene habe ich fast alles ausprobiert. Mein persönlicher Trigger ist hauptsächlich Stress. Im Akutfall helfen mir Ruhe, Cefaly®, manchmal Koffeintabletten, Akupressurarmbänder gegen Übelkeit, Kühlakku auf die Stirn und Wärmekissen im Nacken, eine Meditation um mich zu entspannen. Wenn es gar nicht mehr geht muss ich zum Triptan greifen. Normale Schmerzmittel habe ich schon probiert. Leider helfen sie mir gar nicht.

Ich halte mich soweit wie möglich an die vorbeugenden Maßnahmen und nehme prophylatisch Medikamente ein. Derzeit hoffen wir darauf, dass mir das Botox® hilft. Ich habe immer eine gut sortierte Notfalltasche bei mir.

In meiner Freizeit bin ich in meinen Hobbys nur hin und wieder eingeschränkt. Mit Sehstörungen lässt es sich schlecht zeichnen. Trotzdem ist das meine Lieblingsbeschäftigung neben Bloggen, Schreiben, Malen, Basteln, Fotografieren, Ahnenforschung und Sport, den ich aufgrund meiner Fibromyalgie oder Auren leider nicht immer ausüben kann. Am besten entspanne ich mit einem Hörbuch und Aquarellmalerei. Ich mache aber gerne auch ein Puzzle.

Migräne ist für mich Vergangenheit, Gegenwart und Zukunft. Auch wenn sie mir die Planbarkeit entzieht, richte ich den-

noch viel nach ihr. Ich kümmere mich um mich selbst und um meine Erkrankung. Seit einigen Monaten kann ich auch nicht mehr viel am Straßenverkehr teilnehmen, Fahrradfahren ist für mich und andere durch meine Auren zu gefährlich. Seit unserem Umzug freue ich mich über die Möglichkeit die Stadtbahnen zu nutzen.
Seit ich mit meinem Blog auf Instagram präsent bin, habe ich viele Anfragen von unseriösen Wunderheilern erhalten und auch viel von psychosomatischen Kliniken gelesen, die damit werben Migräne behandeln zu können, da es sich in deren Augen um eine psychosomatische Erkrankung handelt. Wenn ich sowas lese, dann werde ich richtig wütend und kann schwer ruhig bleiben. Ich versuche dann sachliche Aufklärung zu betreiben, all dem voran, dass Migräne eine komplexe neurologische Erkrankung ist und nicht psychosomatisch.

Wunderheiler schließe ich direkt aus meiner Community aus. Migräne ist nicht heilbar. Das ist schlimm, aber die Leute, die die Verzweiflung anderer ausnutzen, sind schlimmer! Ich habe mir schon oft die Frage gestellt, warum ich nicht aufgebe. Bezogen auf alle Erlebnisse, Mobbing in der Schulzeit und anderen fiesen Erinnerungen, hätte ich meiner Meinung nach das Recht zu gehen. Und gerade jetzt durch meine chronischen Erkrankungen: Migräne und Fibromyalgie, die mich im Alltag beeinträchtigen, wäre es dann nicht besser, sich selbst zu erlösen, wenn ich so sehr leide? Nein. Ich habe mich als Kind schon überall durchgekämpft. Es ist eine Kraft, eine Energie, die ich in mir trage. Auch wenn ich es mir nicht ausgesucht habe, dieses Leben mit einer Erkrankung zu erleben, investiere ich endlich meine Energie in mich selbst und helfe dadurch anderen. Ich gebe mich doch nicht auf, wo ich schon so viel geschafft habe.

Ich habe im letzten halben Jahr viel über Migräne, aber auch über mich gelernt. Ich habe die Migräne akzeptiert, sie ist ein Teil von mir. Ich bin ihr nicht böse und ich fühle mich nicht bestraft. Natürlich freue ich mich nicht über die Schmerzen und die täglichen Auren, aber ich richte alle Aufmerksamkeit auf mich und meine Bedürfnisse. Ich werde gebremst und daran erinnert, dass ich mir öfter Pausen gönnen sollte.

Hier in diesem Buch wirst Du auf viele Personen treffen, die sich auch durch die Erfahrungen des Lebens und mit der Migräne kämpfen. Ich könnte so viel über meine persönlichen Erfahrungen schreiben, es würde für ein eigenes Buch reichen, aber hier soll es nicht nur um mich gehen. Wobei ich auch kurz anmerken will, für all meine Erfahrungen gibt es ja meinen Blog. Hier in diesem Buch geht es um viel mehr. Um Migräne-Kämpfer und deren Geschichten. Du bist nicht alleine! Wir sind so viele und vor allem viel mehr als Menschen mit Migräne. Wir sind Kämpfer:innen und Du bist auch eine:r!

„Mein gesamter Alltag ist auf die Migräne ausgerichtet."

von Anneke

Hi, ich bin Anneke, Ende 20 und habe vor zwei Jahren mein Studium in Geografie beendet und arbeite jetzt im Umweltbereich. Ich habe seit ca. 10 Jahren Migräne ohne Aura. Während meiner letzten Jahre in der Schule hat sich das durch v.a. Kopfschmerzen geäußert, da wusste ich noch gar nicht, dass ich Migräne habe. Zu Beginn meines Studiums hatte ich unregelmäßige und leichte Migräne-Attacken. Diese waren zwar lästig und ich habe das erste Mal wegen Migräne eine Ärztin aufgesucht, aber meistens gingen die Attacken durch Schlafen wieder weg. Zu der Zeit hat mich meine Migräne nicht allzu stark in meinem Studium/meiner Lebensqualität eingeschränkt. Über die Jahre hat sich dies jedoch geändert und die Attacken traten häufiger und heftiger auf.

Seit 3 Jahren habe ich eine chronische Migräne, also Schmerztage an mehr als 15 Tagen pro Monat. Seit ca. einem Jahr hat sie sich erneut verschlechtert und ich habe nun eine täglich auftretende Migräne und täglich auftretende Schmerzen. Ich habe so viel Migräne wie noch nie und ich denke immer wieder, jetzt kann es doch nicht noch schlimmer werden, aber dann kommt doch irgendwas Neues. Allerdings hat sich in den letzten Jahren (v.a. im letzten Jahr) mein Umgang stark verändert. Ich habe mich verstärkt mit Migräne als chronische Krankheit auseinandergesetzt, habe viel dazu gelesen und - für mich der wichtigste Punkt – habe mir Austausch gesucht. Andere Menschen mit Migräne zu treffen (ob physisch in einer Selbsthilfegruppe oder online auf v.a. Instagram) hat mir so sehr geholfen, meine Krankheit zu akzeptieren. Ich stand vor der riesigen Aufgabe, meinen Alltag/ mein Leben an meine Migräne anzupassen (z.B. regelmäßiger Schlafrhythmus und Essenszeiten, Entspannungsübungen, Umgang mit meiner Arbeit etc.). Das hatte mich anfangs überfordert und der Austausch und die Inspiration, wie andere Betroffene damit umgehen, was ihre Hürden waren, was ihnen geholfen hat, sich quasi ein neues Leben einzurichten, das hat mir am meisten geholfen. Mein direktes Umfeld ging von Anfang an sehr ver-ständnisvoll mit meiner Migräne um. Ich habe ihnen, sobald ich selbst mehr Wissen hatte, viel über die Ursachen und Trigger erzählt und welche Auswirkungen das für mich und ja auch für z.B. Treffen mit Freund: innen hat. Das hat sehr geholfen.

Im weiteren Bekanntenkreis oder Arbeitsumfeld hat man ja meistens nicht immer die Zeit oder das Interesse, so tief einzusteigen. Als ich mich selbst auch sicherer fühlte, über meine Migräne und die daraus resultierenden Einschränkungen zu sprechen, habe ich auch dort mehr kommuniziert. Häufig habe ich keine Abneigung oder Ähnliches erfahren, sondern einfach cinc falsche Einschätzung, was es für mich bedeutet, (so viel) Migräne zu haben. Ich habe dann auch darüber gesprochen, wie sie mich einschränkt und was ich an Gewohnheiten deshalb ändern möchte/muss. Mein gesamter Alltag ist auf die Migräne ausgerichtet. Ich überlege bei jeder Aktivität/Aktion, ob ich diese jetzt machen kann oder ob sie die Symptome (v.a. den Schmerz) verstärkt. Ich kann keinen Sport mehr machen, 20-30 Minuten spazieren gehen ist aktuell leider das Maximum. Das war gerade am Anfang sehr bitter, weil ich immer sehr sportlich und aktiv war und dieser Teil aktuell komplett wegfällt. Ich habe versucht, mir neue „ruhigere" Hobbys zu suchen wie Malen oder Puzzeln. Aber selbst dafür geht es mir häufig nicht gut genug. Der Instagram-Account @das.migraene.1x1 ist allerdings ja auch so etwas wie ein Hobby. Und den kann ich sehr gut unterbringen und ich nehme meistens sehr viel aus dem Austausch dort mit. Wenn ich genug Tage im Monat übrighabe (10-20-Regel beachten), nehme ich ein Triptan, in Kombination mit einem Analgetikum. Das hat bei mir meistens eine sehr gute Wirkung.

Zusätzlich zur Schmerzmitteleinnahme berücksichtige ich jedoch auch, dass mein Körper trotzdem die Attacke weiterhin bekämpft, nur ich es durch das Triptan nicht mehr merke. Ich lass es also trotz Triptaneinnahme ruhig angehen und gehe meine Möglichkeiten durch, die sich für mich über die Zeit als wirksam ergeben haben. Diese Schritte mache ich auch, wenn ich mich gegen ein Triptan entschieden habe (also unabhängig von einem Triptan): Ich nehme Pfefferminzöl (aus der Apotheke) und tupfe es auf meine Schläfen/Stirn. Das

mache ich auch zwischendurch häufig. Zusätzlich wende ich schon in einer sehr frühen Phase Cefaly (Werbung, ohne Auftrag) an. Das ist ein Stimulationsgerät für die Neuromodulation (e-TNS) des Drillingsnervs (der Gesichtsnerv). Es wird über eine Elektrode an die Stirn angebracht und sendet Mikroimpulse. Wenn der Schmerz bis dahin immer weiter zunimmt, muss ich mich hinlegen und aus einer Kombi aus Kälte (Kühlpacks oder nasser Waschlappen) und Cefaly den Schmerz lindern. Wenn der Schmerz noch nicht zu doll ist, hilft mir manchmal Ablenkung durch z. B. ein Hörbuch oder einen Podcast. Wenn das alles nicht hilft, mache ich Atem-/Entspannungsübungen (auch vorher schon immer zwischendurch).
Lieber Mitmensch mit Migräne, wenn Du mit Schmerzen in einem dunklen Zimmer liegen musst, an die Decke starrst, Dir selbst die allerkleinsten Berührungen zu viel sind, Du Verabredungen und Pläne mit Freund:innen immer und immer wieder absagen musst, Dich fragst, wann der Schmerz wieder aufhört, Dich immer erschöpft fühlst und nicht Dein Leben so leben kannst, wie du willst, dann erinnere Dich immer wieder dran: Du bist nicht allein! Eine Migräne-Attacke kann einen an seine Grenzen bringen und darüber hinaus. Aber jede Attacke hört irgendwann auch wieder auf, man sieht es in dem Moment nur noch nicht und Du hast alle bisherigen Attacken auch geschafft. Du bist verdammt stark. Denk immer daran, wenn die Migräne Dich das nächste Mal wieder zwingt, allein mit dem Schmerz fertig zu werden.

„Kontakt zu anderen Betroffenen tut mir gut."

von Lydia

Hallo liebe Leser:innen, ich bin Lydia, eine 36-jährige Migräne-Betroffene, lebe in Hannover, arbeite in der Personalverwaltung im öffentlichen Dienst und möchte meine Erfahrungen mit Euch teilen. Seit meiner Jugend leide ich an Migräne, meistens ohne Aura. Sie äußert sich durch starke, meist einseitige Kopfschmerzen. Licht, Lärm, Bewegung und Bildschirmarbeit verstärken den Schmerz. Mir ist dabei schwindlig und übel (ohne rechtzeitige Behandlung erbreche ich irgendwann ohne Ende). Ein Anfall dauert bei mir bis zu zwei Tage. Wenn es mit Aura ist, habe ich Sehstörungen, bevor der Schmerz einsetzt.

Bei mir äußert sich das durch sich ausbreitendes verschwommenes Sehen und Lesen geht nicht mehr. Das hält dann 15-45 Minuten an. Im Laufe der Zeit habe ich viel über die Erkrankung gelernt, vor allem durch meinen Aufenthalt in der Schmerzklinik Kiel. Mir hätte das fachkundige Wissen früher garantiert einiges erspart. Lange Zeit wusste ich beispielsweise nicht, dass ich an max. 10 Tagen im Monat Schmerzmittel nehmen sollte, wie wichtig der gleichmäßige Tagesablauf ist und kannte noch keine Triptane. Auch die Ärzte, bei denen ich in den ersten Jahren war, haben mich nicht darüber aufgeklärt. Und ich war zur Abklärung meiner Symptome bei einigen Fachrichtungen, u. a. auch beim Neurologen. Inzwischen beherzige ich die meisten Tipps aus der Schmerzklinik. Dadurch musste ich in den letzten Monaten nur an 0 bis 8 Tagen Akutmedikation nehmen. Seit meiner Jugend leide ich unter Migräne und einer Angsterkrankung, die mit Panikattacken einhergeht. In der Schmerzklinik habe ich erfahren, dass die Reizverarbeitungsstörung im Gehirn, die zu den Migräneattacken führt, auch zu psychischen Erkrankungen dieser Art führen kann. In der Schulzeit hatte ich noch sehr selten Migräne, konnte aber aufgrund der Symptome, die ich wegen der Angsterkrankung hatte, oft nicht in der Schule anwesend sein. Die Mitschüler:innen haben sich von mir distanziert, aber ich war auch vorher nie beliebt und wurde oft gemobbt. Die Lehrer:innen waren verständnislos, haben nicht mit uns nach Lösungen gesucht und in der Oberstufe musste ich die Schule wegen zu vieler Fehlzeiten abbrechen.

Leider war ich damals noch viel zu schüchtern und brav, um mich zu wehren. Ich war sehr stark durch die Angsterkrankung eingeschränkt und einige Zeit nicht in der Lage, mich weiterzubilden. Die Migräneanfälle nahmen mit den Jahren zu. Nach psychosomatischer Behandlung und Stabilisierung bin ich für meine Ausbildung allein nach Hannover gezogen. Während der Ausbildung hatte ich durchschnittlich ein Mal pro Woche Migräne und mein erstes Triptan verschrieben bekommen. Es hat zwar gut geholfen, brauchte aber ein paar Stunden, bis es wirkte. In der Zeit hat sich die Migräneattacke immer zu sehr gesteigert, sodass arbeiten nicht möglich war. Weder der Arzt, noch ich kamen damals auf die Idee, ein anderes Triptan auszuprobieren. Die Migräne kam „zum Glück" oft am Wochenende, sodass ich nicht jede Woche Fehlzeiten hatte. Besonders anstrengend waren die Zeiten in der Berufsschule, die immer über 300 km entfernt stattfand (8-10 Wochen Blockunterricht pro Halbjahr). Währenddessen musste ich zum Teil in einem Wohnheim und zum Teil in Privatunterkünften bei Fremden wohnen, weil für Auszubildende keine Hotelunterkunft bezahlt wurde. Privatunterkünfte lagen immer außerhalb der Stadt, sodass man zur Berufsschule dann über eine Stunde pro Fahrt in den überfüllten öffentlichen Verkehrsmitteln verbringen musste. Das war alles zu viel für mein Köpfchen und oft eine Qual, wenn die Migräne in der Berufsschule los ging. Wenigstens war ich nicht mehr zu schüchtern, wodurch ich gute Kontakte zu Mitschüler:innen knüpfen konnte.

Trotz Fehlzeiten habe ich mit viel Lernen und eisernem Willen die Ausbildung sehr gut abgeschlossen, worauf ich sehr stolz bin. Danach wurde ich zunächst befristet und später unbefristet übernommen. Mit der Zeit häuften sich die Anfälle und es kam nach ein paar Jahren zu einem täglichen Kopfschmerz, bei dem ich nie wusste, ob es Migräne oder Spannungskopfschmerz ist. Schmerzmittel und mein Triptan haben dabei kaum noch angeschlagen. Mein Schmerzarzt hat dann vermutet, dass ein Medikamentenübergebrauchskopfschmerz

(MÜK) vorliegt. Ich habe zu dem Zeitpunkt schon länger an mehr als 10 Tagen pro Monat Schmerzmittel und Triptane eingenommen und musste eine Pause davon machen. So eine Pause machen zu müssen ist die schlimmste Vorstellung für alle, die täglich solche Schmerzen erleiden müssen. Aber es ist die einzige Möglichkeit, damit der Schmerz nachlässt und die Medikamente wieder wirken. Mein Arzt hat erlaubt, dass ich das nicht stationär, sondern bei meiner Mutter zuhause durchführe. Für die Zeit der Pause hat er mir Kortison und Magenschutz verschrieben und mich krankgeschrieben. Es waren harte Wochen und ich hätte in der Zeit keinerlei Verpflichtungen nachkommen können. Aber ich habe es überstanden und danach waren die Medikamente wieder wirksam. Dann begann meine erste Prophylaxe und ich kann seitdem die Grenze für Schmerzmittel und Triptane einhalten. Nach einiger Zeit habe ich den Arzt gewechselt und für die Akutbehandlung ein anderes Triptan bekommen, das schneller wirkt. Dabei bin ich geblieben.

Mir tat mein Arbeitsumfeld allerdings nicht gut, sodass ich mich nach einer neuen Stelle umgesehen habe. Nach einiger Zeit war die Suche erfolgreich und mein Arbeitsumfeld wurde deutlich besser. Mein Partner, meine Mutter, Freund:innen und sogar mein Arzt dachten, es würde mir durch das neue Arbeitsumfeld auch gesundheitlich besser gehen. Trotzdem wurden die Migräneanfälle nicht schwächer oder weniger häufig. Also entschied ich mich nach einer Weile im neuen

Job endlich dazu, in die Schmerzklinik Kiel zu gehen. Dort habe ich viel Wissen erworben und eine neue Prophylaxe bekommen, weil meine Vorherige in der Wirkung nachgelassen hat. Ein halbes Jahr später habe ich drei Monate lang einen der neuen Antikörper bekommen. In den ersten beiden Monaten hatte ich keine Migräne, aber Nebenwirkungen. Im dritten Monat kam die Migräne zurück. Aufgrund der Nebenwirkungen und weil niemand sagen kann, ob die Antikörper Langzeitfolgen haben können, habe ich mich entschieden, es erst mal nicht weiter zu nehmen. Sportliche Bewegung in mein Leben zu integrieren fällt mir schwer, weil ich unter Schwindel leide, der sich bei Bewegung verstärkt und vor kurzem eine Form von Tachykardie (Herzrasen) diagnostiziert wurde. Bei Bewegung wird das Herzrasen unerträglich stark. Mein Kardiologe empfiehlt einen Eingriff am Herzen, der die Ursache der Tachykardie eventuell beheben kann. Das werde ich bald angehen müssen.

Meine Mutter war immer besorgt und ist mit mir zu vielen Ärzten gegangen, um Ursachen zu finden, die sich beheben lassen. Sie hat mir in der Jugend leichte Schmerzmittel gegeben, wenn ich Schmerzen hatte, später dann andere stärkere Schmerzmittel. Selbstverständlich wollte sie mir damit nur helfen. In der Ausbildungszeit und den ersten Berufsjahren bin ich zwar offen mit der Erkrankung umgegangen, kannte mich aber selbst nicht damit aus und hatte deshalb Vorurteilen nichts entgegenzusetzen. Ich musste mich durchschnittlich ein bis zwei Mal im Monat wegen der Migräne krankmelden. Das hat bei Vorgesetzten und Kolleg*innen teilweise zu Unverständnis geführt. Als ich vor einigen Jahren den Job wechselte, habe ich während der sechsmonatigen Probezeit zurückhaltend von der Migräne erzählt, wenn es mir nicht gut ging. Nach der Probezeit bin ich dort offen damit umgegangen. Die meisten meiner Kolleg:innen und Vorgesetzten zeigen Verständnis oder akzeptieren es zumindest. Meine Arbeitsleistung leidet insgesamt nicht darunter und das ist ihnen verständlicherweise das Wichtigste. Freund*innen sind meiner Erfahrung nach schwerer zu finden, dafür sind es dann keine oberflächlichen Freundschaften. Nicht alle Menschen haben gerne Kontakt zu Personen mit dauerhaften Einschränkungen. Das muss man akzeptieren, auch wenn es manchmal verletzend ist. Zum Glück gibt es liebe Menschen in meinem Leben, die meine guten Eigenschaften zu schätzen wissen und meine Einschränkungen akzeptieren. Kontakt zu anderen Betroffenen tut mir gut. Man muss nicht so viel erklären, das gegenseitige Verständnis ist aufgrund meist ähnlicher Erfahrungen direkt da.

Das größte Glück in meinem Leben ist mein Mann, der seit acht Jahren an meiner Seite ist. Er kannte solche Erkrankungen vorher nicht, war aber offen für Aufklärung darüber und ist sehr hilfsbereit und verständnisvoll. Alle Hobbys, die mit festen Terminen verbunden sind, stressen mich und machen mir keine Freude. Wenn man von 10 Terminen nur an 3-5 dabei sein kann, lohnt es sich finanziell nicht und man kommt nicht mehr mit. Wenn es mir gut genug geht, treffe ich mich mit Freund:innen oder meiner Mutter, genieße gutes Essen, gehe an schöne Plätze in der Umgebung oder nutze kulturelle Angebote gemeinsam mit meinem Mann. Ich bevorzuge möglichst stornierbare Aktivitäten. Wenn wichtige Ereignisse anstehen, an denen ich unbedingt teilnehmen möchte, dann versuche ich besonders, mich vorher ausreichend zu erholen (nehme mir einen Tag vorher schon frei), damit ich dann an dem Ereignis hoffentlich ohne Migräne teilnehmen kann. Das klappt auch nicht immer, erhöht aber die Chancen. Vor drei Jahren bin ich mit meinem Mann mal verreist. Wichtig war, einen Mietwagen nutzen zu können, ein ruhiges Hotelzimmer mit vernünftigem Bett zu haben, alles stornierbar zu buchen, eine gut ausgestattete Reiseapotheke mitzubringen, Ausflüge vor Ort nicht fest vorab zu buchen, sondern je nach Tagesverfassung spontan mitzumachen und nicht zu sehr vom gewohnten Tagesrhythmus abzuweichen. Jetzt in der Zeit der Pandemie schütze ich mich und mein Umfeld, verzichte also auf Verabredungen und Freizeitaktivitäten in geschlossenen Räumen. Ich freue mich auf den Frühling, wenn es wärmer ist, sodass ich Freund:innen auch mal länger draußen treffen kann.

Es ist mir wichtig, dass ich meine Prophylaxe immer einnehme. Bei akuten Anfällen hilft mir meistens ein Triptan. Es hilft mir außerdem, meine Bedürfnisse wichtig zu nehmen. Und mich mit Menschen zu umgeben, die keinen Druck ausüben, dass ich funktionieren muss. Klar, bei der Arbeit muss man es auf gewisse Weise. Da helfen mir der offene Umgang mit der Erkrankung und die Sicherheit im öffentlichen Dienst, um nicht ständig Angst vor einer Kündigung zu haben. Ich achte darauf, ausreichend Wasser zu trinken, esse in regelmäßigen Abständen vier Mal am Tag kohlenhydratreich (Vollkorn oder Kartoffeln) und selten Fast Food, habe einen regelmäßigen Schlafrhythmus und plane nicht zu viel für einen Tag. Eine auf Migräne spezialisierte Physiotherapie hat mir auch gutgetan und werde ich demnächst weiterführen. Ich bin aktuell in psychologischer Behandlung, was generell im Umgang mit Einschränkungen durch chronische Erkrankungen wirklich hilfreich ist. Demnächst reduziere ich meine Arbeitszeit, um stressfreier regelmäßige Termine bei Physio- und Psychotherapie wahrnehmen zu können und mich an schlechten Tagen nicht mittags krank melden zu müssen, sondern einfach Feierabend machen zu dürfen. Magnesium vertrage ich nur begrenzt und mit Entspannungsverfahren wie Progressiver Muskelentspannung komme ich nicht gut klar. Erfolglos ausprobiert habe ich Akupunktur, CMD-Behandlung (mit dem Versprechen, es würde gegen die Migräne helfen), TENS, eine Basenkur mit Tabletten und Globuli. Migräne ist kein Symptom einer anderen Erkrankung oder Unverträglichkeit. Eignet euch fachkundiges Wissen über diese neurologische Erkrankung an, dadurch findet man auch schnell heraus, welche Ärzte sich damit auskennen. Schmerzmittel und Triptane sollte man an max. 10 Tagen im Monat einnehmen, weil man ansonsten einen Medikamentenübergebrauchskopfschmerz (MÜK) entwickeln kann.

Wenn man den MÜK hat, tritt er täglich auf und lässt sich kaum mehr behandeln. Dann ist eine Pause von Schmerzmitteln und Triptanen nötig, die man unbedingt durch einen fachkundigen Arzt begleitet oder in der Schmerzklinik durchführen sollte. Es gibt Medikamente, die einem dabei helfen, die Pause durchzustehen. Verzichtet auf Ernährungsformen Low Carb, Keto oder Intervallfasten. Gleichmäßige Versorgung mit Energie braucht unser Gehirn ganz besonders. Informiert Euer Umfeld mit dem gewonnenen Wissen. Damit vermeidet Ihr vielleicht sogar den ein oder anderen Ratschlag von Menschen, die sich nicht damit auskennen. Eine Tätigkeit, bei der Ihr gegenüber Vorgesetzten und Kolleg:innen offen mit der Erkrankung umgehen könnt, ist vorteilhaft. Sucht das Gespräch, wenn bestimmte Umstände auf der Arbeit Eure Migräne sehr triggern und Änderungen Euch helfen würden.

Wenn Änderungen nicht möglich sind, ist möglicherweise ein Arbeitsplatzwechsel sinnvoll. Manchen könnte eine Umschulung oder ähnliches helfen, eine neue Richtung einzuschlagen (mit Anforderungen, die trotz der Erkrankung bewältigt werden können). Scheut Euch nicht, psychologische Hilfe in Anspruch zu nehmen. Die Wartezeiten sind bei guten Psycholog:innen meistens lang, also lieber frühzeitig mit der Suche beginnen. Die Mühe und das Warten lohnen sich langfristig! Bei mir beeinflusst die Migräne zusammen mit der Angsterkrankung wirklich jeden Lebensbereich. Angefangen bei meiner Bildung, damit einhergehend meine beruflichen Möglichkeiten und dadurch finanziell, aber auch bei sozialen Kontakten, Freizeitgestaltung bis zur Verwirklichung von Lebenszielen wie Familiengründung.

„Das Leben wird leichter, wenn Du die Krankheit in Deinem Leben akzeptierst."

von Sabrina

Mein Name ist Sabrina, ich bin 27 Jahre alt und gerade in den letzten Zügen meines Masters in Personalmanagement. Nebenbei arbeite ich als Werkstudentin im Personal und bin seit 2017 nebenberuflich selbstständig als Entspannungstrainerin, Yogalehrerin und Bloggerin. (@unwetterimkopf) Die „klassische Lehrbuchmigräne" habe ich, seit ich 16 Jahre alt bin, allerdings hatte ich allem Anschein nach, davor kindliche Migräne mit Übelkeit und Bauchschmerzen.

Heutzutage zeigen sich meine Attacken als einseitige, starke Kopfschmerzen verbunden mit Übelkeit, Erbrechen, Licht-, Geruchs- und Lärmempfindlichkeit. Manchmal mit und manchmal ohne Aura davor. Meine Auren zeigen sich als einseitiges Kribbeln in Arm und/oder Bein. Ich habe inzwischen akzeptiert, dass die Krankheit nicht einfach verschwinden wird und, dass ich damit leben muss. Das bedeutet jedoch nicht, dass ich ihr ausgeliefert bin. Ich versuche meinen Alltag so anzupassen, dass ich weniger Attacken bekomme und mache das, was für mich möglich ist. Zusätzlich bin ich (leider noch immer) auf der Suche nach der richtigen, medikamentösen Prophylaxe für mich. Mein Umfeld ist in den letzten

Jahren mit mir und der Migräne „mitgewachsen" und daher habe ich in diesem Bereich nur noch selten Schwierigkeiten und stoße auch nicht mehr so häufig auf Unverständnis. Das ist jedoch bei vielen anderen Menschen, die mich nicht so gut kennen oder neu kennenlernen, anders. Migräne ist nach wie vor für viele nicht greifbar oder wird mit Kopfschmerzen verglichen, dabei ist sie viel mehr als das! Im Arbeitsumfeld finde ich es besonders schwierig und es ist immer eine intensive Kommunikation notwendig, dass ich dann (hoffentlich) verstanden werde. In meiner Freizeit mache ich gerne Krafttraining, Yoga und treffe mich mit Freunden. Meine Erkrankung beeinflusst mich diesbezüglich vor allem darin, dass ich es nicht machen kann. Also ich muss z. B. Verabredungen absagen oder kann nicht ins Training/Yoga.

Im Umgang mit Migräne hat mir vor allem das Thema Akzeptanz geholfen, auch wenn es nicht immer einfach ist. Im Akutfall hilft mir relativ zuverlässig Triptan, Ruhe, Dunkelheit und Schlaf. Da das jedoch bei meiner Häufigkeit im Hinblick auf die 10-20-Regel keine Lösung für jede Attacke ist, habe ich zusätzlich noch Cefaly (Werbung, ohne Auftrag) und CBD -Öl, das mir beides manchmal die Schmerzintensität verringert oder den Schmerz in seltenen Fällen auch ganz nimmt. Vorbeugend habe ich leider inzwischen schon mehr ausprobiert, als mir hilft. Ich habe einige, verschiedene, medikamentöse Prophylaxen durch, aber auch „unkonventionelle" bzw. alternative Maßnahmen. Gerade teste ich eine weitere medikamentöse Prophylaxe und hoffe, damit auf einem guten Weg zu sein. Darüber hinaus helfen mir vorbeugend Entspannungsübungen, Ausdauersport und die Einhaltung eines regelmäßigen Tagesrhythmus. Das Leben wird leichter, wenn Du die Krankheit in Deinem Leben akzeptierst. Das bedeutet aber nicht, dass Du einfach alles ertragen musst. Akzeptanz bedeutet für mich in erster Linie die Krankheit zu verstehen. Denn erst, wenn ich weiß, was ich habe, kann ich es in meinem Leben akzeptieren – und auch anderen Menschen erklären. Viele Menschen mit Migräne machen regelmäßig schlechte Erfahrungen mit gut gemeinten Ratschlägen und blöden Sprüchen – das ist ätzend und einschüchternd. Aber ich bin davon überzeugt, dass die Aufklärung über Migräne als eine der am meisten behindernden Krankheiten der Welt nur dann funktioniert, wenn Betroffene selbst ihre Krankheit kennen und verstehen. Außerdem ist mir wichtig, dass Menschen mit Migräne Verantwortung für ihre Gesundheit und ihr Leben übernehmen.

Keine Ärztin, kein Neurologe, keine Apothekerin und auch kein Partner nimmt dir diese Verantwortung ab. All diese Menschen können Dich auf Deinem Weg unterstützen, aber wenn Du Dich nicht um Dich kümmerst, wer soll es denn bitte dann machen? Ich weiß, wie nervig es ist, ständig zu neuen Ärzt:innen zu gehen und dann immer wieder auf der Matte zu stehen, weil die x-te Prophylaxe wieder nicht wirkt. Dennoch ist eine medizinische Begleitung in meinen Augen wichtig –

ebenso wie die Aneignung von Wissen und das Einholen von aktuellen Informationen. Ein weiterer Punkt, den ich Dir mitgeben möchte, ist: Du bist nicht schuld, dass Du eine Krankheit hast! Es gibt mit Sicherheit Methoden und Maßnahmen, die die Zeit zwischen den Attacken verlängert und insgesamt Deine Migräne verbessert. Doch, dass Du eine angeborene Reizverarbeitungsstörung im Gehirn hast, ist NICHT DEINE SCHULD! Eines meiner Lieblingszitate ist von Eleanor Roosevelt: „Niemand kann Dir, ohne Deine Zustimmung, das Gefühl geben, minderwertig zu sein." Das finde ich für uns Menschen mit Migräne sehr passend: wir entscheiden selbst, was ein blöder Spruch oder ein gut gemeinter Ratschlag mit uns macht. Und auch, wenn es nicht immer leicht ist, finde ich es wichtig, das im Hinterkopf zu haben.

„Man muss viel ausprobieren und auch Durchhaltevermögen beweisen, bis man etwas findet, was einem hilft."

von Celina

Triggerwarnung

Ich bin Celina, 23 und habe eine Ausbildung zur Verkäuferin absolviert, arbeite jetzt aber bei einem IT-Unternehmen im Frontoffice und ich kümmere mich um unser Marketing. Ich leide seit ich 14 bin, unter chronischer Migräne mit Aura und teilweise auch Spannungskopfschmerzen. Das äußert sich so, dass ich fast jeden Tag Migräne mit Übelkeit und Konzentrationsschwäche habe und es selten einen Tag gibt, an dem ich fast schmerzfrei bin. Die Aura habe ich zum Glück nicht jeden Tag – meistens ist sie aber schon ein paar Mal im Monat – aber wenn ich eine Aura habe, fängt das von einer Sekunde auf die nächste an, ohne jegliche Vorboten: Ich sehe auf einem Auge nichts mehr, dann werden meine Gliedmaßen schwer, irgendwann ist die ganze Seite gelähmt und dann kann ich auch nicht mehr richtig reden.

Außerdem ist meine Konzentration beeinträchtigt: ich kann das Gesagte nicht mehr realisieren / verarbeiten. Das alles dauert dann so bis zu 1 ½ - 2 Stunden und dann fangen die mördermäßigen Kopfschmerzen an. Ich leide – seit das mit meiner Migräne angefangen hat – an Depressionen (es gab auch noch andere Faktoren, aber die Migräne hatte den größten Einfluss darauf) und habe auch schon oft an Suizid gedacht, einfach nur einschlafen und keinen Schmerz mehr haben. Ich habe mich auch selbst verletzt, weil dann ein anderer Schmerz die Migräne überdeckt hat. Vor allem die Anfangszeit mit der Migräne war ziemlich schlimm, weil ich einfach nicht wusste, wie ich damit umgehen soll. Die Ärzt:innen konnten mir nicht helfen, weil sich keiner damit auskannte und mich teilweise auch als Simulantin hingestellt haben. Das hat natürlich alles noch schlimmer gemacht.

Selbst Neurolog:innen haben mich nicht ernst genommen. Es hat lange gedauert, bis ich überhaupt einen Neurologen gefunden habe, der mich ernst nimmt und auch wirklich versucht, mir zu helfen und nicht nur alles klein redet. Inzwischen komme ich besser mit der Migräne / mit dem Schmerz zurecht, weil ich mich damit abgefunden habe, dass ich unter chronischer Migräne leide. Ich weiß, dass es nicht heilbar ist und ich wahrscheinlich immer darunter leiden werde, aber ich versuche, positiver zu sein und mich nicht unterkriegen zu lassen. Es wird immer Tage geben, an denen es mir einfach schlecht geht und man nichts mit mir anfangen kann, aber ich versuche, mir deswegen nicht die Tage verderben zu lassen, an denen ich einigermaßen funktioniere und etwas erleben kann. Meine Familie stand immer hinter mir! Sie nehmen Rücksicht auf mich und meine Erkrankung und sind auch nicht böse, wenn ich einfach mal nicht funktioniere, meine

Ruhe brauche und mich zurückziehe. Vor allem meine Mutter weiß, wie es mir geht, weil sie selbst seit vielen Jahren unter Migräne leidet. Nicht so ausgeprägt wie ich, aber leider auch ziemlich schlimm. Anders waren meine ehemaligen Freunde. Die haben keine Migräne und wissen nicht, wie es ist, und das haben sie leider auch immer gezeigt. Wenn ich Treffen absagen musste oder früher abbrechen musste, waren sie sauer und meinten teilweise auch, dass ich einfach nur keine Lust habe. Ich habe ihnen jedes Mal gesagt, dass ich gerne mit ihnen tauschen würde und gerne gesund wäre, aber sie haben es einfach nicht verstanden. Das ist auch einer der Hauptgründe, warum sie nicht mehr meine Freunde sind. Ich habe mit der Zeit gemerkt, dass mich das noch kränker macht und ich mich davon trennen muss, wenn ich ein einigermaßen normales und glückliches Leben führen will.

Ich will nur noch Menschen um mich haben, die mich unterstützen, verstehen und nicht runterziehen! Ich lese super gerne und entdecke die Welt. Ich möchte so viele Erinnerungen sammeln, wie es geht! Leider ist das mit chronischer Migräne wirklich nicht leicht, weil sie mich definitiv ausbremst. Sie raubt Energie, wenn ich sie am meisten brauche; ich traue mich nicht, etwas zu planen, weil das die Migräne bei mir heraufbeschwört und wenn ich was unternehme, habe ich jedes Mal Angst, Migräne zu bekommen, was bei mir wiederum auch Migräne auslöst. Es ist einfach ein Teufelskreis. Ich habe vieles bisher ausprobiert: Bio-Feedback, Progressive Muskelrelaxation (PMR), Yoga, Achtsamkeit, Sport (verschlimmert meine Migräne), Physio- und Psychotherapie, TENS-Gerät (Elektrotherapie), Fantasiereisen, CBD-Öl, multimodale Schmerztherapie (2 Wochen teilstationär im Krankenhaus), 3 Wochen Medikamentenentzug im Krankenhaus und verschiedene medikamentöse Prophylaxen, sprich: alles, außer Botox und Akupunktur (die will ich bald aber noch ausprobieren!). Was mir bei akuten Anfällen hilft, ist Ruhe, Dunkelheit, Kühlbeutel und ins Bett legen, Triptan und Schmerzmittel mit Koffein.

Wenn das nicht möglich ist (z. B. wenn ich auf der Arbeit bin), dann versuche ich, mich zurückzunehmen und etwas ruhiger zu werden / zu arbeiten und einfach einen Gang runter zu schalten und zu entspannen. Das gelingt leider selten, aber ich muss die Migräne einfach herauszögern, bis ich daheim bin.

Lasst Euch nicht unterkriegen! Ihr seid stärker, als Ihr denkt und haltet mehr aus, als es den Anschein hat! Ich weiß aus eigener Erfahrung, dass das leichter gesagt ist, als getan, aber positiver denken hat mir persönlich echt geholfen! Ich habe versucht, in den negativen Sachen auch etwas Positives zu sehen und nicht gleich die Hoffnung zu verlieren. Und ich habe mir nach jedem Tag gesagt „Super Celina, du hast wieder einen Tag geschafft!" und habe mir in Gedanken auf die Schulter geklopft, weil ich stolz auf mich war, dass ich es geschafft habe! Sich einfach mal selber sagen, dass man etwas gut gemacht hat, hilft! Es ist keine Selbstverliebtheit, sondern Stärke! Hört nicht auf, gegen die Migräne oder auch gegen andere Krankheiten zu kämpfen, nur weil das Eine / Erste, was Ihr versucht habt, nicht gewirkt / geholfen hat! Man muss viel ausprobieren und auch Durchhaltevermögen beweisen, bis man etwas findet, was einem hilft. Schließlich sagt man auch, dass man viele Frösche küssen muss, bis man den Prinzen findet. Also seid stark und mutig! Ich glaube an Euch!

„Sei nicht zu streng mit Dir und miss Dich nicht an Maßstäben, die wahrscheinlich nicht mal gesunde Menschen einhalten können."

von Caro

Hey, ich bin Caro und mache mein FSJ Kultur im School_Lab des Deutschen Zentrums für Luft- und Raumfahrt. Ich habe letzten Sommer Abi gemacht, wusste nicht sofort, was ich studieren will und wollte auch mal ein Jahr was anderes machen als lernen. Ins School_Lab können eigentlich Schulklassen kommen und zu den verschiedensten naturwissenschaftlichen Themen experimentieren. Allerdings durfte ich das aufgrund von Corona noch nicht erleben. Seit ich da bin, haben wir FSJler:innen vor allem selber Sachen gelernt, aufgeräumt, sortiert und Dinge überarbeitet.

Ich habe keinen Namen für meine Migräne, da ich glaube, so persönlich wollte ich die Beziehung zu ihr nie haben! Vielleicht sollte ich mir mal einen überlegen. Bis jetzt habe ich nur Bilder für sie verwendet, am liebsten den Blitz, weil der nicht nur zum stechenden Schmerz, sondern auch zu Lichtblitzen während der Aura passt. Mit 14 hatte ich so zwei Attacken in einem Abstand von einem halben Jahr. Da dachte ich mir schon „oh Gott, was ist das denn?", aber weil es so selten vorkam, habe ich es auf bisschen wenig Schlaf, das Wetter,

Überlastung, geschoben und mir nicht so viel dabei gedacht. Dann bin ich Anfang der zehnten Klasse für zwei Monate nach Frankreich gefahren und nach zwei/drei Wochen dort wurde es wirklich schlimm. Ich hatte eigentlich durchgehend Spannungskopfschmerzen und dazu kamen dann die Attacken, die gerne mit pochenden Schmerzen an einer Seite des Hinterkopfs starten, dann an einer Schläfe stechend werden und gefühlt das dazugehörige Auge zerquetschen. Dabei wechseln die Schmerzen auch gerne mal die Seiten und saugen die Kraft aus meinem Körper, der deshalb ein wesentlich größeres Ruhebedürfnis hatte, als im stressigen Internatsalltag gestillt werden konnte. Dazu kam vermutlich noch ein Medikamentenübergebrauchskopfschmerz, weil ich jede Woche irgendwelche anderen Schmerzmittel zur regelmäßigen Einnahme verschrieben bekam (nichts davon schlug an). Dazu kamen eigentlich von Anfang an Auren mit Verspannungen (im Nacken) und Sehstörungen.

Das ging leider auch in Deutschland in der Schule so weiter, weshalb ich zeitweise mehr zuhause als im Unterricht war. Ich habe dann eine gewisse Ärzt:innentournee hinter mich gebracht, die sich aber zum Glück ausgezahlt hat. Mit meiner Migräne komme ich sehr viel besser klar, seit ich als Prophylaxe Topiramat nehme. Darunter habe ich noch höchstens sieben Schmerztage im Monat und auch die Attackenstärke ist zurückgegangen, sodass ich die meisten mit Ibuprofen ganz gut in den Griff kriege. Als wir einen Absetzversuch unternommen haben, war sie gleich wieder in voller Stärke zurück, seitdem möchte ich es eigentlich nicht mehr hergeben. Leider habe ich auch ein Problem mit psychischen Erkrankungen, die sich mittlerweile mehr in den Vordergrund gedrängt haben, sodass ich nicht sagen kann, dass es mir insgesamt viel besser geht. Aber die Migräne bestimmt nicht mehr mein Leben, ich habe vielleicht noch zwei bis drei Tage im Monat, an denen ich wirklich flach liege. Meine Familie hat erst super besorgt reagiert (gerade Sehstörungen mit Doppelbildern können ja auch auf gefährliche Veränderungen im Gehirn hindeuten), nach dem ersten unauffälligen MRT mehr so auf „Das ist bestimmt psychisch, reiß dich mal ein bisschen mehr zusammen" gemacht, irgendwann dann aber die Migränediagnose akzeptiert und geht jetzt nachsichtiger mit mir um. Im Freund:innen- und Bekanntenkreis ist das Verständnis während einer Attacke meist sehr hoch (wahrscheinlich, weil ich da auch sehr leidend aussehe!), ich durfte mir aber auch schon Sprüche wie „So viel Freizeit wie du hätte ich auch gerne" (in Bezug auf meine Fehltage) anhören.

Gerade Sport war anfangs ein Thema, weil ich dreimal die Woche Hockeytraining hatte (eineinhalb Stunden jeweils plus eine Stunde Hin- und Rückfahrt mit dem Fahrrad), das zusammen mit dem ganzen Oberstufenstress, der Nachhilfe, die ich gegeben hab, meinem Klavierunterricht und ehrenamtlichem Engagement in unterschiedlichen Bereichen einfach zu viel war und wo ich regelmäßig bereits nach dem Einlaufen Attacken gekriegt hab. Mittlerweile mache ich für mich zuhause Yoga, gehe Klettern (wenn die Hallen offen sind) und manchmal Laufen, das kann ich mir selbst einteilen und wenn ich wegen Migräne ausfalle, „lasse ich nicht meine Mannschaft im Stich". Ich spiele auch noch manchmal Klavier und engagiere mich gerne politisch, ökologisch und sozial, aber wesentlich mehr in Maßen als früher. Zudem achte ich mehr darauf, mir auch Auszeiten für mich zu gönnen, in denen ich kreativ bin, lese, Podcasts oder Musik höre und einfach mal abschalte. Rechtzeitig und mehr (bei meinem Körpergewicht 600mg) Ibuprofen nehmen, da war ich früher sehr zögerlich, weil ich nicht zu viel Schmerzmittel nehmen wollte.

Aber ich komme eigentlich nie über sieben Schmerzmitteltage pro Monat und wenn es wirklich was bringen soll, ist es zumindest für mich witzlos, mit zu geringen Dosierungen einzusteigen. Triptane habe ich noch nie probiert, weil meine Neurologin findet, dass ich dafür zu jung bin. Bei richtig heftigen Attacken hilft nur noch alles abzusagen und mich in mein stilles, abgedunkeltes Zimmer zu legen. Falls ich unterwegs bin, habe ich eigentlich in jedem Rucksack/Beutel eine Notfalltasche mit Sonnenbrille, Ohropax, Schlafmaske, Ibuprofen und Anti-Übelkeit-Dragee.
Du bist nicht allein! Die meisten Menschen halten den wahnsinnig hohen Anforderungen dieser Gesellschaft nicht stand, insbesondere wenn sie eine nicht heilbare Schmerzerkrankung haben. Es macht Dich nicht schwach, wenn Du damit

einige Sachen nicht schaffst. Im Gegenteil, Du bist unglaublich stark, weil Du trotzdem schaffst, was Du eben schaffst (und ich weiß, dass das eine ganze Menge ist). Es ist ok, der eigenen Belastbarkeit hinterher zu trauern und dem, was wegen der Migräne vielleicht nicht möglich war/ist, Du musst Dich nicht unentwegt selbst feiern (obwohl Du natürlich allen Grund dazu hättest), aber sei auch nicht zu streng mit Dir und miss Dich nicht an Maßstäben, die wahrscheinlich nicht mal gesunde Menschen einhalten können. Du machst das großartig und ich hoffe, Du hast Menschen in Deinem Umfeld, die das wertschätzen können!

„Migräne ist nicht einfach und kann Dich und Dein Umfeld einschränken."

von Christina

Ich bin Christina, 26 Jahre alt und habe Migräne seit meinem 13. Lebensjahr. Ich bin seit 7 Jahren in einer Beziehung, und er hat auch Migräne. Ich bin mit meiner jüngsten Schwester, meiner Mutter und Oma mütterlicherseits die einzige mit so stark ausgeprägter Migräne sowie einzige, die sich behandeln lässt und sich soweit erkundigt. Ich bin gelernte Friseurin und bin momentan auf der Suche nach einer Arbeit, die mit meinen Krankheiten im Einklang ist und die ich unter einen Hut bekomme. Ist Dank Corona natürlich nicht so einfach. Ich habe seit meinem 13. Lebensjahr Migräne. Die Migräne war anfangs nicht so häufig (0 bis 10 mal im Monat). In der Zeit habe ich aber schon einige Medikamente ausprobiert.

Im Dezember 2019/ Januar 2020 bin ich in einen MÜK geraten und bin ab da in der Behandlung bei einem Neurologen. Und seit ich die Prophylaxen durchprobiere, ist sie mehr geworden. Meine Migräne äußert sich meist durch Licht- und Lärmempfindlichkeit sowie Verschlimmerung bei Bewegung und sie ist fast immer beidseitig und pulsierend drückend. Im März 2021 war ich nun in einer Schmerzklinik, um dort mehr darüber zu erfahren und vielleicht noch eine weitere Mög-

lichkeit zu finden für die Migräne. Seit 2020 ist es nicht so einfach mit immer wieder neuen Prophylaxen und Triptanen zu schauen, was wirkt und was nicht ausreichend wirkt. Mein Leben hat sich in dem Sinne geändert, in dem ich immer schaue und in mich hinein fühle, um zu gucken, ob schon ein Anzeichen da ist, wie es mir geht und wie mein Tag ca. aussehen wird. Ich habe immer Medikamente und etwas zu trinken mit, um im Notfall schnell handeln zu können.
Viele verstehen einfach nicht, warum man die Medikamente im Vorfeld (Prophylaxe) nimmt, so wie die Akutmedikation, und was die bringen und warum man danach nicht mehr so fit ist. Sie verstehen nicht, wie sich eine Migräne äußert und anfühlt, aber dadurch, dass ich mich belese und erkundige, kann ich die Leute an diese Seiten/ Podcasts weiterleiten oder auch es besser erklären, um es denen verständlich zu machen. In meiner Freizeit bin ich auch beim Rehasport, mache hoolern oder Dance Aerobic. Es tut gut was für seinen Körper zu tun.

Wenn ich natürlich an den Tagen Attacken habe, kann ich dies nicht tun und falle aus. Es ist leider nicht immer einfach, aber wenn man flexibler ist, ist es auch einfacher und man stresst sich nicht so sehr. Man sollte aber schauen, was für Sport oder Betätigungen einem gut tun. Mit Freunden treffen (Corona ausgeschlossen) tue ich nur in gewissem Maßen. Alkohol trinken, bis spät nachts raus, geht nicht so gut. Auch geht es nicht in irgendwelche Diskos oder auf Partys zu ge-

hen, bei denen viele Flackerlichter vorhanden sind. Meiner Migräne hilft es, wenn ich ab 2 Uhr nachts im Bett liege. Ich bin derzeit noch sehr am Ausprobieren, was neben den Medikamenten hilft. Cola, Kaffee mit Zucker, Cefaly (Werbung, ohne Auftrag), Minzöl, Spazieren, Süßes, Pizza, gewisses Essen oder auch welche Getränke. Gut helfen tun mir z.B. Kälte, Triptan, Entspannung, Schlaf und dunkle Räume und wenn der Heißhunger auf Pizza kommt, gehe ich dem nach und dies hilft auch gut.
Meine wöchentliche Physiotherapie hilft mir auch dabei weniger Attacken zu haben, da ich Probleme mit dem Becken habe, und wenn etwas raus ist, zieht es bis in den Kopf und somit entstehen Schmerzen. Ausprobiert habe ich schon Schmerzmittel, verschiedene Triptane und nicht medikamentöse Mittelchen.

Es ist gut sich durchzuprobieren und alles zu dokumentieren was, wann und Wirksamkeit. Das Beste, was mir passieren konnte, sind die Profile auf Instagram und die Podcasts mit so viel Infos und anderen Leute die das gleiche Leiden haben. Man fühlt sich nicht mehr so alleine. Es ist gut darüber zu sprechen und ein:e gute:n Ärzt:in zu finden, denn man kann auch darüber Fachärzt:innen finden. Es ist nicht schlimm Ärzt:innen aufzusuchen oder sich eine:n Psycholog:in zu suchen. Migräne ist nicht einfach und kann Dich und Dein Umfeld einschränken. Wenn man sich erklären kann oder die Angehörigen sich auf den richtigen Profilen und Co. erkundigen und belesen können ist es auch gleich viel einfacher für alle und man kann besser Verständnis zeigen. Höre auf Dich und Deinem Körper. Belese Dich und schaue, dass Du andere Blogs, Instagramprofile oder Podcasts liest und hörst. Es gibt so viele Möglichkeiten mehr über die Migräne zu erfahren. Finde den:die richtige:n Neurolog:in für Dich, denn er:sie ist ein großer Schritt in die richtige Richtung. Schaue, ob es Dir hilft eine Person zum Sprechen zu finden, suche Gleichgesinnte oder auch eine:n Psycholog:in. Höre Dich um, was andere tun und teste dies aus, wenn Du glaubst, dass es Dir helfen kann. Eine Schmerzklinik kann einem so viel neues beibringen, wenn man am Anfang ist oder man noch eine zweite oder dritte Meinung haben möchte.

Achte auf die Triptaneinnahme! Denke an die 10/20 Regel. Auch Schmerzmittel zählen dazu!

Nutze eine App oder ein Buch, um Deine Tage und Migränetage aufzuschreiben und alles zu dokumentieren. Länge, Stärke, welche Medikamente wann, Wirksamkeit usw. Jede Info ist wichtig für Dich und Deine Ärzte um zu analysieren, was mit ein Auslöser sein kann, was nicht wirkt oder wirkt. Finde heraus, was Dir und Deinem Körper guttut und was Deine Migräne triggert oder Auslöser sind. Spreche offen darüber und kommuniziere, wie es Dir gerade geht und was Du brauchst. Dieses Buch ist ein Anfang in die richtige Richtung.

„Ich habe es zum größten Teil akzeptiert, dass ich an der Krankheit leide."

von Jenny

Ich bin Jenny 24 Jahre alt und wohne in Bayern. Also ich bin eher ein ruhiger und weitestgehend ausgeglichener Mensch, aufgrund chronischer Erkrankung (Fibromyalgie und Migräne) arbeite ich nur noch Teilzeit im Servicebereich. Privat koche und backe ich gerne und kreiere Rezepte, die man auch bald in meinem Blog nachlesen kann. In meinem Blog wird es um das Thema Fibromyalgie und Ernährung gehen (Startzeitpunkt wahrscheinlich Anfang Mai). Ich mache sehr gerne Yoga und versuche regelmäßig Sport zu machen.

Meine Migräne hat keinen Namen, damit habe ich mich nie so wohl gefühlt. Ich habe Migräne ohne Aura ungefähr schon seit ich 5 Jahre alt bin. Vorzeichen vor der Kopfschmerzphase ist häufig Gereiztheit und Süßhunger oder innere Unruhe. Nebensymptome neben den Kopfschmerzen sind verschwommenes Sehen, Übelkeit bis zu Erbrechen, Schwindel, Angst, Kälte oder Hitzegefühle. Meistens ist der Schmerz einseitig, allerdings wechseln sich die Seiten ab und es kommt auch zu beidseitigen Attacken. Es geht mir mal besser und schlechter, allerdings habe ich mich früher überhaupt nicht mit meiner Migräne beschäftigt, dies hat sich stark verändert, da sich auch die Attacken häufen. Mein Umgang ist deutlich entspannter und nicht mehr so verkrampft und panisch. Ich habe es zum größten Teil akzeptiert, dass ich an der Krankheit leide. Habe Triggerfaktoren herausgefunden und verstehe meinen Körper besser als früher. Mein Umfeld in der Familie war immer sehr verständnisvoll. Auf der Arbeit habe ich nie über Migräne gesprochen, außer es kam zu einer Attacke, und einige, denen ich davor davon erzählt habe, reagierten eher anstrengend. Mit vielen unnötigen Tipps oder, dass sie die Erkrankung nicht ernst nehmen. Es wird häufig mit Kopfschmerzen gleichgestellt.

Allerdings gehe ich jetzt offener damit um und gehe auch mehr in die Verteidigung. Die Freizeitgestaltung hängt stark von der Migräne ab, da ich in der schmerzfreien Zeit auch versuche Sport zu machen und Entspannungstraining. Ebenfalls sind mir regelmäßige Essenszeiten und Tagesabläufe wichtig.

Im Umgang mit meiner Migräne hat mir sehr stark Akzeptanz und Verständnis von meiner Familie geholfen. Während einer Attacke ist es sehr unterschiedlich, manchmal hilft Entspannungstraining oder Yoga, manchmal nur noch hoffen einzuschlafen. Ich habe schon einiges ausprobiert von Schüssler Salzen bis zu Homöopathie. Das Einzige, was ich beibehalten habe, ist hochdosiertes Magnesium und die Prophylaxe, die ich mit der Ärztin besprochen habe. Ich mache regelmäßig

Progressive Muskelentspannung und würde das auch jedem Migränepatienten empfehlen. Was ich anderen Betroffenen gerne sagen würde, ist Euer Schmerz ist wichtig. Dann ist es immer zu empfehlen, auch wenn es lästig ist, sich mit seiner Migräne und seinen Triggerfaktoren zu beschäftigen. Man sollte sich professionelle Hilfe suchen und mit einem Neurologen über seine Krankheit sprechen. Migräne ist nach dem Stand der heutigen Medizin nicht heilbar, aber es gibt Möglichkeiten die Attacken zu reduzieren. Genieße jeden schmerzfreien Tag und lass Dir von Deiner Krankheit nicht Dein Leben bestimmen. Deine Krankheit gehört zwar zu Dir, aber Du bist nicht Deine Krankheit.

„Noch heute verstehen mich wenige und die Migräne ist zwar nicht DER Grund, aber ein Grund, warum ich geschieden bin."

von Barbara

Ich bin Barbara, Mutter eines 13-jährigen Sohnes und einer 6-jährigen Tochter, alleinerziehend und berufstätig. Ich arbeite seit 11 Jahren 25 h/5 Tage die Woche für eine Krebsklinik und bereite dort u. a. die Tumorkonferenzen vor und schreibe Befunde etc. Gelernt habe ich Bürokauffrau bei der Kassenärztlichen Vereinigung Niedersachsen. Migräne ohne Aura habe ich seit ca. 20 Jahren. Mich damit auseinandergesetzt habe ich erst vor 2 Jahren, als mir mein Hausarzt wegen sehr häufiger Kopfschmerzen und anhand eines Schmerzkalenders ein Triptan verschrieb mit den Worten: „Wenn die helfen, ist es Migräne !" Ich dachte: okaaay, und war erstmal skeptisch.

Beim nächsten Anfall, er begann wie so oft im Nacken und zog langsam aber fies über die rechte Seite ins rechte Auge, war ich sehr dankbar für diese Triptane. Klar war ich dumpf, matschig und völlig fertig, aber für die Kinder konnte ich funktionieren, ohne Eimer im Schlepptau und massivsten Schmerzen. Als die Kinder kleiner waren, habe ich oft vor ihrer Kinderzimmertür (von innen) auf dem Fußboden gelegen, so dass sie spielen konnten ohne Blödsinn zu machen, und ich die Augen zu machen konnte ohne, dass groß was passieren konnte. Derzeit kommt meine Migräne ca. 2 x im Monat für 3 Tage vorbei. Je nach Stresslevel auch mal öfter. Fast immer kommt sie kurz vor der Regel und ganz oft, wenn das Wetter stark mit den Temperaturen spielt. Yoga und Pausen, in denen meine Kinder beim Vater sind, sind wichtig, hilfreich und gut. Mein Umfeld hat mich immer belächelt, sich lustig gemacht, war verärgert oder meinte, es sei eine passende Ausrede, wenn ich auf meinen Rhythmus achten wollte (ich habe schon immer gefühlt, dass ich Regelmäßigkeit und geregelte Abläufe brauche). Noch heute verstehen mich wenige und die Migräne ist zwar nicht DER Grund, aber ein Grund, warum ich geschieden bin. In meiner Freizeit gehe ich gern spazieren, fotografiere die kleinen, schönen, unscheinbaren Dinge und versuche am Wasser dem „alltäglichen Lärm" ein wenig zu entkommen.

Ich bin sehr geräusch- und geruchsempfindlich und finde daher die Nähe zum Wasser angenehmer als den Wald. Zudem male ich gern und lese viel. Da die meisten Anfälle zum Wochenende kommen (Stressabfall/Erhohlungsphase), nutze ich die Gelegenheit sofort, wenn die Kinder betreut sind, und lege mich hin, kühl und dunkel. Früher habe ich in der Zeit die Wohnung auf Vordermann gebracht, heute bringe ich mich lieber selbst wieder auf Vordermann.
Mir ist mit der Zeit eines klar geworden: Es ist nicht wichtig,

jedem zu gefallen. Man kann es nicht allen recht machen. Hauptsache ist, meinen Kindern geht es gut, sie sind versorgt, glücklich und lernen, dass eben nicht alles immer gerade läuft. Der Weg ist das Ziel, deshalb sollten wir auf unseren Weg achten. Hinhören, hinsehen und versuchen zu verstehen. Um Hilfe bitten, manchmal auch öfter, ohne sich dabei schäbig zu fühlen oder ein schlechtes Gewissen zu haben. Schlechtes Gewissen begleitet einen eh ständig. Das ist so etwas, was man unbedingt ablegen muss, denn es ist ein guter Freund der Migräne. Zudem ist das schlechte Gewissen völlig zu Unrecht da. Denn wir kämpfen täglich, wie andere auch, nur kämpft eben jeder auf unterschiedliche Weise. Ein schönes Beispiel aus dem Buch meines Sohnes „Ein Rucksack voller Glück". Es gibt Tage, da schmeiße ich Steine in die Elbe, um sie symbolisch als Last aus meinem Rucksack zu entfernen. Oder ich lege Steine an den Wegesrand, symbolisch dafür, dass ich jetzt weiter gehe und Du da liegen bleibst. Oder aber ich male einen Stein an und lege ihn an einen schönen Ort.
Alles immer mit dem Gedanken, etwas aus meinem Rucksack raus zu tun, was zu schwer wird, zu sehr belastet. Und um Platz für Neues und Schönes zu schaffen.

Zudem lenkt allein dieses Vorhaben öfters schon vom Eigentlichen ab. Natürlich verhindert es keinen Migräneanfall, aber wenn man z. B. einen Stein benennt – Schlechtes Gewissen – und ihn dann einfach weglegt und mal tief Luft holt, kann das auch befreiend sein. Derzeit geht es mir wie so vielen auf der ganzen Welt. Ich bin alleinerziehend mit einem Siebtklässler im Homeschooling, einem Vorschulkind, welches ständig Bescheinigungen benötigt, um in die Notbetreuung der Kita zu kommen, und einem Halbtagsjob, der meine Anwesenheit benötigt (kein Homeoffice!). Nebenher dann unter Corona-Bedingungen den Großen zum Kieferorthopäden und mit der Kleinen im kalten Auto warten, wenn es mal wieder aus Eimern schüttet, weil man ja nicht mit in die Praxis darf. Augenarzt, Zahnarzt, das gleiche Spiel! Vor dem nächsten Einkauf graut mir schon vorher, denn wenn ich nach 5 Stunden mit FFP2 Maske auch noch wieder dieses Ding für den Einkauf aufsetzen muss, kündigt sich da schon so ein Grummeln im Kopf an! Da nützt es nix, wenn man völlig fertig eigentlich aufs Sofa möchte, nein, erstmal raus an die Luft mit der Kleinen und danach bisschen was im Haushalt tun (macht sich halt nicht allein), kochen, weil sonst wird ja irgendwie auch keiner satt (Nimmersatt Pubi Sohn schon mal gar nicht), und wenn dann von morgens 5.20 Uhr bis abends 21 Uhr der Turbo läuft, fällt man meist nur noch stumpf ins eigene Bett, wenn die Kinder schlafen.

Dazwischen immer den Bespaßungsclown nicht vergessen, weil, sonst wird der 6-Jährigen echt mal langweilig: basteln, malen, toben, spielen.

Da freut man sich auf ein Wochenende, wo man einen Morgen hat zum Ausschlafen, aber Vorsicht, nicht zu lange, denn das ist ja auch kontraproduktiv der Migräne wegen, uuuuund zack, Freitagabend klopft sie dann auch an. Hey, Du kommst zur Ruhe, cool, wie wäre es mit Nacken und dann krabbeln wir die rechte Seite hoch und prügeln Dir das Auge aus. Warte nein, noch besser, ich wecke dich in der Nacht, mit dem Gefühl, dass Dir jemand mit dem Baseballschläger den Kopf einschlägt, yeeah! Aber ich habe eine Waffe bekommen gegen dieses Monster. Triptan. Es hilft nach ca. 10 bis 20 Minuten und man fühl sich halt, wie nach einem Boxkampf 10 Runden, ausgezählt. Aber,man bekommt es irgendwie hin, die Kids zu versorgen. Das ist dann aber auch alles, was man hinbekommen muss. Der Rest kann definitiv warten.

„Es ist wichtig, dass die Welt mehr über die Krankheit Migräne erfährt."

von Cristina

Triggerwarnung

Mein Name ist Cristina, ich wohne in der Schweiz mit meinem Mann und unserer 9 Monate alten Tochter. Ich arbeite als kaufmännische Angestellte in einem Büro. Seit meiner Kindheit leide ich an Kopfschmerzen und seit dem Teenageralter zusätzlich an Migräne. Es war jedoch gut auszuhalten, da ich nur ab und zu Migräne hatte. Seit ca. 2 Jahren leide ich viel mehr an Migräne und Spannungskopfschmerzen. Bei mir ist es oft stressbedingt. Wenn ich mich aufrege oder ich Stress habe, dann reagiert mein Kopf und sagt NEIN. Weiter kann ich keinen Sport machen, wenn ich mich nur etwas anstrenge und der Puls steigt, dann beginnen die Kopf-schmerzen oder bestehende Kopfschmerzen werden zur Migräne.

Früher musste ich mich auch oft übergeben, ich bin licht-, duft- und geräuschempfindlich. Seit der Schwangerschaft ist es noch schlimmer. Mir wurde oft gesagt, dass die meisten Frauen während der Schwangerschaft fast gar keine Kopfschmerzen mehr haben. Leider war das bei mir nicht so. Diese 40 Wochen waren für mich, meinen Mann und meine Familie der absolute Horror. Ich konnte durch die Schwangerschaft kaum Medikamente einnehmen. Ich war tagelang bettlägerig und konnte kaum aufstehen. Ich wurde durch meine Ärztin auch schon relativ früh krankgeschrieben, da ich mit meinen Kopfschmerzen und Migräne unmöglich noch den ganzen Tag in den Computer schauen konnte. Es verging fast kein Tag, an dem ich schmerzfrei war. Wenn ich mal keine Migräne hatte, dann aber sicher Spannungskopfschmerzen. Mir ging es psychisch immer schlechter. Mein Körper und meine Seele waren einfach nur noch müde. Ich begab mich dann schon während der Schwangerschaft in psychologische Behandlung, weil es mir wegen den täglichen Schmerzen eben auch psychisch immer schlechter ging. Ich habe in den letzten Wochen vor der Geburt so gut wie nicht mehr geschlafen. So ging ich dann auch in die Geburt rein, erschöpft und erschlagen. Wegen der Migräne konnte ich auch nicht natürlich entbinden. Es gab dann einen Kaiserschnitt. Und so kam es wie es kommen musste. Ich fiel in eine schlimme postnatale Depression.

Mir ging es wochenlang psychisch und körperlich nur schlecht. Ich empfand keine Freude gegenüber meiner Tochter. Das brach mir fast das Herz. Meine Kopfschmerzen und meine Migräne wurden auch nicht viel besser. Nachdem ich mich dann weiter in psychologische Behandlung begab, erhielt ich ein Antidepressivum. Zusammen mit der Therapie ging es bergauf. Heute geht es mir psychisch relativ gut. Meine Psyche hängt aber vor allem mit meinem Kopf zusammen.

Wenn ich mal keine Kopfschmerzen oder Migräne habe, bin ich ein anderer Mensch. Aufgestellt, happy und zufrieden. Sobald ich aber wieder mehrere Tage nacheinander schlimme Kopfschmerzen oder Migräne habe, werde ich wieder niedergeschlagen und schlecht gelaunt. Es ist nicht immer einfach. Vor allem mit einem Baby zuhause. Wenn ich meinen Mann und unsere Familie nicht hätte, würde ich das nicht schaffen. Ich liebe meine Tochter über alles und sie ist so ein liebes Baby, jedoch ist es manchmal mit einem Migränekopf schon echt eine Herausforderung mit Kleinkind. Man kann sich halt nicht einfach hinlegen in ein abgedunkeltes Zimmer oder so.

Ich bin nach wie vor in Behandlung in einer Uniklinik im Neurologie-Zentrum. Ich habe schon Betablocker ausprobiert. Die Nebenwirkungen waren jedoch zu stark. Ab heute probiere ich ein neues Medikament aus. Mein Umfeld reagiert sehr verständnisvoll. In meinem Umfeld wissen alle davon. Ich gehe sehr offen mit dem um. Ich will mich auch nicht verstellen müssen, wenn es mir mal nicht gut geht. Es verstehen aber nicht alle gleich gut. Es ist halt auch eine komplexe Sache. Für viele sind es halt einfach „nur" Kopfschmerzen.

Ich habe auch schon gehört, dass ich doch einfach eine Tablette nehmen soll. Dass das aber nicht der Sinn der Sache ist, ist leider vielen nach wie vor nicht ganz klar. Ist auch verständlich, denn auch ich selber habe erst vor ca. 1 Jahr begonnen mich intensiv damit auseinander zu setzen. Dass Migräne eben eine Krankheit ist, ist vielen Menschen gar nicht bewusst. In meiner Freizeit bin ich gerne draußen. Die Migräne schränkt mich zum Teil schon ein. Ich kann z.B. auch nicht an einen lauten Ort (Konzert etc.). Das versuche ich zu vermeiden. Darum bin ich gerne draußen mit meiner Tochter. Ich teste das Cefaly (Werbung ohne Auftrag) seit mehreren Monaten. Das möchte ich nicht mehr missen. Es hat mir eine Attacke auch schon „abgefangen". Wenn ich jedoch starke Schmerzen habe, kann es mir diese nicht nehmen. Wenn ich das Gerät jedoch auf der Stirn habe, dann schwächt es die Schmerzen ab. Triptane helfen mir nur so mäßig. Meistens nehme ich Schmerzmittel ein.

Wir müssen zusammenhalten. Es ist wichtig, dass die Welt mehr über die Krankheit Migräne erfährt. Manchmal scheint es hoffnungslos, auch ich habe Tage, an denen ich denke: „Und das soll mein Leben sein, voller Schmerzen und Einschränkungen?". Dann habe ich aber wieder ein paar gute Tage. Und an denen sollte man sich festhalten.

„Jeder Migräneanfall ist anders."

von Eva

Hallo, mein Name ist Eva. Ich bin eigentlich ausgebildete Tourismuskauffrau und habe bis 2018 im Reisebüro gearbeitet. Seit April 2018 arbeite ich im Betrieb meiner Eltern und Geschwister. Wir haben eine Physiotherapie- und Heilkundepraxis. Außerdem habe ich ein Kleingewerbe. Ich arbeite als Fotografin im Bereich Tiere und Menschen. Meine Migräne hat keinen Namen. Denn sie ist nicht wirklich mein Freund. Wir stehen sozusagen auf Kriegsfuß und Feinden gebe ich keine Namen. Bewusst ist mir aufgefallen, dass ich erst seit 2019 Migräne habe. Davor hatte ich immer mal wieder Migräne/starke Kopfschmerzen, aber nicht so häufig wie in den letzten zwei Jahren.

2019 hatte ich einen Unfall und ich bin auf der Treppe meines Zimmers ausgerutscht und bin 12 Treppenstufen runtergefallen, hab mir den Kopf an der Wand angeschlagen und habe mir dabei meine linke Schulter luxiert. Dabei entstand ein Minibruch, der allerdings von alleine verheilt ist. Es gibt Tage, da habe ich Migräne ohne Aura und manchmal auch Tage, da habe ich abdominelle Migräne (meistens in Stresssituationen oder allgemein, wenn es mir gesundheitlich nicht gut geht). Jeder Migräneanfall ist anders. Oft merke ich eine Woche vorher schon, dass es bald wieder soweit ist. Das äußert sich dann über Nacken-, Schulter- oder Kieferschmerzen. Manchmal auch alles zusammen. Abgeschlagenheit und Müdigkeit gehören auch dazu. Manchmal bin ich so fertig, dass ich meine, ich würde im Alltag einschlafen – sofort auf der Stelle. Letztes Jahr ist die Migräne teilweise schubartig aufgetreten. Die Schmerzen sind nicht zu beschreiben. Heute Morgen hatte ich einen leichten Migräneanfall, habe sie aber rechtzeitig erwischt und kann heute Abend schon wieder meiner liebsten Tätigkeit weitergehen: dem Bearbeiten von einem Fotoshooting. An anderen Tagen kann ich manchmal meiner Arbeit der Fotografie nicht nachgehen, wenn die Migräne zu Besuch ist. Da hilft alles nichts und ich muss leider auch Shootings absagen oder kann nicht an den PC, um Bilder zu bearbeiten. Das zeigt mir aber auch wieder, dass ich vielleicht doch wieder einen Gang runterschalten sollte und mal wieder ein Päuschen brauche. Meine Familie unterstützt mich jederzeit.

Manchmal kommt es auch vor, dass ich einfach Zuhause bleiben muss und nicht arbeiten gehen kann, weil mich die Migräne auch einfach eine komplette Woche niederstreckt. Mitmenschen haben für mich nicht immer ein Verständnis – „Ach, Kopfschmerzen habe ich auch öfters", „Stell Dich doch nicht so an!", „Immer diese Frauenprobleme" usw. So etwas nervt mich schon. Andere, die eventuell auch an Migräne oder starken Kopfschmerzen leiden, wissen oft wie es mir geht. Da ist es auch okay, wenn man mal einen Termin absagen muss. Meinen Freunden habe ich von der Migräne erzählt. Für sie ist das Wichtigste, dass ich einfach dann wieder schnell auf die Beine komme. Und das schätze ich sehr und es ist mir auch einfach wichtig, dass ich mich nicht vor irgendetwas drücke, sondern weil es mir wirklich an manchen Tagen hundsmiserabel geht. In meiner Freizeit bin ich oft draußen unterwegs. Egal ob bei einem Fotoshooting oder mit meinem Hund oder mit meinen Freunden. Seit Corona kommt es leider nicht mehr so oft vor, dass man noch etwas anderes unternimmt...deswegen fällt das ganze wohl etwas sporadisch aus. Meist merke ich Anfälle schon Tage vorher, deshalb beeinflusst mich die Migräne bei Freizeitaktivitäten kaum und manchmal beiß ich auch einfach die Zähne zusammen, wobei mir eine Absage lieber ist, als ein Ende mit Schrecken. Jeder Anfall ist unterschiedlich. Manchmal hilft gar nichts. Ich erinnere mich, im Dezember 2020 hatte ich so einen heftigen Anfall, dass ich eine Woche zuhause lag. Und es hat nichts geholfen. Vielleicht ein bisschen Linderung, aber kaum dachte ich, es geht wieder, ging es wieder los. Meine Trigger kenne ich teilweise.

Meine Migräne wird meist durch Wetterumschwünge, Hormone, Stress und bestimmte Gerüche gefördert. Meist auch Schulterschmerzen. Es gibt Tage, da hilft mir ein dunkler Raum, Eispacks, Wärmflasche, Minzöl oder Tabletten. Im November habe ich mich an CBD-Öl getraut und bin sehr begeistert davon. Es mindert die Häufigkeit meiner Anfälle enorm und lindert auch sehr stark die Schmerzen. Regelmäßig gehe ich nun auch alle 6-8 Wochen zum Osteopathen, das hilft mir auch immer sehr. Mein letzter richtiger Migräneanfall, den ich mit einer Migräne App aufgezeichnet habe, war vor 58 Tagen. Was die Migräne genau lindert, kann ich nicht sagen, aber ich bin froh, dass ich sie doch etwas in den Griff bekommen habe. Ich bleibe positiv auch, wenn mein Tag noch so blöd war, denn durch meine schlechte Laune wird der Schmerz nicht besser. Ich probiere auch viele Dinge aus, die mir andere Migränepatient:innen empfehlen. Ich bin offen für Tipps und merke oft dabei, dass es viel mehr ist und es auch viel mehr Migränepatient:innen gibt, wenn man offen darüber spricht. Ich bin immer gut gelaunt und versuche auch an schlechten Tagen das Beste draus zu machen und versuche immer an mich selbst zu glauben! Mein Lieblingszitat und weil es einfach passt: „Du wirst glücklich werden", sagte das Leben, „aber erst mache ich Dich stark".

„Wir sind STARK! So viel stärker, als wir manchmal denken."

von Finnja

Ich bin Finnja und habe einen ganz normalen Bürojob, also nichts Außergewöhnliches. Parallel dazu mache ich zurzeit noch eine Weiterbildung. Ich habe lang hin und her überlegt, welchen Namen ich meiner Migräne geben könnte, da ich den Begriff "Migräne" sehr ungern verwende. Letztlich habe ich mich für Marlene entschieden, warum weiß ich nicht genau. Ich habe wohl schon lange Migräne, jedoch bin ich erst 2018/2019 zum Arzt gegangen. Dann wurde auch 2019, nach Vorlage eines Kopfschmerz-Tagebuchs, die Diagnose "Migräne ohne Aura" gestellt. Verwundert hat mich das allerdings nicht. Meine Migräne äußert sich in 99% der Fälle mit einer schmerzenden rechten Kopfhälfte und ganz besonders einem schmerzenden Auge. Dann tut jede Bewegung des Auges weh. Seit neuestem kommen vor einer Attacke auch noch Gesichtsschmerzen dazu.

Die Migräne macht halt einfach, was sie will. Gemischt, würde ich sagen. Ich denke, ich bin auf einem guten Weg, einen gerechten Umgang mit meiner Migräne zu finden. Manchmal habe ich noch Phasen, in denen ich mich vergleiche und denke "Aber XY geht es so viel schlechter als Dir. Stell Dich nicht so an!". Das sollte ich mir abgewöhnen. Aber ich befinde mich auch definitiv noch im Lernprozess. Dennoch bin ich mit der Zeit gelassener geworden und akzeptiere die Attacken eher. Das macht es einfacher. Also meine Familie war nicht überrascht, da wir es eigentlich auch vorher schon geahnt haben. Wenn ich jetzt jemandem davon erzähle, reagiert zum Glück der Großteil sehr verständnisvoll. Ein paar "Idioten" gibt es aber natürlich immer. Wobei diese dann eher mit absurden Behandlungsmethoden um die Ecke kommen. Ich kann aber sagen, dass meine Familie und mein Freund eine sehr große Hilfe sind und immer für mich da sind. Das ist ein schönes Gefühl und dafür bin ich extrem dankbar! Ich reite einmal in der Woche und spiele eigentlich Saxophon in einem Orchester. Letzteres geht natürlich im Moment aufgrund von Corona nicht. Aber bei beiden Dingen achte ich auf mich und meinen Kopf. Ich mache, was geht, und lasse den Rest weg.

Bei Orchesterproben pausiere ich einfach an Stellen, die sehr anstrengend sein können (lange, leise Passagen z.B.). Wenn reiten nicht geht, gehe ich mit dem Pferd spazieren o.ä. Wenn es mal gar nicht geht, setze ich an dem Tag aus. Ich versuche auf jeden Fall, gelassener zu werden und nicht wie auf rohen Eiern durch das Leben zu gehen, um alle möglichen Trigger zu vermeiden. Außerdem ändert sich langsam mein Mindset bei Attacken. Früher war ich wütend, enttäuscht und traurig, wenn ich schon wieder eine Attacke hatte. Ich hatte fast schon Angst vor Anlässen, auf die ich mich sehr freute, weil meistens dann eine Attacke kam. Heute versuche ich die Anfälle zu akzeptieren und mich nicht mehr darüber aufzuregen. Das klappt natürlich nicht immer. Aber ändern/heilen kann ich die Migräne nicht, also warum auch noch dafür Energie verschwenden? Bei akuten Anfällen kann ich auf meine bisher verlässlichen Triptane (Riza- und Sumatriptan) zurückgreifen. Als medikamentöse Prophylaxe habe ich bereits Betablocker probiert, die nichts gebracht haben. Zurzeit teste ich ein Antidepressivum, bisher auch noch nicht wirklich erfolgreich (im Gegenteil), aber die "Probezeit" ist auch noch nicht ganz vorüber. Als nicht-medikamentöse Prophylaxe versuche ich regelmäßig Sport (Reiten, Kraft, Ausdauer) und Yoga zu betreiben. Wir sind STARK! So viel stärker, als wir manchmal denken.

Wir haben wahrscheinlich alle Personen, die uns unterstützen und auf die wir uns verlassen können. Das ist so viel Wert und dafür können wir dankbar sein. Und ganz wichtig: Keiner von uns ist allein!

Mir war bis vor kurzem nicht bewusst, wie groß die "Community" in den Sozialen Medien ist, und der Austausch, der dadurch ermöglicht wird, ist grandios. Bisher habe ich nur nette, empathische und verständnisvolle Menschen "kennengelernt". Ich denke, wir wissen alle, was es bedeutet eine Migräne-Attacke zu erleiden. Die einen haben sie häufiger als andere und trotzdem werden alle gleich behandelt. Jede Attacke und jedes Leid sind eine/s zu viel und das wissen wir alle. Keiner wird hier belächelt, nur weil er "nur x" Schmerztage im Monat hat. Wir zusammen können es schaffen, dass die Migräne ernst genommen wird. Und das nicht nur von uns und unseren Angehörigen, sondern von allen. Migräne sind NICHT nur Kopfschmerzen, sondern eine komplexe, neurologische Erkrankung. Wir alle haben das Recht auf eine kompetente und sorgfältige Behandlung und nicht erst ab "x" Schmerztagen. Dieser Austausch mit und unter anderen Migräniker:innen ist extrem wertvoll, gibt Kraft und Hoffnung. Und das ist es, was wir niemals aufgeben sollten: die Hoffnung!

„Es ist kein Zeichen von Schwäche alle Reize runterzuschrauben und sich hinzulegen."

von Anja

Mein Name ist Anja, ich bin 22 Jahre alt und studiere Germanistik und Geschichte. Ich habe einen Instagram Kanal @schlafende_buecher auf dem ich von meinem Leben mit Narkolepsie, Migräne, Dauerkopfschmerz und Depression berichte. Ich kann gar nicht genau sagen, seit wann ich Migräne habe. Ich hatte als Kind schon oft Bauchschmerzen und Kopfschmerzen. Das war vielleicht schon kindliche Migräne. 2014 haben sich die Kopfschmerztage gehäuft und seit 2016 habe ich immer Kopfschmerzen.

Erst 2018 bin ich zu einer Schmerzärztin gegangen, mit der ich meine Schmerzen analysiert habe. Dort kam dann heraus, dass ich einerseits einen Dauerspannungskopfschmerz habe und dann immer mal wieder Migräneattacken. Bei mir ist die Migräne immer links und beginnt hinter dem Auge. Wie die meisten bin auch ich geräusch- und lichtempfindlich und jegliche Bewegung verschlimmert den Schmerz. Eine direkte Aura habe ich nicht, aber ich merke, dass ich kurz vor der Attacke oft ein wenig verwirrt bin und Wortfindungsstörungen habe. Auch wenn ich zurzeit viele Migräne Tage habe (10-20 im Monat), kann ich sagen, dass es mir migränetechnisch im Moment so gut wie nie geht. Denn seit ich in der Schmerzklinik Kiel war, habe ich einen viel besseren Umgang mit meiner Migräne gefunden. Viele Jahre habe ich alles, was damit zu tun hatte, von mir weggedrängt und konnte es so gar nicht in mein Leben integrieren. Um das zu verstehen, möchte ich Euch von meiner ersten Schmerztherapie erzählen: Diese habe ich 2016 vier Wochen stationär in einem Kinderschmerzzentrum gemacht. Davor bin ich so mit meinen Schmerzen umgegangen, wie man es instinktiv macht: hinle-gen, Zimmer abdunkeln, Kühlpack auf den Kopf und warten bis die Attacke vorbei ist. In diesem Kinderschmerzzentrum wurde mir aber gesagt, dass meine Schmerzen nur von der Psyche kommen und ich es nur noch schlimmer mache, wenn ich mich mit Schmerzen hinlege.

Auf der Station war es verboten sich tagsüber ins Bett zu legen. Man musste alle Therapien mitmachen (egal wie stark der Schmerz und Co war), keine Medikamente nehmen und mit den Mitpatient:innen durfte man nicht über Schmerzen reden. Ich möchte diese Klinik gar nicht schlecht reden: Wenn der Schmerz NUR psychisch bedingt ist, ergibt dieses Konzept sicher Sinn. Aber bei einer Migräne ist das halt kontraproduktiv. Auf jeden Fall habe ich ab diesem Zeitpunkt dann genau das gemacht. Egal wie schlecht es mir ging. Ich habe einfach weiter gemacht, als würde es mir gut gehen. Ich habe niemandem mehr gesagt, dass ich Schmerzen, Übelkeit und Co habe und habe mich selber runter gemacht, wenn dann

Auch als dann die Migräne sicher diagnostiziert wurde und klar war, dass es nicht nur von der Psyche kommt, konnte ich diese Glaubenssätze nicht ablegen. Mein Umfeld hat dies auch noch (unbewusst) bestärkt, indem gesagt wurde, wie stark ich doch sei, wenn ich mich trotz Attacke nicht hinlege. Auch wenn mir irgendwie bewusst war, dass ich so die ganze Zeit gegen meinen Körper arbeite konnte ich es mir nicht erlauben auf mich zu hören. Ich habe von zu vielen Menschen gehört, dass es schwach ist sich auszuruhen. In Kiel hat sich bei mir aber der Schalter umgelegt. Einerseits habe ich verstanden, wie die Migräne funktioniert, und andererseits habe ich in den wenigen Tagen, in denen ich mich mal wirklich um mich gekümmert habe, schon Besserungen gemerkt. Jetzt bin ich dabei die neuen Impulse um zusetzten.

Die Stimme, die mir sagt: „Wenn Du Pause machst, bist Du schwach" ist natürlich noch da. Die hat es sich Jahre lang in meinem Kopf gemütlich gemacht. Aber jetzt höre ich nicht mehr nur auf sie, sondern auch auf meinen Körper. Und wenn der sagt: „Die Reizschwelle ist überschritten. Jetzt ist es Zeit für eine Pause." Dann mache ich diese Pause auch. Die Menschen, die mich schon lange kennen, wissen natürlich alle von meiner Migräne. Das wirkliche Ausmaß des Ganzen habe ich den meisten aber erst vor kurzer Zeit erklärt. Dadurch, dass ich die vielen Jahre nicht auf meinen Körper gehört habe, und trotz Attacke „normal" weiter gemacht habe ist es für sie jetzt neu, wenn ich sage: „Ich kann heute nicht, ich muss eine Pause einlegen." Dementsprechend reagieren manche beleidigt und mit Unverständnis. Wenn ich neuen Bekanntschaften davon erzähle, reagieren sie meist betroffen. Aber wirklich verstanden gefühlt habe ich mich bisher nur von anderen Betroffen. Früher habe ich Ballett getanzt und bin viel geklettert. Das kann ich aufgrund meiner Narkolepsie leider eh nicht mehr machen. Ansonsten mach ich viele kreative Dinge wie nähen, häkeln, stricken, malen und zeichnen. Das geht zum Glück auch alles bei leichten Attacken und notfalls auch im Liegen. Außerdem lese ich total viel und gerne. Und inzwischen ist das für mich die perfekte Attacken Aktivität. Ich habe mir einen eBook-Reader gekauft. Während einer Attacke dunkle ich mein Zimmer ab und stelle die Helligkeit des Readers auf niedrigste Stufe. Dann habe ich kein Licht, was unangenehm ist. Und das Lesen an sich beruhigt mich zum Glück mehr, als dass es mich anstrengt.

Ein Thema, mit dem ich noch einen besseren Umgang suche, ist das Thema Musik. Ich liebe Musik total und habe eigentlich 24/7 Kopfhörer auf. Und auf Konzerten und Festivals kann ich einfach mal alles vergessen und nur bei der Musik sein. Doch sowohl ständige Beschallung, als auch laute Konzerte mit vielen Mengen triggern bei mir Attacken. Da muss ich noch ein gutes Mittelmaß finden. Denn ohne Musik kann ich einfach nicht leben. Bei akuten Attacken hilft es mir den Raum abzudunkeln bzw. eine Sonnenbrille aufzusetzen. Dann lege ich mich hin und packe ein Kühlpack auf den Kopf und ein Wärmekissen in den Nacken. Außerdem hilft mir das Cefaly Akutprogramm (Werbung, ohne Auftrag) sehr. Oft schlafe ich dann ein (da hat die Narkolepsie endlich mal eine gute Seite). Wenn es mir etwas besser ist, versuche ich mich durch leise Musik oder lesen abzulenken. Und dann habe ich natürlich auch Akutmedikation wie Triptane und Co. Migräne zu haben ist oft echt Scheiße. Und es ist vollkommen ok darüber traurig und verzweifelt zu sein oder manchmal nicht mehr zu können. Aber es ist so und wir müssen damit leben. Es zu ignorieren, bringt nichts und macht es eher noch schlimmer. Sieh die Attacke als Botschaft von Deinem Körper jetzt erstmal einige Gänge zurück zu schalten. Hör auf Deinen Körper! Es ist kein Zeichen von Schwäche alle Reize runter zu schrauben und sich hinzulegen. Es ist ein Zeichen von einem gesunden Umgang mit der Erkrankung. Ja, es ist richtig blöd, wenn man deswegen schöne Lebenszeit verliert oder einen Termin absagen zu müssen. Wenn Dich deswegen andere blöd anreden, ist das deren Problem nicht deins. Denn das Wichtigste ist, dass es Dir gut geht. Auch wenn das schlechte Gewissen Dich zum Arbeiten, lernen oder so überreden will. Bleibe standhaft. Prio 1 ist und bleibt die Gesundheit. Und vielleicht kannst Du auch positive Punkte an der Migräne finden und sie so besser annehmen. Wir Menschen mit Migränehintergrund haben nämlich auch ein paar Superkräfte. Wir können viele Dinge stärker wahrnehmen, sind sehr kreativ und können Multitasking. Und ja, wir sind wirkliche Kämpfer:innen!!!!

„Bei richtigen Migräneanfällen geht leider gar nichts mehr, jeder Betroffene weiß, dass das praktisch ein neurologischer Totalausfall ist."

von Sarah

Ich heiße Sarah, bin 35 Jahre alt und habe nach meinem Abitur eine Ausbildung zur Automobilkauffrau absolviert. Ich arbeite noch immer in diesem Beruf, inzwischen als Markenmanagerin in der Verkaufsleitung einer Autohausgruppe. Ich habe die nette, vererbte Variante: Oma, Papa, Schwester, ich. Ich bin damit aufgewachsen, hatte sie als Kind schon. Meine Migräne hat sich lange Zeit nur in Kopfschmerzen mit sehr, sehr milder Aura gezeigt - dafür aber extrem häufig. Richtig heftige und typische Anfälle hatte ich selten. Innerhalb des letzten Jahres kamen dann aber zu dem ständigen Schmerz heftigere Anfälle dazu, weshalb ich dann erneut zum Neurologen in Behandlung bin. Ich nehme es ernster.

Und ich hätte evtl. früher reagieren sollen – aber ich bin damit aufgewachsen und man hat das dann einfach und gut. Ich hatte im vergangenen Jahr mit permanenter, morgendlicher Übelkeit zu kämpfen. Nach zig Tests hat meine Hausärztin mich zum Neurologen geschickt, weil Übelkeit wohl oft im Kopf entsteht. Da habe ich dann gemerkt, dass ich keine „typische" Aura habe (die ich natürlich auch kenne), sondern meine

Migräne eben neben immer wiederkehrender Übelkeit (auch ohne den Kopfschmerz an sich) auch einen starken psychischen Effekt hat. Kurz vor Migräneattacken sowie während der Attacke selbst, habe ich extreme psychische Ausfälle: Heulkrämpfe, richtig miese Laune, unkontrollierte Wutausbrüche, Depressionen. Nur in diesen Phasen. Sobald ich dann Triptane und Schmerzmittel nehme, dreht sich das wieder. Mir selbst war das jahrelang so nicht bewusst, weil es keine typische Reaktion ist und ich noch nie darüber gelesen habe. Aktuell nehme ich in Absprache mit meinem Neurologen Amitriptylin zur Prophylaxe – mal sehen, wie mir das auf Dauer hilft. Viele winken ab. Ach, Kopfschmerzen. Dabei ist es das überhaupt nicht: Ich habe manchmal Migräne ohne Kopfschmerzen.

Und bei richtigen Migräneanfällen geht leider gar nichts mehr, jeder Betroffene weiß, dass das praktisch ein neurologischer Totalausfall ist. Ich bin viel draußen unterwegs. Allerdings nie ohne Schmerzmittel und Sonnenbrille – mich triggern neben Stress und wenig Schlaf auch Licht und Temperaturschwankungen extrem. Was auch nicht geht: abends zu lange unterwegs sein. Party machen mit Freunden habe ich immer mit katerähnlichen Symptomen bezahlt. Inzwischen weiß ich, dass das Migräne war. Übrigens trinke ich auch keinen einzigen Tropfen Alkohol, weil mir von kleinen Mengen schon extrem übel wird.

Evtl. auch eine Begleiterscheinung der Migräne. Tatsächlich: rechtzeitig Triptane und Schmerzmittel nehmen. Wenn meine Laune absackt und ich bockig werde oder eine komische Übelkeit verspüre, weiß ich sofort: Achtung, jetzt sofort Schmerzmittel + Triptan, sonst hänge ich voll in einem Anfall drin. Ich halte mich aber auch zuverlässig an die 10/20 Regel und mein Neurologe überwacht meinen Medikamentenkonsum sehr streng. Der wichtigste Weg: zum Neurologen. Ich habe zu lange gedacht, dass der mir bei Migräne eh nicht helfen kann. Aber: Er bringt einem den richtigen Umgang mit Schmerzmitteln bei. Weil: Schmerzmittel sind wichtig. Mir war nicht bewusst, dass sich Nervenbahnen an Schmerz gewöhnen und im schlimmsten Fall irgendwann auslösen, obwohl der Schlüsselreiz gar nicht mehr da ist – dann wird das Ganze chronisch.

Manchmal sitze ich auch vor meinem Neurologen und er fragt mich: „Tja, was machen wir jetzt?" Aber das ist okay. Deshalb: Sei vorbereitet, wenn Du einen Termin vereinbarst. Was möchtest du mit ihm besprechen, wobei kann er Dir helfen? Übrigens sind Migräne-Apps tatsächlich sinnvoll. Auch wenn ich manchmal Monate habe, die die App nicht auswerten kann, weil meine Kopfschmerzen sich tagelang ziehen, habe ich dennoch einen guten Überblick. Man lernt sich selbst und seine Migräne kennen. Man beschäftigt sich aktiv damit. Migräne ist kein Kopfschmerz. Migräne kann auch ohne Schmerzen auftreten und sich nur durch verschiedenste Auren äußern. Und bei jedem und jeder ist das unterschiedlich.

Bitte lasst Euch nie auf Diskussionen mit anderen Betroffenen ein, wem es jetzt schlimmer erwischt hat - wir sitzen alle im selben Boot. Ich wäre übrigens für ein internationales Migräneerkennungszeichen: Bei mir ist das die rechte Hand flach über das rechte Auge gelegt – die meisten Migräniker:innen verstehen sofort, was man damit meint.

„Grundsätzlich sollten neurologische Erkrankungen in der Gesellschaft mehr angenommen werden."

von Swantje

Mein Name ist Swantje. Ich arbeite Vollzeit im öffentlichen Dienst. Ich sitze somit den ganzen Tag vor dem Computer und habe keinen persönlichen Kundenkontakt. Über einen Namen für meine Migräne habe ich mir noch keine Gedanken gemacht. Muräne trifft es aber sehr gut. Sie lauert in der Dunkelheit und sticht plötzlich zu. Man führt ein ganz normales Leben, wie jeder andere auch und plötzlich ist die Migräne da. Und man kann dieses Leben erst mal nicht so weiterführen. Ich habe seit der Schulzeit regelmäßig Kopfschmerzen. Migräne wurde bei mir erst vor ca. zwei Jahren diagnostiziert. Ich habe Migräne mal mit, mal ohne Aura. Aber überwiegend ohne. Trigger habe ich noch nicht feststellen können. Einen Tag vorher habe ich Wortfindungsstörungen und bin unkonzentriert.

Am Tag der Migräneattacke habe ich verschwommene Flecken im Sichtfeld. Als hätte man einen Fussel im Auge ,gegen den man guckt, aber man bekommt ihn nicht weg. Dann bekomme ich Kopfschmerzen bzw. ein Stechen, meist in der linken Schläfe. Man fühlt sich wirklich wie Harry Potter, wenn er seine Narbe spürt. Und so fasse ich mir auch an den Kopf. Das Stechen strahlt Richtung Auge und Kiefer aus. Manchmal kann ich meine Brille kaum auflassen, da sie genau da drückt wo der Schmerz hin strahlt. Und auch wenn die Brille kaum etwas wiegt, ist sie schwer zu ertragen. Hinzu kommen Schwindel, Übelkeit bis hin zu Brechreiz. Ich habe mittlerweile weniger Attacken, dafür aber umso heftigere. So ca. 2-3-mal im Monat. Es gab aber auch Monate, da hatte ich keine und dann wieder alle 10 Tage eine. Ich habe Schmerzmittel und sollte die Attacke so schlimm sein, dass ich Brechreiz bekomme, hilft nur noch Sumatriptan. Ich möchte aber mit einer Prophylaxe beginnen.

Meine Familie und Freund haben natürlich verständnisvoll reagiert und fragen regelmäßig nach meiner Gesundheit und stellen auch tiefergehende Fragen.

Andere Menschen reagieren meistens gar nicht oder spielen es hinunter. Es gibt sehr wenige Menschen, die Verständnis haben. Diese Menschen haben dann selbst Erfahrungen in die Richtung. Die Migräne beeinflusst meine Freizeit nur insoweit, dass ich für den Tag der Attacke oder bis zu 2 Tage danach nichts unternehmen kann. Dafür hatte bisher jede:r Verständnis. Mir hilft es mich in einen ruhigen Raum zu legen und die Augen zu schließen. Ich versuche regelmäßig zu essen und zu trinken. Ich habe verschiedene Schmerzmittel ausprobiert und mache öfter am Tag Entspannungsübungen: Etwas strecken, die Augen schließen, mal kurz zu einer

Kollegin gehen, um mal etwas anderes zu sehen als nur den Bildschirm. Sprich darüber. Klage Dein Leid. Du wirst Dich wundern, wer alles ähnliche Symptome hat. Man bekommt vielleicht nicht immer Zuspruch, aber die liebsten Menschen in Deinem Leben werden Dir richtig zuhören.
Und ganz wichtig, hör auf Deinen Körper. Wie oft habe ich mich gewundert, dass ich schon wieder Kopfschmerzen habe und es einfach mit Ausreden abgetan. Nach dem Motto: Vielleicht habe ich zu wenig getrunken? Ist mein Nacken vielleicht verspannt? Bis ich gemerkt habe, wie oft ich tatsächlich Kopfschmerzen hatte. Nämlich fast täglich.

Ich habe auch über die Monate gemerkt, dass mir fettiges Essen echt guttut. Für andere wäre das ein Auslöser. So ist jeder individuell und jeder sollte das tun, was einem gut tut. Da ich noch in meiner Findungsphase bin, ist es für mich ganz wichtig ein Kopfschmerztagebuch zu führen. Jeden Tag. Ich benutze dafür eine App. Übrigens gibt es einige kostenpflichtige Apps, bei denen die Kosten von der Krankenkasse übernommen werden. Grundsätzlich sollten neurologische Erkrankungen in der Gesellschaft mehr angenommen werden. Es sollte mehr Aufklärungsarbeit geben, aber die sollte von den Obersten kommen.

Viele Grüße,
Swantje

„Egal wie schwer es ist, es kommen auch immer wieder bessere Tage."

von Kyra

Ich bin Kyra und 25 Jahre alt. Ich arbeite Vollzeit als Erzieherin und Gruppenleitung einer U3 Gruppe in einem Kindergarten. Habe im August 2020 eine neue Stelle angefangen und dort leider schon einige Fehltage wegen der Migräne und hoffe, dass ich trotzdem durch die Probezeit komme. Es wäre nicht die erste Stelle, die ich wegen der Migräne verloren hätte. Migräne habe ich schon, seit ich denken kann. Richtig bewusst geworden ist es meiner Mutter, als ich 3 oder 4 Jahre alt war. Natürlich ist sie sofort mit mir zum Arzt, da sie selber Migräne hat, aufgrund von Migräne hatte sie sogar eine zweifache Hirnblutung. Als Kind hatte ich meist Migräne verbunden mit positivem Stress.

Nach einem Tagesausflug z. B. ins Schwimmbad, Zoo oder Freizeitpark, aber auch die Freude auf Geburtstag oder Weihnachten waren oft ein Auslöser.
Umso älter ich wurde bzw., umso schlimmer wurde die Migräne und immer öfter kamen die Anfälle. Der Sommer war und ist immer schlimm. Die Hitze und besonders plötzlichen Temperaturanstieg, das mag die Migräne besonders. Mit der Periode, die ich leider schon mit 11 bekam, wurde die Migräne

noch schlimmer. Gefühlt mit jedem Jahr, das ich älter werde, wird die Migräne auch schlimmer. Ganz schlimm wurde es Mitte 2011 mit Beginn meiner Ausbildung. Seit 2014/2015 ist die Migräne chronisch und somit kamen noch weitere Krankheiten wie Bluthochdruck und Übergewicht durch verschiedene Medikamente. Seit kurzem kann ich auch Depressionen dazu zählen. Die Migräne äußert sich verschieden bei mir. Mal mit Aura und mal ohne. Mal mit Übelkeit und Erbrechen oder auch ohne. Von Lähmungen und Halluzinationen hatte ich gefühlt schon alle Begleitsymptome.
Am schlimmsten ist für mich die Migräne, wenn ich mit ihr morgens schon wach werde, denn dann bekomme ich die meistens nicht in den Griff und solche Tage enden dann oft beim Notarzt für eine Infusion. Lange Zeit habe ich die Augen vor dieser Krankheit versucht zu verschließen und habe es nicht erzählt. Besonders als es hieß chronische Migräne. Denn kaum einer hat mich verstanden. Habe immer wieder versucht mich zurechtfertigen und „normal" zu sein. Inzwischen rede ich offen darüber und versuche den Menschen zu erklären, wie es mir geht. Ich habe auch kein Problem mehr damit eingeschränkt zu leben und kann selbstbewusst dazustehen (z.B. keinen Alkohol trinken und viel zu Hause sein).

Was auch wichtig aber nicht leicht war, war zu lernen „Nein" zu sagen. Inzwischen weiß ich, was mir gut tut und was nicht, und kann dies gut vertreten. Der Umgang ist schwierig, die wenigsten haben Verständnis oder haben es nur kurz bis es

ihnen zu oft wird. Ich denke aber, oft ist das Problem, dass Menschen es einfach nicht verstehen können ,da sie es nicht kennen. Wirklich feste Hobbies habe ich keine mehr, da steckt für mich zu viel Druck hinter z.B. ein fester Tag, an dem es stattfindet oder der Mitgliedsbeitrag.
Ich versuche so oft wie es geht Sachen zu tun, die ich gerne mache. Dazu zählen backen, kochen, Kino, Spieleabende mit Freunden, Essengehen oder Konzerte. Am liebsten gestalte ich meine Freizeit spontan, um so gut es geht Absagen aus dem Weg zu gehen. Natürlich lässt sich spontan nicht immer umsetzen und manches muss mal geplant werden. An sich bin ich aber inzwischen ein Stubenhocker geworden. Fühle mich dort am sichersten und kann am besten Kraft tanken. Unternehmungen sind oft mit Stress verbunden.

Bei Anfällen hilft mir am besten mein Bett. Im Schlafzimmer muss es kühl, dunkel und leise sein. Ein Kühlpack aus dem Eisfach auf den Kopf, Decke bis zu Nase und zur Sicherheit einen Eimer neben dem Bett. Vorher etwas gegen Übelkeit und eine ordentliche Ladung Schmerzmittel oder Triptan. Dann ganz viel Schlaf. Wenn dies nicht hilft, zum Notarzt für eine Infusion und dann weiterschlafen. Wenn der Anfall besser ist, brauche ich immer etwas Fettiges zum Essen, am liebsten Pizza und dazu eine Cola. Versucht habe ich Akupunktur, Betablocker, Antidepressiva, Yoga, Physiotherapie, verschiedene Schmerzmittel und Triptane, Ausdauersport, Antikörper und vieles mehr, auch an Alternativen. Das Wichtigste ist, dass

Wir nicht aufgeben! Egal wie schwer es ist, es kommen auch immer wieder bessere Tage.
Die guten Tage sollte man deswegen umso mehr genießen. Manchmal auch nutzen, für Erledigungen, bevor die Migräne wieder dazwischenkommt.

Gut zu wissen ist es auch, was einem gut tut und was nicht. Um so auf sich aufzupassen. Eine große Hilfe ist auch eine Person im nahen Umfeld, die auf einen aufpasst und einen mal erinnert auf sich aufzupassen. Aber das allerwichtigste ist, dass man sich nicht über die Krankheit definieren lassen darf.

„Meine Migräne gehört zu mir."

von Doro

Ich bin Doro, 32 Jahre und bin zurzeit in Elternzeit mit meiner 6 Monaten alten Tochter. Ich bin gelernte Physiotherapeutin, aber habe mich auf Yoga und Massagen spezialisiert. Meine Migräne heißt Moppi. Inspiriert von meinem Partner, vielleicht kennt ihr Pittiplatsch? Und wie sie (oder er) dann immer sagt: „Ach Moppi" in einer ganz bestimmten Tonlage. Deswegen Moppi. Die Migräne wurde mit ca. 18 Jahren diagnostiziert. Aus meiner Erinnerung war ich aber schon von Kindheit an mit „ Kopfweh". Ich glaube, in den 90ern wurde Migräne bei Kindern auch noch nicht so häufig festgestellt oder gefunden. Ich habe Migräne ohne Aura. Ich hatte in meinen Zwanzigern die chronische Form mit 18-28 Tagen im Monat Migräne und von 26-28 Jahren habe ich über 2,5 Jahre täglich Migräne.

Jetzt bin ich nach verschiedenen Therapieformen und auch der Schwangerschaft, bei ca. 10 Tagen im Monat. Im Allgemeinen besser. Ich bin unglaublich froh, aus der täglichen Migräne raus zu sein und habe enorm an Lebensqualität dazu gewonnen. Meine Migräne gehört zu mir, das habe ich akzeptieren müssen. Das ging nicht von heut auf morgen, aber ich bin froh darüber, das gelernt zu haben. Sie ist da, alles (selbst-)bemitleiden hilft mir da nicht. Klar, wäre ich froh, wenn sie gar nicht in meinem Leben wäre, aber es ist wie es ist. Klingt vielleicht ernüchternd, aber irgendwann war ich so müde, bei je-dem neuen Ansatz Hoffnung zu schöpfen. Ich bin dankbar für mich einen Weg und Umgang damit gefunden zu haben. Was aber nicht ausschließt, dass ich auch mega genervt, erschöpft und deprimiert von den Schmerzen, anderen Symptomen und sozialer Isolation etc. bin. Aber auch diese Gefühle dürfen sein. Daran muss ich mich auch ab und zu wieder erinnern.

Mein Umgang hat sich auch soweit verändert, dass ich mich nicht mehr so weit zurücknehme. Lange Zeit habe ich mich entschuldigt, wenn ich Migräne hatte, weil ich dann für mein Gegenüber nicht voll einsatzfähig war. Damit habe ich aufgehört, das hilft niemandem. Ich versuche auch nicht mehr, auf Teufel komm raus, gute Miene zum bösen Spiel zu machen. An manchen Tagen kann ich auch nicht mehr lächeln, wenn die Migräne mich übermannt. Lange Jahre gemacht und viel Kraft gekostet.

Ich übe mich immer und immer wieder im Annehmen und auch nicht zu schuldig zu fühlen, wenn Pläne gemacht worden sind und ich dann doch nicht oben auf bin. Als es ab Anfang zwanzig, immer schlimmer wurde, hat mein Umfeld schon mitgelitten. Aber ich habe auch gelernt, es nicht persönlich zu nehmen (besser gesagt: Ich versuche es immer wieder), wenn nicht jedes Gegenüber meine Lage versteht. Mit Empathie versuche ich zu verstehen, dass mein Gegenüber, der vielleicht noch keine Migräne hatte, vielleicht nicht weiß, dass es nicht leicht ist dieses Krankheitsbild in allen Aspekten nachzuvollziehen. Und dass es halt doch,so viel mehr ist als „Ich habe heute Kopfweh". Aber gerade mein Partner ermutigt mich immer wieder, auch den Mut nicht zu verlieren. Gerade wenn die „Schmerzdepression" kommt und unter den Schmerzen die Tage einfach grauer und schwerer sind, weiß ich mittlerweile, da sind Menschen, die helfen mir wieder auf und freuen sich mit mir, wenn es wieder Berg auf geht bzw. halten auch einfach mit aus. Ich glaube durch all die Jahre ist da niemand mehr in meinem Umfeld, der die Migräne belächelt.

Ich denke immer, Leid ist nicht messbar. Jeder geht mit seiner Situation so gut um, wie es halt gerade in dem Moment mit den Umständen möglich ist. Ich bin gerne in der Natur mit Freunden/Familie oder einfach für mich, ich lese gern oder schaue eine schöne Serie. Beeinflussen tut es mich, in dem ich nie weiß, wenn ich mir einen Plan für einen bestimmten Tag gemacht habe, z.B. einen Familienausflug oder etwas anderes, ob das dann tatsächlich so stattfinden kann. Meine Migräne kommt oft über Nacht, so weiß ich erst am Morgen des jeweiligen Tages, ob alles klappt oder halt auch nicht. Wenn wir verreisen, weiß ich, dass ich nach dem Flug und Ankunft,mir die ersten ein zwei Tage nichts vornehmen brauche, da mich oft allein die Reise anstrengt und Migräne beschert. Aber mittlerweile weiß ich meist darum und es wird mit eingeplant. Ich bin zusätzlich eine sehr sensible Person und zu viel Input bzw. Reize strengen michsehr an. Tatsächlich „annehmen" der Situation, kein Mitleid aber Mitgefühl für mich selbst. Immer wieder Selbstfürsorge üben, üben, üben. Ich habe Triptane und Ibuprofen im Akutfall und als Prophylaxe hatte ich schon Antidepressiva, die haben nur leider nicht gewirkt und mich hat es auch mehr gestört, jeden Tag Tabletten zu nehmen, ohne eine Wirkung zu spüren. Meine Prophylaxe ist täglich hochwertiges CBD-Öl Vollspektrum, Magnesium, genug trinken, schlafen, nicht zu viel verarbeitete Nahrungsmittel. Für Betroffene und auch an mein jüngeres Ich: zuerst einmal, I feel you. Jede:r hat seine:ihre ganz eigene Geschichte mit dieser Krankheit, Symptomen, Umgang und doch verbindet uns all das. Ihr alle habt mein Mitgefühl. Ich weiß, das macht die Schmerzen auch nicht weniger, aber ich finde, es hilft doch. Migräne macht einsam und oft sozial isoliert. Ich vergesse das unter den Schmerzen auch immer wieder, aber DU bist nicht allein! So viele können nachvollziehen, wie behindernd Leben mit Migräne ist. Ein paar Worte zum immer wieder erinnern: DU musst dich nicht rechtfertigen. Du musst Dich nie für Deine Schmerzen entschuldigen. Pass auf Deine Ressourcen auf. Ruh Dich aus, wann immer möglich. Nimm den Druck raus, immer wieder. Tu Dir was Gutes, umgib Dich mit Dingen/Personen die Dir gut tun. Von Herzen alles Liebe!

„Die meisten Menschen können überhaupt nicht verstehen, dass ich krank bin. Man sieht ja nichts."

von Melanie

Ich bin Melanie, 46 Jahre alt und von Beruf seit 2016 selbstständig als Kosmetikerin. Es ist meine wirkliche Berufung, ich liebe meine Arbeit und darf mich täglich mit schönen Dingen umgeben. Meine erste Migräne hatte ich 1989 mit 15 Jahren. Es waren meistens schwere Attacken, die etwa einmal im Monat auftraten und dann drei Tage andauert. Später steigerte sich das Ganze auf zweimal im Monat, jeweils drei Tage. Im Laufe der Jahre hat sich die Migräne sehr verändert, heute habe ich eine chronische Migräne, mit etwa 28 Schmerztagen im Monat.

Außerdem leide ich an chronischem Spannungskopfschmerz und einem so genannten Eispickelkopfschmerz (primär stechender Kopfschmerz). Im Jahre 2002 wurde nach einem etwa zweijährigen Diagnosemarathon Fibromyalgie festgestellt. Etwa zu diesem Zeitpunkt begannen auch die chronischen Kopfschmerzen. Begonnen hat die Fibromyalgie damit, dass ich Schübe hatte, in denen es mich immer völlig umgehauen hat. Ich hatte permanente Körperschmerzen, die mich so überkamen, dass ich meist irgendwo im Haus auf der Erde lag und solche Krämpfe und Schmerzattacken hatte,

dass ich zu nichts mehr fähig war. Unsere Tochter war damals „schon" 4 Jahre alt und konnte in diesen Fällen immer meine Mutter anrufen, die dann zu Hilfe kam. Für die Kinder war es sehr schwierig.
Und für mich unglaublich beängstigend. Eine Zeit lang habe ich gedacht, dass ich mit den täglichen Schmerzen fast leben könnte. Leider hat es sich in den Jahren (etwa in den letzten 4-5 Jahren) dazu entwickelt, dass ich täglich Schmerzmittel geschluckt habe. Alles, was ich bekommen habe und was frei verkäuflich war, habe ich in großen Mengen zu mir genommen, wodurch sich die Probleme aber nur verlagert haben. Ärztliche Unterstützung hatte ich gar nicht. In diesem Sommer habe ich eine Schmerzmittelpause gemacht, niemals hätte ich gedacht, dass sie so hart ist. Ich war sechs Wochen ohne Schmerzmittel, verbunden mit einem Klinikaufenthalt in der Schmerzklinik Kiel.

Dort wurde auch der Grundstein gelegt, dass ich mich überhaupt um die Migräne und die Kopfschmerzerkrankungen kümmere und anfange darüber mehr zu lernen. Ich bin von 30 Schmerztagen auf 28 Schmerztage runter, der Erfolg scheint sich nicht wirklich einzustellen, doch ich finde, jeder schmerzfreie Tag ist ein Geschenk.
Durch immer mehr Schmerzen bin ich aktuell leider in der Situation, dass ich unglaublich unter Ängsten und oftmals Panikattacken leide. Seit einigen Wochen habe ich mit Depressionen zu kämpfen, das zuzugeben, ist für mich das

Schlimmste. Die meisten Menschen können überhaupt nicht verstehen, dass ich krank bin. Man sieht ja nichts! Und ich bin doch immer so fröhlich und immer am Lächeln und kümmere mich um die Belange meiner Kunden und meiner Familie. Niemals würde jemand auf die Idee kommen, dass es mir vielleicht schlecht geht, dass ich so viele Schmerzen habe!

Die meisten reagieren ziemlich unverständlich. In meiner Freizeit habe ich mich in den letzten Jahren immer mehr zurückgenommen, ich liebe Konzerte und Festivals. Leider fühle ich mich überhaupt nicht mehr in der Lage daran teilzunehmen. Selber mache ich Musik, was mich oftmals so anstrengt, dass ich während des Musizierens den nächsten Schub kriege, starke neurologische Schmerzen oder einfach Migräne.
Ich habe sehr viel Sport gemacht und war immer gut trainiert, heute bin ich fast gar nicht mehr in der Lage mich überhaupt zu bewegen. Bei starken Schüben fällt es mir noch immer sehr schwer eine Möglichkeit zu finden, dass ich damit gut klarkomme.

Ich versuche dann immer Ruhe zu haben, ein abgedunkelt kühler Raum ohne Gerüche, ohne Geräusche. Ich habe meine Ernährung umgestellt, trinke seit vier Jahren kein Alkohol, verzichte fast komplett auf raffinierten Zucker und wir essen nur maximal ein oder zweimal die Woche Fleisch (ich oftmals auch gar nicht). Im Augenblick versuche ich eine Kur mit hoch dosierten Q10. Außerdem nehme ich ständig B Vitamine, Magnesium, Braunhirse (hoher Zinkgehalt) und Vitamin D3.

Wir sind alle Individuen, natürlich kann man kein Rezept benennen, welches jedem gleich hilft. Jeder muss seinen Weg finden, doch ich finde es ganz wichtig sich auszutauschen, um neue Impulse zu bekommen, Ideen und Möglichkeiten zu erkennen.

Der Umgang mit anderen Menschen, ist oftmals schwer und entmudigend, wenn andere Dich nicht verstehen! Weil sie keine Ahnung haben oder weil es ihnen einfach zu anstrengend ist sich mit Krankheiten wie Migräne oder Fibromyalgie auseinander zu setzen. Oftmals ist es super schwierig, aber man muss sich auch trennen, mir hat es in den letzten Jahren gut getan einfach manche Menschen nicht mehr so nah an mich ran zu lassen und den Kontakt einzuschränken. Es hört sich sehr krass an und vielleicht auch „arrogant" (?!), aber ich glaube, das Problem ist einfach, dass jede:r, der mit solcher Erkrankung leben muss, ein Stück weit egoistischer wird. Meine Erfahrung hat leider gezeigt, wenn man am Boden liegt, sind nur verdammt wenig Menschen da.

Ich habe mir in den letzten Jahren mein Leben sehr schön eingerichtet. Wir leben ruhig, auf dem Dorf, in unserem Traumhaus, mit vielen Tieren und eine der größten Leidenschaften, das Reisen, versuchen wir regelmäßig in unser Leben zu integrieren.

Mir hilft es immer, eine neue Reise zu buchen, auch wenn das Ziel (die Reise) noch in einiger Entfernung liegt, dieses Ziel vor Augen zu haben und mich auf einen neuen, kleinen Traum freuen zu dürfen, es gibt mir unglaublich viel Kraft und schafft es auch, mich immer weiter machen zu lassen. Niemals will ich aufgeben! Ich will noch viel erleben!

„Ich lebe damit. Weil ich es muss und mir keine andere Wahl bleibt."

von Yvonne

Ich bin Yvonne, glücklich verheiratet, Mama einer Teenie Tochter. Ich lebe mit meiner Familie, unserem Hund Chi Chi und 2 Katzen in einem Dorf im Saarland in unserem eigenen Häuschen. Ich arbeite als Assistentin der Geschäftsleitung bei der proWIN Direktion im Saarland und bin selbstständige proWIN Beraterin. Ich habe Migräne so lange ich zurückdenken kann. Als Teenager fing es an und im Erwachsenenalter wurde es immer schlimmer. Die letzten Jahre leide ich sehr stark darunter, mit bis zu 15 Attacken monatlich. Die Migräne äußert sich bei mir zu 99% linksseitig und zieht über den kompletten linken Kopfbereich. Sie krabbelt mir sozusagen den Nacken hoch, bis die Schmerzen unerträglich sind, mein Kopf brennt oder pocht und der Kopf zu explodieren droht. Ich habe sehr oft Begleitsymptome. Bin extrem geräusch- und lichtempfindlich und mein Geruchssinn spielt dann meistens auch verrückt.

Ich kann meine Ernährung so gut im Griff haben, wie ich will, wenn die Migräne kommt, bin ich machtlos, was ungesundes Essen angeht. Ich lebe damit. Weil ich es muss und mir keine andere Wahl bleibt. Ich habe es aber bis heute nicht zu 100%

akzeptiert, dass dies zu meinem Leben gehört. Ich suche immer weiter nach Lösungen diese verdammte Krankheit zu besiegen und bin mir sicher, ich finde irgendwann mein Heilmittel. Früher bin ich vor Schmerz fast gestorben, mittlerweile habe ich mein Schmerzmittel (Triptan) gefunden und bin froh mir wenigstens helfen zu können, wenn es zu arg wird. Mein direktes Umfeld kennt mein Problem und, da ich schon sehr lange damit leben muss, verstehen meine Familie und meine Freunde mich und wie es mir dann geht. Ich habe den besten Mann der Welt, der komplett übernimmt, wann immer ich „ausgeschaltet" bin.
Meine Tochter wird bald 13 und sie lernt immer mehr mit Mamas Krankheit zu leben. Als sie kleiner war, war das nicht immer so einfach, wenn Mama nicht mehr konnte, was Mama eigentlich muss! Meine Eltern zeigen großes Verständnis und ich kann mich in der glücklichen Lage schätzen, dass meine Eltern auch gleichzeitig meine Arbeitgeber sind. Das erleichtert meine Arbeitssituation extrem.

Wann immer es möglich ist, kann ich mir Auszeiten geben. Wenngleich ich selbst das größte Problem darstelle, weil ich ein sehr verantwortungsbewusster Mensch bin und mich selbst sehr schwer damit zufriedengeben kann, nicht immer zu 100% Leistung bringen zu können. So einfach wie jetzt mit der Arbeit hatte ich es natürlich nicht immer. Denn selbst wenn der Arbeitgeber versteht, was los ist, und behilflich ist, gibt es oft Arbeitskollegen, die die Situation nicht verstehen und sich veräppelt fühlen, weil sie die Arbeit mit übernehmen müssen, wenn man ausfällt. Man sieht diese Krankheit ja nicht auf den ersten Blick. Freizeitlich habe ich große Schwierigkeiten meinen Interessen auf Dauer nachzukommen. Wann immer ich etwas regelmäßiger tun, will funkt mir der Schmerz dazwischen und unterbricht meine Kontinuität. Das raubt mir die Energie und hemmt mich oft wieder und wieder von vorne anzufangen. Auch Treffen mit Freunden usw. klappen oft aus diesem Grund nicht oder müssen verschoben werden. Das macht mich oft sehr traurig. Auch Weiterbildungen, Schulungen usw. machen mir zwar Spaß, aber auch Probleme, weil ich nicht immer fit bin. Im Umgang damit helfen mir Menschen von außen, die mich immer wieder aufbauen und Mut zusprechen, dass es irgendjemand besser wird und etwas gefunden werden kann, das mir hilft. Meine Familie ist meine allergrößte Unterstützung.

An sonstigen „Mitteln" helfen lediglich Triptane und selbst die nicht immer gleich gut. Zur Unterstützung habe ich mittlerweile ätherische Öle, die mir den Schmerz etwas erträglicher machen an manchen Tagen. Getan habe ich schon so vieles, dass ich das hier gar nicht aufzählen kann. Von Homöopathie, über Akupunktur, Massagen, osteopathische Behandlungen, Entspannungstechniken, vorbeugende Medikamente, bis hin zu Ernährungsumstellungen und Vitamin Präparaten, CBD-Öl, Strom-Therapien, Psychotherapie usw. In so vielen Jahren probiert man so sehr Vieles aus. Im Prinzip brauche ich viel

Ruhe, wenig Stress, Dunkelheit, viel Entspannung und noch mehr Geduld, bis es vorüber geht. Ich möchte allen Betroffenen sagen: Gebt nicht auf, sucht immer weiter. Für jeden Menschen gibt es Hilfen, die den schrecklichen Schmerz erleichtern. Werdet nie leise, sondern redet über Euren Schmerz. Der ist schrecklich und muss gehört werden. Denkt niemals, Ihr würdet jammern oder seid zu wehleidig. Ihr seid verdammt stark. Gönnt Euch viel Ruhe und lebt in den Momenten, in denen Ihr es könnt, in vollen Zügen ohne Angst zu haben, dass Euch schon nachher oder morgen die nächste böse Attacke überfällt. Das Leben ist da, um Spaß zu haben und nie die Hoffnung aufzugeben. Ich lerne immer mehr die Migräne anzunehmen, aber dennoch nicht mehr „meine Migräne" zu sagen. Ich weiß, dass ich damit leben muss, aber werde mich niemals damit abfinden so weiter leben zu müssen. Eines Tages werde ich mein Mittel finden und gesund sein. Ich gebe nicht auf und danke allen, die mich auf meinem Weg begleiten und mich, egal wie, unterstützen.

„Wenn ich bei meiner Arbeit sagen würde: Ich habe Krebs, dann würde das ernst genommen werden. Aber eine Migräne, das nehmen die nicht ernst."

von Steffi

Ich bin Steffi, 29 Jahre alt und ich bin Erzieherin und arbeite nun als Schulbegleiterin, für Kinder die im Unterricht Unterstützung benötigen. Das können Flüchtlingskinder, Kinder mit Autismus oder Kinder mit körperlichen oder geistigen Beeinträchtigungen sein. Ich habe Migräne, seitdem ich 16 Jahre alt bin. Damals war das sehr viel schlimmer von den Schmerzen her, als es jetzt ist, aber ähnlich mit den Auren. Ich habe oft sehr starke Auren mit Licht-, Geräusch- und Geruchsempfindlichkeit. Ich habe Erbrechen, Sehstörungen und teilweise, dass ich viel mit Flimmern an den Seiten zu tun habe, dass meine Hände und Beine anfangen zu zittern.

Ich habe immer wieder Schüttelfrost, wenn ich Migräne habe. Ich übergebe mich häufig und zusätzlich habe ich Schmerzen in den Augen, im Kiefer, im Nacken-Schulter-Bereich. Oft auch, wie wenn mir jemand auf die Kehle drücken würde. Ich bin viel auch draußen mit Sonnenbrille unterwegs, wenn ich z.B. Migräne auf der Arbeit bekomme, was dann auch andere verwundert und ich oft auch blöd angeguckt werde. Geruchs- und Geschmacksstörungen habe ich dann auch. Sodass ich dann schwer etwas essen kann. Jeder kleinste Geruch ist die reinste Überforderung für mich und löst auch Übelkeit oder Schmerzen aus. Dann die typischen pulsierenden Schmerzen. Früher habe ich teilweise nur noch „Aua aua", sagen können und habe viel geweint, weil ich da noch nicht diese Hilfe bekommen habe, da ich in einer Kleinstadt gewohnt habe und da die sich nicht so wirklich mit Migräne auskannten und das als Kopfschmerzen klassifiziert haben. Meine Migräne ist viel häufiger geworden und hat sich zu einer chronischen Migräne entwickelt.

Meine Schmerztage sind im Monat mindestens 15 bis 20 im Monat. Zusätzlich mit den Auren, was es für mich oft sehr schwer macht zu arbeiten und ich auch oft Zähne zusammenbeiße und Leute einfach denken, es geht mir einigermaßen gut, sehe erschöpft aus, aber dabei habe ich einfach Migräne. Ziehe diesen Tag dann durch, was mit Kindern nicht leicht ist, da ich sehr aufmerksam bleiben muss und nicht immer die Lautstärke für mich passend ist. Aber ich liebe meinen Job! Der Umgang mit Migräne hat sich insofern verändert, dass ich mich viel mehr darüber informiert habe, ich besser mit Ärzten versorgt bin und immer Neues ausprobiere, um vielleicht eine zusätzliche Option zu erhalten, damit es besser wird. Ich habe auch durch den Umgang mit meiner Migräne gelernt, dass ich viel mehr darauf eingehen muss und nicht es einfach jedem Recht machen kann. Dass, wenn ich Migräne bekomme und empfindlich bin, ich dann ehemalige Freunde sehr verärgert habe, die das nicht verstanden haben. Die dann dachten, ich hätte keine Lust mich mit denen zu treffen. Und ich dadurch viel Abstand genommen habe, zu vielen Menschen, und mittlerweile einen geringeren Freundeskreis habe, aber ich genau weiß, dass, wenn ich selbst 15 Minuten vorher absage, weil ich Migräne bekommen habe, dass die das nachvollziehen können. Nicht weil sie es selbst haben, sondern weil sie wissen, dass es mir dann wirklich schlecht geht. Mein Umfeld reagiert aber im Allgemeinen im negativen Sinne. Es haben viele davon überhaupt keine Ahnung und es enttäuscht mich immer wieder, wie man im Arbeitsfeld unter Druck gesetzt wird und es abgetan wird und blöde Sprüche gesagt bekommt wie „Stell dich nicht so an!". Das ist einfach oft viel, dass man von der oberen Position, wie von meinem Chef, Druck bekommt, wie „Wenn Du jetzt wieder so oft fehlst, wie die letzten Monate, dann kannst Du damit rechnen, eine Abmahnung zu bekommen", und das, obwohl ich dank meiner chronischen Krankheiten (Epilepsie und Morbus Crohn) einen Behindertenausweis habe und schwerer zu kündigen bin.

Es ist halt mit solchen Maschen für mich oft total schwer, da sowas bei mir Druck und Stress, dann Migräne auslöst. Und das ist wirklich so ein Teufelskreis. Und es ist schade, dass man da so wenig Verständnis bekommt und es so wenig Aufklärung über Migräne gibt. Dass es immer noch abgetan wird, als Kopfschmerzen, wenn man ein neues Medikament bekommt oder wenn man aus dem Krankenhaus kommt, weil man einen Status hatte, dass dann immer wieder solche Sprüche kommen „Nimm doch mal ne Tablette". Das macht mich immer wieder traurig und wütend, dass da so wenig Verständnis kommt. Ich merke einfach, wie schwierig es einem gemacht wird und man z.B. nur Teilzeit arbeiten kann, was bei mir z.B. der Fall ist. Ich kann nicht mehr Vollzeit arbeitendurch meine Krankheiten. Ich weiß andererseits auch, dass ich weniger Geld verdiene und dann weiß ich aber auch, wieviel Geld ich pro Monat für meine Gesundheit ausgeben muss. Was nicht von den KK (Krankenkassen) übernommen wird wie CBD-Öl, homöopathische Mittel und Akupunktur. Und es gibt zu wenig Studien darüber, als bei anderen Krankheiten. Wenn ich bei meiner Arbeit sagen würde „Ich habe Krebs", dann würde das ernst genommen werden. Aber eine Migräne, das nehmen die nicht ernst.

Man bekommt ständig nur Stress, Druck und Drohungen. Und dass man da nicht vom Staat abgesichert ist und nicht unterstützt wird. Es ist immer noch so, dass wenn ich jemanden Richtung Partner kennenlernen möchte, dann wird oft komisch reagiert, weil ich aufgrund meiner starken Medikamente nichts trinken darf. Da werde ich als langweilig abgestempelt. Männer haben dann nur aufgrund der Krankheiten kein Interesse an mir, weil sie das zu anstrengend finden. Das ist etwas, das mich auch oft traurig macht, wo ich mir denke, dass man selbst bei solchen Situationen den Stempel aufgedrückt bekommt und obwohl man absolut nichts dafür kann und selbst die Person ist, die darunter ja leidet. Die jeden Tag hoffen muss keinen Migränetag zu haben und den Tag genießen zu können. Und einfach mal nutzen zu können, da auch wieder gar keine Chance bekommt. Finde ich als Situation wirklich unmöglich. Im Beruf ist es auch so, keine Rücksicht und man bekommt immer einen reingedrückt.

Ich persönlich habe meine Freizeitaktivitäten sehr verändert. Ich war früher viel mit Freunden unterwegs, mittlerweile habe ich gemerkt, dass ich viel mehr plane. Meine Zeiten mit Essen einhalte, zu den gleichen Zeiten aufstehe und schlafen gehe und viel lese, das geht bei mir, Gott sei dank, auch mit Migräne. Aber ich merke einfach, dass ich innerlich schon nervös werde, wenn das Wetter gut ist. Okay, ich brauche Schatten, weil, wenn die Sonne mir die ganze Zeit auf den Kopf scheint, dann kriege ich dadurch auch Migräne.

Ich plane deshalb viel mehr im Voraus, wenn ich mit jemandem Etwas unternehmen will. Dass ich gucke, dass ich meine Pausen habe, zeitlich immer essen kann usw. Es hat sich auch im Freundeskreis bei mir minimiert. Selbst die Freunde, die es am Anfang noch verstanden hatten, als sich meine Migräne verschlimmerte haben, später nicht mehr mitgemacht. Waren genervt. Und ich war es leid, mich immer wieder für etwas zu entschuldigen, für das ich nicht schuld bin. Nichts kann. Es ist leider immer wieder so. Das Gefühl sich entschuldigen zu müssen, aber man auch selbst wütend ist, das tun zu müssen. Ich bin dann die, die leidet. Die nur im Dunkeln sitzt. Der es schlecht geht. Warum soll ich mich dafür entschuldigen? Ich kann nichts dafür und ich habe mir das nicht ausgesucht. Was mir im Umgang hilft, ist definitiv mein Minzöl und Tigerbalsam, was die Stirn kühlt. Zusätzlich das CBD-Öl hat bei mir einen tollen Effekt, Kühlpacks und wirklich diesen Alltag strikt zu halten, gleicher Tagesablauf. Essen und Schlafen. Handy rechtzeitig weglegen. Das habe ich früher nicht gemacht. Ich habe gemerkt, das wenn ich mich an diesen Rhythmus halte, das ich dadurch etwas weniger Migräne habe. Als wenn ich dann auf einmal aus dem Rhythmus rauskomme, dann hatte ich am nächsten Tag Migräne. Mich halten abendliche Medien lange wach, dadurch habe ich weniger Schlaf, weil ich um 6 aufstehen muss, Schlafmangel ist ganz schlimm für mich. Was ich Betroffenen sagen möchte, ist: Sucht Euch auf jeden Fall Unterstützung bei den Menschen, die auch Migräne haben, denn die haben einfach das Verständnis dafür.

Ich fühle mich weniger alleine, seit ich bei Instagram mit ganz vielen schreibe, die selbst Migräne haben. Oder auch Morbus Crohn z.B. und lernt, auch wenn es schwer fällt und es weh tut, sich von Menschen zu trennen, wo man so viel Herz reingesteckt hat, die man gerne mochte, sich zu trennen. Bei denen, wo man sich immer für seine Erkrankungen entschuldigen musste, dann sind das nicht die richtigen Menschen. Man selbst leidet, kann nichts dafür. Und die Menschen, die einen wirklich lieben, auch mit den Krankheiten, so wie man ist, die würden gar nicht wollen, dass man sich dafür entschuldigt, sondern einfach sagen „Kein Problem. Mach dir keine Gedanken. Ruh dich aus". Die Menschen, die das nicht tun, auch wenn man sie noch so gerne hat, da sollte man nicht hinterherlaufen. Vielleicht hat man dann nur eine Hand voll Freunde, aber es sind wenigstens echte! Die Dich akzeptieren! Man muss einfach lernen auf seinen Körper zu hören und einen geregelten Ablauf zu finden. Man muss lernen, dass es auch einfach okay ist, einfach mal zu weinen und es unfair zu finden. Und die Frage auf „Warum ich?", darauf gibt es keine Antwort. Man kann mal solche Momente haben, aber ansonsten, sollte man einfach lernen jeden Tag, auch wenn man Migränetag hat, sich aufschreiben, was an diesem Tag schön war. Auch wenn es etwas Kleines ist, wie einen Vogel, den Du süß fandest. Und es Dir ein Lächeln ins Gesicht gezaubert hat. Dann schreibe es Dir auf. Am Ende der Woche, wenn Du negativ denkst, dann hast Du die paar Momente, die positiv sind. Ok, es war nicht alles scheiße.

Es ist wichtig, für diese innere Stabilität, dass man nicht aufgibt. Es ist okay zu sagen „Ich kann nicht mehr" und sich dann trotzdem wieder sagt „Ok, es wird wieder besser". Das Andere, das ich erzählen möchte: Es ist immer ratsam, wenn man die Möglichkeit hat zu einer Therapie zu gehen, weil es manchmal schwer fällt, alles genau das zu sagen, seinen Freunden. Es gibt Momente, da hat man einfach keinen Bock mehr, da sagt man für sich, es ist so unfair, warum leide ich so. Einer Therapeutin kannst Du das sagen, eine Freundin würde sich vielleicht unheimliche Sorgen um Dich machen und hat Angst um Dich, dass Du Dir was antust. Ich würde es nicht machen, denn ich sage meiner Krankheit, ich habe die Oberhand. Meine Krankheit lebt mit mir und ich nicht mit ihr. Und das finde ich wichtig zu sagen. Es ist wichtig, dass man einfach Personen hat, bei denen man das ablassen kann, was man genau in dem Moment denkt, ohne sich Sorgen zu machen, ob das die Person belastet. Und es ist auch gut, sich eine Umgebung zu schaffen, mit schönen Karten, die Mut machen, stärken. Es ist einfach eine fiese und gemeine Krankheit und es gibt zu viele Menschen, die dafür überhaupt kein Verständnis haben. Aber die Leute, die das Verständnis dafür haben, sollte man um sich herum holen. Dass man da seine Kraft herzieht, ich meine nicht von den Menschen, sondern wenn ich eine Freundin treffe, die auch Migräne hat, wenn wir uns umarmen und reden, dann gibt mir das schon Energie. Das ist Balsam für die Seele und für einen selbst super wichtig.

„Wir erleiden so oft starke Schmerzen und führen dennoch ein Leben."

von Clara

Ich bin Clara, 21 Jahre alt und aus Nürnberg. Ich bin eher extrovertiert und eigentlich immer bei allem dabei. Wäre da nicht die Migräne. Ich bin Krankenschwester von Beruf und arbeite seit einem halben Jahr in dem Beruf. Seit 2015 habe ich Migräne ganz klassisch zu Beginn episodisch. Ab 2017 wurde sie chronisch, bei aktuell 20-25 Schmerztagen im Monat. Zusätzlich zur chronischen Migräne habe ich oft Migränestati, Spannungskopfschmerzen und Eispickelkopfschmerzen. Ein Schmerz, der nur sehr kurz anhält aber unerträglich ist. Es fühlt sich an wie, wenn ganz viele Eispickel sich durch den ganzen Kopf bohren. Genau jetzt geht es mir nicht so toll.

Bin gerade in der Medikamentenpause und dadurch ist es aktuell sehr anstrengend. Im Generellen nutze ich viel das Gespräch und Achtsamkeitsübungen, um meine Erkrankung zu akzeptieren. Zu Beginn hatte ich große Probleme mit dem Thema Verständnis. Auch jetzt ist es teilweise noch sehr schwer. Manche Menschen möchten es auch einfach nicht verstehen. Da distanziere ich mich auch einfach manchmal. Ich bin in meiner Freizeit bei den Pfadfindern als Gruppenleiterin. Außerhalb von Corona hat es mich schon oft beeinträchtigt. Ich habe mich auf Lagern manchmal zurückgezogen oder habe Termine abgesagt. Jetzt mit Corona ist es etwas einfacher, da die Aktionen kürzer sind und nicht so anspruchsvoll. Aber auch hier muss ich immer wieder absagen, weil mein Körper nicht mehr kann. Aber auch geh ich gerne in die Natur. Dahin geh ich, wenn es mir gut geht. Sonst lass ich es bleiben.

Im akuten Anfall nehme ich normal ein Triptan als Tablette oder Spritze und versuche zu entspannen, wenn das nicht geht, versuche ich viele kurze Pausen zu nehmen. Ich mache viele Entspannungsübungen. Zusätzlich hilft mir das Cefaly-Gerät (Werbung, ohne Auftrag), Kühlakkus und Reizabschirmung. Es ist superschwer mit dieser Krankheit umzugehen. Wir erleiden so oft starke Schmerzen und führen dennoch noch ein Leben. Lasst Euch nicht unterkriegen. Werdet Experten Eures eigenen Körpers. Holt Euch die Hilfe, die Ihr benötigt. Es ist okay. Kämpfe nicht gegen die Migräne, aber mit der Migräne. Nehme Dir die Zeit, die Du brauchst. Dein Körper ist Dein einziger Körper, den Du hast. Gehe gut mit Deinen Ressourcen um. Und zum Punkt Verständnis erkläre und werde nicht müde, auch wenn es schwer ist und ein langer Kampf ist. Im Notfall distanziere Dich, auch wenn Dir das schwerfällt. Und der wichtigste Punkt, bleibe Du selbst. Sei lieb zu Deinem Körper, Du hast nur einen. Ich habe gerade das Glück, in der Schmerzklinik sein und darf noch mehr über meine Krankheit lernen. Und darf ganz auf meinen Körper hören. Nutzt solche Möglichkeiten.

„Aufgeben ist keine Option!"

von Regina

Hallo, ich heiße Regina, bin 21 Jahre alt und mein Leben besteht aus dem großen, kleinen ABC. Asthma, Beinlähmung und CHD, einem angeborenen Herzfehler. Doch am meisten belastet mich meine chronische Migräne. Doch dazu gleich noch mehr. Zuerst möchte ich Euch noch von meinem beruflichen Werdegang erzählen. Mein Traum war es (und ist es eigentlich auch immer noch) Medizin zu studieren. Deswegen habe ich mich auch voll ins Abitur gehängt, doch für den NC hat es am Ende um wenige Punkte einfach nicht gereicht. Deshalb habe ich eine Ausbildung zur Gesundheits- und Krankenpflegerin begonnen, um meine Chancen auf einen Platz deutlich zu erhöhen. Doch diese musste ich dann gegen Ende des zweiten Lehrjahrs abbrechen.

Henry, meine Migräne, hat wohl erstmal ganz andere Pläne für mich. Nach einem Aufenthalt in der Schmerzklinik Kiel und mehreren Gesprächen mit den behandelnden Ärzt:innen und der dortigen Psycholog:innen stand schnell fest, dass ich vorerst keinen wirklichen Job mehr ausüben könne. Nach etwas Bedenkzeit habe ich mich dann allerdings doch dazu entschieden, dass ich noch nicht bereit für eine Erwerbsminderungsrente bin, und habe mich auch gleich in ein Fernstudium in Teilzeit eingeschrieben. Heilpädagogin zu werden ist nun erstmal mein Ziel und, da ich mir die Lernzeiten selbst einteilen kann, hat selbst Henry keine Chance mir das zu nehmen.

Die Diagnose bekam ich damals mit 7 Jahren, wobei ich mich nicht daran erinnern kann, dass ich davor jemals wirklich schmerzfrei gewesen bin. Ziemlich schnell hat sich die anfänglich episodische Migräne mit Aura zu einer chronischen Migräne mit Aura entwickelt. In meinem Fall geht sie mit sehr starken, pulsierenden Kopf-/Augen-/Kieferschmerzen, Übelkeit, Licht-/Lärm- und Geruchsempfindlichkeit, starken Gleichgewichtsstörungen und den neurologischen Ausfallerscheinungen der Aura einher. Während der Aura habe ich oft Sehstörungen bis zur vorübergehenden Erblindung und Sprachstörungen. Oft sind die Attacken so heftig, dass ich auf die Intensivstation aufgenommen werden muss. Derzeit habe ich im Durchschnitt an jedem Tag im Monat voll ausgeprägte Symptome.

Zwischen den einzelnen Attacken liegen jeweils nur wenige Stunden, wobei ich in dieser Zeit nicht schmerzfrei bin. Aufgrund dieser Ausprägung bin ich auch als schwerbehindert eingestuft worden und benötige oft fremde Hilfe, die ich zum Glück auch erhalte. Migränetechnisch geht es mir heute von den Schmerzen her eigentlich so schlecht wie noch nie, obwohl ich mehrere Prophylaxen nehme und natürlich auch mehrere Akutmedikamente habe. Auf der anderen Seite geht es mir dafür im Umgang mit der Erkrankung so gut wie schon lange nicht mehr. Früher habe ich immer versucht, dass ja niemand bemerkt, dass ich Schmerzen habe oder es mir nicht gut geht. Vor anderen hab ich es einfach verleugnet und so getan, als wäre nichts. Doch irgendwann ging es einfach nicht mehr bei der Stärke und der Intensität der Migräne und ich habe Hilfe bei den alltäglichsten Dingen gebraucht.

Somit musste ich auch anfangen, den anderen alles über meine Migräne zu erzählen und mich den vielen Vorurteilen der Krankheit stellen. Sowohl meine Psychologin als auch der Aufenthalt in der Schmerzklinik Kiel haben mir sehr viel dabei geholfen, die Erkrankung erst einmal selbst voll und ganz zu akzeptieren und nicht mehr dagegen anzukämpfen, was sämtliche Energie von mir geraubt hat, die ich für andere Dinge viel mehr gebraucht hätte. Heutzutage bin ich wirklich froh, dass jeder Bescheid weiß und mittlerweile auch der Großteil das Ausmaß der Erkrankung versteht. Das macht das sich Hilfe suchen auch deutlich einfacher.
Nachdem ich es so lange runtergespielt und verheimlicht hatte, gab es dann natürlich gerade in der Anfangszeit viele Probleme. Da ich zuvor einfach immer über meine Grenzen gegangen bin, bis ich vollkommen am Boden war und mir dann jedoch klar wurde, dass es so nicht weitergehen kann. Gefühlt musste ich es jedem einzelnen dann auch alles mehrmals erzählen und Migräne erklären. Die zwei größten Vorurteile waren, dass Migräne ja nur Kopfschmerzen sind

und ich mich doch nicht so anstellen solle. Schließlich ging es davor ja auch irgendwie. Nur dass irgendwie bedeutet hat, dass ich meine Bedürfnisse komplett missachtet habe. Als dies einige schlussendlich verstanden hatten, ging es dem Vorurteil, dass man ja MAL eine Migräneattacke haben kann, aber doch nicht jede Woche! Also ging meine Aufklärungsarbeit weiter bis es nahezu alle verstanden hatten. Wenn ich heute jemandem von meinem Weg erzähle und ihnen von Henry erzähle, sind die meisten zuerst einmal ziemlich geschockt, da man es mir nicht unbedingt anmerkt.

Wirklichen Vorurteilen bin ich heute nur noch selten ausgesetzt. Ich geh viel selbstbewusster damit um und hab über die Jahre viel gelernt, wie ich solche durch Aufklärung auflöse. In meiner Freizeit versuche ich zwischen den Attacken am liebsten mit einer Freundin an die frische Luft zu gehen und etwas Schönes zu unternehmen. Ich liebe es auch Fotos zu machen. Dadurch sammle ich extrem viel Kraft, die ich auch brauche, um eine Attacke zu überstehen und die Bilder zeigen mir, dass das Leben eigentlich wirklich schön ist. Meistens lassen wir es allerdings ziemlich ruhig angehen, da ich in den wenigen Stunden, die ich zwischen den Attacken habe, trotzdem noch geschwächt bin und ich mich auch erstmal erholen muss. So eine Migräneattacke zieht eben nicht einfach so an jemandem vorüber.

Im Umgang mit der Erkrankung hilft mir vor allem Offenheit

und auch, dass meine Familie und meine Freunde hinter mir stehen und ich mich somit nicht mit dem ganzen Chaos alleine fühle. Während einer Attacke helfen mir natürlich am besten meine Akutmedikamente. Aber auch ein dunkler leiser Raum, in dem ich mich hinlegen kann, und ein Kühlpack auf dem Kopf helfen mir gut. Gerne höre ich dann auch leise einen Podcast an und mache die Augen zu oder ich höre eine Meditation an. Medikamentös habe ich bisher die verschiedensten Schmerzmittel getestet und auch alle Triptane, die es auf dem Markt gibt. Prophylaxemäßig habe ich ebenfalls von Betablocker über Antiepileptika zu Antidepressiva alles durch. Auch Botox und alle CGRP Antikörper habe ich getestet. Im Januar habe ich meinen nächsten Termin in der Migräne Ambulanz und ich bin schon sehr gespannt, was als nächstes kommt. Eins ist mir nur jetzt schon klar: Aufgeben ist keine Option.

Ich bin für jede niedrigere Schmerzstunde unglaublich dankbar. Ich liebe mein Leben. Ich liebe das Leben. Trotz all der Lebensqualität, die mir tagtäglich genommen wird, ist die Liebe immer noch größer als der Hass auf meine Schmerzen. Und wenn ich als „Normalo" das schaffe, dann schafft ihr es auch.

„Das Erste, was ich mich nach dem Aufstehen frage, ist, ob mein Kopf schmerzt."

von Nadine

Ich bin Nadine, 22 und angehende Physiotherapeutin. Seit gut 15 Jahren leide ich unter chronischer Migräne, mein ständiger Begleiter, gefolgt von Spannungskopfschmerzen. Davon sind 20 Tage im Monat Kopfschmerztage. Der Umgang mit diesen Schmerzen ist nicht leicht. Es gibt kaum noch Tage, an denen der Kopf mal kein Ärger macht. Desto dankbarer bin ich über jeden Tag ohne Kopfschmerzen.

Schon als Kind wollte ich aus Wut und Angst vor der Migräne sie nicht bei ihrem Namen nennen. Ich hatte das Gefühl, dass umso mehr ich ihr Aufmerksamkeit schenkte, desto schneller kommt sie wieder. Doch heute weiß ich, dass mir ein Akzeptieren der neurologischen Erkrankung viel angenehmer ist, als sich ständig dagegen wehren zu müssen. Sie gehört nunmal zu mir. Ich habe lange gebraucht, um sie zu akzeptieren und zu begreifen, dass sie unheilbar und unberechenbar ist.

Wenn meine Migräne kam, dann musste ich mich schnellstmöglich in ein dunkles Zimmer zurückziehen, möglichst kühl, möglichst ruhig. Meine Migräne tritt meistens anfallartig auf. Manchmal dauert sie nie nur wenige Stunden an, wobei man sie mit Medikamenten gut in den Griff bekommt. Doch einige Male kam ich nicht um einen Krankenhausaufenthalt drumherum und ich verbrachte ganze 10 Tage mit Migräne. Dann halfen auch keine Medikamente mehr.

Zu Beginn einer Attacke habe ich häufig neurologische Ausfälle, wie etwa Sprachprobleme, Wortfindungsstörungen und eine visuelle Aura, was bedeutet, dass ich bunte Blitze vor mir sehe und das Gesichtsfeld vollkommen verschwommen ist. Ich kann in dieser Zeit kein Auto fahren, lesen oder schreiben. Wenn die Aura kommt, dann weiß ich, in 30 Minuten. kommt der Kopfschmerz, und versuche ganz ruhig zu bleiben und mich mental und körperlich darauf einzustellen. Nach den 30 Minuten setzt ein starker einseitiger Kopfschmerz vom pulsierenden, drückenden, stechenden Charakter ein. Vor und während eines Migräneanfalls bin ich sehr reizempfindlich. Geräusche, Gerüche und Licht nehme ich sehr stark wahr, was zusätzlich die Situation verschlimmert. Der Kopf wird während dieser Zeit sehr schwer und schmerzt bei jeder Art von Bewegung, alles erscheint bedrückend schwer und es wird von Minute zu Minute schwerer.

Richtige Auslöser kann ich derzeit nicht mehr genau festmachen, da ich täglich an Migräne leide, scheint es fast so, als wäre alles um mich herum ein möglicher Trigger. Jedoch kann ich sagen, dass zu viel Stress, Wetter, zu laute Umwelt und eine Aufregung, positiver sowie negativer Art, mein Gehirn überempfindlich reagieren lassen.

Das ganze kostet sehr viel Kraft. Seinen Alltag zu planen ist manchmal undenkbar. Ich habe das Gefühl, dass mir Tage genommen werden, da ich schon unzählige Treffen absagen und die Zeit in meinem Bett verbringen musste. Gerade im Arbeitsalltag kann es sehr frustrierend sein, sich immer wieder wegen des Kopfschmerzes krank zu melden. Alles, was man verpasst – muss nachgearbeitet werden, was für mich immer wieder eine Herausforderung ist, wenn man täglich Kopfschmerzen hat.
Für viele ist Migräne eine "unsichtbare" Krankheit, doch das macht sie nicht weniger real. Migräne ist viel mehr als nur Kopfschmerz. Wer sich wirklich mit dem Thema beschäftigt ,weiß, dass die Migräne Dich immer wieder aus dem Alltag entzieht.

Das Nervensystem von Migränepatient:innen funktioniert nicht wie ein normales Gehirn. Es reagiert besonders empfindlich auf sensible Reize wie Lärm, Stress, Gerüche und kann diese nicht so verarbeiten wie das Gehirn eines gesunden Menschen. Das Gehirn ist ständig unter Hochspannung und kann sich nicht von einer Reizüberflutung schützen. Eine Region im Hirnstamm ist dauerhaft gereizt und es werden vermehrt Botenstoffe ausgeschüttet, die eine entzündliche Reaktion am Gehirn hervorrufen. Daraufhin erweitern sich die Arterien und reagieren besonders empfindlich bei jedem Pulsschlag.

Ich habe in den letzten Jahren unzählige Therapien ausprobiert. Von Zahnarzt bis Heilpraktiker, Ernährungsumstellung bis hin zur Schmerzklinik. Unzählige medikamentöse Prophylaxen und Muskelentspannungstraining. Und ich kann jede:m nur raten, alles auszuprobieren, bis man die geeignete Therapie für sich gefunden hat. Es bedarf ziemlich viel Geduld, aber irgendwo da draußen, ist die Therapie für Deine Migräne! Ich habe die Hoffnung und bin weiterhin optimistisch, dass irgendwann eine Therapie anschlägt.

Bisher waren alle medikamentösen Behandlungen erfolglos. Das muss aber nicht bedeuten, dass es bei Dir genauso ist. Jedes Gehirn ist individuell. Lass Dich nicht entmutigen!
Außerdem kann ich jede:m nur ans Herz legen, den Zugang zu einem Schmerzspezialisten zu suchen. Deshalb traf ich vor einiger Zeit, die Entscheidung für zwei Wochen in eine stationäre Schmerzklinik für Migräne und Kopfschmerz zu gehen. Dort machte ich eine Medikamentenpause und konnte mich gezielt auf mich und meinen Kopfschmerz konzentrieren. Ich lernte in dieser Zeit mehr Selbstvertrauen zu haben und auch mal nur ganz für mich zu sein. Das tat mir unheimlich gut. In dieser Klinik hatte ich einen strukturierten Tagesablauf, der gerade für Migräniker:innen unverzichtbar ist. Eine Routine mit regelmäßigem Schlaf-Wach-Rhythmus, regelmäßiger, ausgewogener Ernährung und moderaten Sportaktivitäten, ausreichend Entspannung sind enorm wichtig, die ein:e Migräniker:in versuchen sollte zu integrieren, da das Gehirn eine:r

Migräniker:in mit gewohnten Routinen einfacherer zurechtkommt, als sich ständig an neue Gegebenheiten zu gewöhnen, denn das bedeutet Stress und Anstrengung.

Was mir in dieser Zeit besonders gefiel, war der Austausch mit Betroffenen. Denn ich merkte, dass ich nicht alleine unter den Schmerzen leide. Da ist keiner, der Dich blöd anschaut oder mit Unverständnis reagiert. Dort ist jede:r mit dem gleichen Problem. Man fühlt sich verstanden. Auch wenn ich in dieser Zeit und nach dem Aufenthalt weiterhin tägliche Kopfschmerzen hatte, nimmt man unheimlich viel mit. Diese Erfahrung hat mir den Umgang mit der Migräne ein Stück erleichtert und sie zumindest zu akzeptieren, denn sie wird nie vollständig geheilt sein, aber eines Tages weniger.

„Migräne macht einsam. Sie lässt Dich leiden, wenn es niemand sieht."

von Jenny

Hey zusammen, ich bin Jenny. 32 Jahre alt. Beruflich war ich immer als Grafikerin unterwegs. Dafür bin ich sogar nach Düsseldorf gezogen und hätte alles für den Job gemacht. Heute lebe ich mit meiner Migräne zusammen und bin, nach Jahren der Arbeitsunfähigkeit, erwerbsminderungsberentet. Und das auch wieder in meiner Heimat Siegen.

Meine Migräne macht sich schon in der Grundschule bemerkbar. Das weiß ich heute. Früher waren es, in den Augen der Ärzt:innen, einfache Kopfschmerzen oder auch eine Hirnhautentzündung. Von Ärzt:innen, über MRT, von „Ich brauche eine Brille", bis zu „Die Zähne sind es, die braucht ganz klar eine Zahnspange" (wohlbemerkt hatte ich wirklich gerade Zähne), war, glaube ich, alles dabei. Wenn mich damals diese „Kopfschmerzen" heimsuchten, musste es stockdunkel sein, die Uhr musste abgehangen werden und ich bekam als einzige Hilfe einen kalten, nassen Waschlappen auf den Kopf. Auf dem Gymnasium ging der Spuk natürlich weiter und ich musste regelmäßig von der Sanistation nach Hause transportiert werden. Schließlich musste ich sogar auf die Realschule wechseln, da ich einfach zu viel verpasst hatte. Mit diesem Wechsel änderte sich auch nicht allzu viel später meine private Situation zuhause. Die regelmäßigen Kopfschmerzen wurden weniger, gingen aber nicht weg. Aber ich war alt genug und habe nun die Attacken selber mit Schmerzmitteln therapiert. So ging erstmal alles seinen Lauf und ich war auch nicht mehr regelmäßig bei verschiedenen Ärzt:innen.

Erst nach meiner Ausbildung und meinem Umzug nach Düsseldorf erhielt ich irgendwann einen Namen für das Übel: Migräne. Ich hatte eine Phase mit nicht enden wollenden Kopfschmerzen. Der Vorschlag meiner damaligen Ärztin (Bewegung und schwimmen gehen im Thermalbad) machte es nur noch schlimmer. Eine damalige Kollegin bot mir daraufhin eins ihrer Triptane an (damals mir völlig unbekannt). Und was soll ich sagen: Ich weiß noch ganz genau wie freudestrahlend ich förmlich durch die Firma gehüpft bin. Die Schmerzen waren einfach so komplett weg! Das kannte ich nicht. Bei einem anderen Arzt wurde diese Diagnose nun bestätigt, aber ich bekam auch keine weiteren Therapien. Also begann ich mich selbst zu therapieren. Es gab ja dieses freiverkäufliche Triptan in der Apotheke. Super gut, dachte ich mir. Das bescherte mir wirklich so viel mehr an Lebensqualität, dass ich es selbst kaum fassen konnte.

Diese freiverkäuflichen Triptane und auch Schmerzmittel wurden mir Jahre später zum Verhängnis. Ich arbeitete in einer anderen Werbeagentur und es kam immer wieder zu zahlreichen Überstunden, Projekten, die einen zwangen bis in die Nacht zu arbeiten, und einer Menge Druck von oben. Die Migräne wurde immer mehr, immer stärker, immer unberechenbarer und vor allem immer weniger behandelbar. Aber ich musste doch funktionieren und von einer 10/20 Regel hatte ich noch nie gehört. Irgendwann war es soweit, dass nichts mehr gewirkt hat gegen meine Migräne. Ich habe meine gesammelte Kraft dazu aufgewendet irgendwie in dieser Firma zu funktionieren, bis gar nichts mehr ging. Ich war nur noch ein Häufchen Elend und ich ging erst, wo man mich so nach Hause schickte.

Und genau da fängt die Geschichte mit der Diagnose chronische Migräne (die ich noch in dem gleichen Jahr bekam) an. Seit 2015. Früher hatte ich mit den Attacken schon Begleitsymptome wie Übelkeit und Licht- und Geräuschempfindlichkeit. Heute kommen noch einige weitere Symptome dazu: Aura mit Sehstörungen, Schmerzen durch die gesamte rechte Körperhälfte, Kribbeln und Taubheitsgefühl in Armen und Beinen, Schwindel, unerträgliche Müdigkeit, um es auf die wichtigsten zu reduzieren. Die Migräne habe ich übrigens täglich. Heißt auch Schmerzen täglich. Richtige, heftige Migräneattacken 2-3 mal die Woche.

Tatsächlich geht es mir heute „anders" als früher. Ich weiß, womit ich es zu tun habe, auch wenn mir manche Attacken doch immer noch Rätsel aufgeben. Ich habe sooo viel besser gelernt damit umzugehen. Ich habe mir unheimlich viel Wissen angeeignet. Ich weiß, wie ich richtig behandle. Eigentlich, denn seit einigen Monaten wirken meine Akutmittel nicht mehr wie sie sollten oder auch öfters sogar gar nicht. Trotz Medikamentenpause wohlgemerkt. Ich sag gerne, dass ich das Beste aus der Situation mache und das trifft es, glaube ziemlich gut. Wenn ich sage, mir geht es gut, meine ich nicht ‚mir geht es gut und ich bin schmerzfrei. Ich sage, mir geht es gut, wenn ich an einem Tag meine Migräne relativ gut in den Griff bekomme. An meinen letzten schmerzfreien Tag kann ich mich nämlich nicht mehr erinnern.

Ich muss sagen, dass ich leider häufig auf Mitleid stoße. Leider, weil ich mich dadurch jedes mal kränker fühle, als ich es eigentlich sein will. Dazu wird unter uns Migräniker:innen oft verglichen. „... aber das ist ja auch nicht so schlimm wie bei Dir!", habe ich schon häufig gehört. Ich wehre mich immer gegen solche Vergleiche, da jeder seine eigene Krankheits- und Leidensgeschichte hat. Es ist nie schön! Von meiner Familie kriege ich viel Rückhalt. Ich wohne eigentlich alleine, aber da meine Familie in direkter Nachbarschaft wohnt, kriege ich alle Hilfe, die ich brauche. Besonders in schlechten Zeiten, wenn tagelang nichts möglich ist, außer vor sich hin zu vegetieren, bin ich dafür so unheimlich dankbar. Bei Bekannten oder auch fremden Menschen ist es da oft sehr viel schwieriger. Sätze wie z.B. „Man kann Migräne nicht so oft haben, die lügt", oder „Du bist aber fett geworden" (ja, leider nach unzähligen Phrophylaxen-Versuchen und dem viel zu oft ans Bett gefesselt sein und dadurch natürlich viel zu wenig Bewegung), bleiben einem ganz tief im Gedächtnis verankert.

Ich liebe Freizeitparks, Disney und auch selbstverständlich das Disneyland. Früher war ich ungelogen jedes Wochenende in verschiedenen Freizeitparks. Heute besuche ich auch bei weitem nicht mehr so oft Freizeitparks, bereite mich aber auf sämtlich Notfälle vor. Von Notfallkoffer (mit Medis, Schlafmaske, Ohropax, Einwegkühlpads, Minzöl, eine Cola, Snacks), wo ist die Sanistation, wer kann fahren, wo gibt es ruhigere Bereiche, was kann ich fahren? Gibt es da z.B. Stroboskoblicht oder Schulterbügel? (Meine Endgegner quasi. ;))

Dazu bin ich auch gerne Taschenhalterin, um immer wieder Pausen einzubauen. Klar, merke ich, dass auch Tage noch nach dem Ausflug, aber ganz ehrlich: Es tut mir trotzdem so gut. Ich kann was machen. Was machen, was ich Liebe und ich trotz allem voll und ganz genießen kann. Andere Hobbys musste ich einfach aufgeben. Z.B. bin ich Downhill und Mountainbike gefahren (im Siegerland sind da mittlerweile die Anstiege mein Untergang) und war auch regelmäßig auf diversen Konzerten. Dafür sind neue Hobbys dazu gekommen. Ich lese nun wirklich regelmäßig und tobe mich bei DIY Sachen aus. Dazu ist mein „Sport" nun erstmal das Spazierengehen. Das Leben ist jetzt anders, aber trotzdem irgendwie lebenswert (auch wenn der Gedanke schon manchmal schwer fällt.)

Positive Gedanken! Für mich persönlich sind diese Gedanken so wichtig, da ich sonst auch eher mal in eine eher negative Gedankenspirale reinrutsche. Ich schreibe mir positive Sachen in ein kleines Büchlein, wo ich immer mal wieder reingucken kann. Nicht immer regelmäßig, aber wenn es mir nicht gut geht, stehen dort wirklich nur gute Sachen, die mir wirklich den Tag erhellt haben, zum Nachschlagen drin. Im Alltag versuche ich besonders bei Essen, Trinken, Koffein und Schlaf eine Gleichmäßigkeit beizubehalten und habe mir dazu sogar die wichtigsten Punkte in meinem Kalender eingetragen, um es nicht einfach zu vergessen.

Wenn ich merke, oho, der Kopf beginnt zu streiken, versuche ich, so viel Reizabschirmung wie möglich zu betreiben. Hinlegen, Schlafbrille, absolute Stille, Kälte auf den Kopf, in eine Decke einkuscheln und einfach nichts tun. Ich habe immer das Gefühl so kann ich meinen Akku wieder etwas nachladen. ;) Wenn ich zuhause bin, greife ich mittlerweile regelmäßig zu sedierenden Mitteln, um besser durch den Tag zu kommen. Die distanzieren mich etwas vom Schmerz und machen es „angenehmer". Ansonsten habe ich für unterwegs immer meine Triptane als Tabletten dabei, aber auch die Triptane in Spritzen und/oder Nasenspray Form. Diese haben den Vorteil, das die Wirkung innerhalb von 5-10 Minuten eintritt, und sind für mich eine Riesenhilfe. Natürlich gilt auch hier die 10/20 Regel.

Ausprobiert habe ich schon wirklich viele Sachen und auch Dinge, die keine nachgewiesene Wirkung bei Migräne zu verzeichnen haben. Aber man verzweifelt einfach mit der Zeit. Prophylaxemäßig habe ich allerdings auch schon sämtliche Medikamente 1. und 2. Wahl, selbst Botox und auch alle Antikörper durch. So habe ich mir tatsächlich schlussendlich noch einen Schmerzschrittmacher Ende 2019 in der Uniklinik Düsseldorf implantieren lassen. Dafür nehme ich auch immer noch an Studien teil. Allerdings zeigte sich bei mir leider nur ein mäßiger Erfolg.

Im Mai darf ich dann auch schon mein drittes Mal in die Schmerzklinik Kiel. Ich bin mir ziemlich sicher, dass sie auch diesmal wieder neue Ideen haben, was wir noch ausprobieren könnten. Diese Klinik kann ich übrigens auch wirklich jedem:r empfehlen, der:die mit Migräne zu tun hat. „Geben Sie die Hoffnung bloß niemals auf," sagte mir Prof. Dr. Göbel beim Schmerzklinik Aufenthalt im Februar 2020. Und genau das kann ich auch nur jedem:r Betroffenen auf den Weg geben.

Hört unbedingt auf Euren Körper und ignoriert ihn nicht. Migräne ist einfach eine beschissene Krankheit, die eine:n völlig einnehmen kann und eine:n an seine:ihre eigenen Grenzen und weit drüber hinaus bringen kann. Was ich ihr aber zugute heiße, ist dass sie mich dran erinnert, Pausen zu machen, dass ich nicht 180% geben muss, dass ich das Recht habe nichts zu tun, ohne ein schlechtes Gewissen zu haben, dass ich meinen Perfektionismus auch einfach mal ablegen kann, dass sie mich dran erinnert, wie stark ich bin, dass ich eine Kämpferin bin. Und außerdem: Ist es was schlechtes mehr zu fühlen, wie man über Migräniker:innen ja sagt, dass sie das tun? Ich finde nicht. Mir gefällt es eigentlich sogar, dass ich Dinge viel viel mehr und intensiver wahrnehme. Auch wenn das unheimlich anstrengend sein kann und ich mich oft schon mal „anders" fühle. Aber welcher Superheld hatte nicht auch seine Schwachstelle? Da erinnere ich gerne mal an Superman und das Kryptonit. ;) Manchmal kann man auch einfach mal versuchen den Blickwinkel zu wechseln, um den Mist erträglicher zu machen. Ich finde, es hilft by the way über die Erkrankung offen zu sprechen. Erstmal ist jede Aufklärung mehr über Migräne so hilfreich für das Verständnis und zweitens weiß jede:r was los ist ,wenn ich plötzlich immer stiller werde, wenn es zum Anfall kommt.

Und solltest Du ganz am Anfang mit der Diagnose Migräne stehen oder unter immer wiederkehrenden Kopfschmerzen leiden: Bitte, bitte suche Dir eine:n Neurolog:in der:die sich mit dem Thema wirklich auskennt und suche Dir jemanden, bei dem Du Dich wirklich gut aufgehoben fühlst. Leider gibt es da immer noch „schwarze Schafe". Nimm Deine Schmerzen und Symptome selber wirklich ernst und lass Dich nicht abspeisen. Und solltest Du es noch nicht selbst angefangen haben: Führe ein Schmerztagebuch. Das möchte wirklich jede:r immer wieder sehen und ist das wichtigste Mittel, um darzustellen wie die Migräne oder auch Kopfschmerzen verlaufen.

Man muss irgendwie sein:e eigene:r Migräne-Profi werden. (Auch wenn ich das muss-Wort selbst wirklich abscheulich finde, ist es einfach so.) Denn mit den Attacken ist wer letztendlich allein: Genau, man selber. Und deshalb ist Wissen so, so wichtig.

Zu guter Letzt möchte ich mich wirklich bei allen Angehörigen, Freunden und Bekannten bedanken. Dafür, dass Du dieses Interview gelesen hast und Dich interessierst, was ich zu sagen habe, dafür dass Du Dich über diese miese Krankheit informierst und dass Du uns Migräniker:innen nicht aufgegeben hast. Migräne macht einsam. Sie lässt dich leiden, wenn es niemand sieht. Du nimmst uns ernst, wenn man es uns nicht ansieht im Alltag. Du nimmst uns ernst, auch, wenn Du unsere schlimmsten Zeiten wahrscheinlich (und auch hoffentlich) nie zu Gesicht bekommst. Ihr alle glaubt uns, obwohl wir von einer unsichtbaren Krankheit erzählen, die mit so vielen Vorurteilen behaftet ist, und man das Ausmaß dieses Übels nur erfassen kann, wenn man selbst betroffen ist. Und das ist ein wirklich riesiges Geschenk. Einfach: Danke! <3

„Einige Leute wollen es bis heute nicht so recht verstehen, aber damit habe ich mich abgefunden."

von Maya

Hallo! Ich heiße Maya, bin 22 Jahre alt und zurzeit studiere ich noch. Dieses Jahr werde ich mit meinem Bachelor fertig und fange dann meinen Master an. Nebenberuflich gebe ich Nachhilfe. Auf Instagram findet ihr mich unter @chronischstark. Ich hatte schon in der Grundschule oft Kopfschmerzen. Damals hatten sie aber noch keinen Namen und ich erinnere mich gut daran, dass ich mich zu der Zeit oft mit Lesen von den Schmerzen ablenken konnte. Ungefähr mit 14/ 15 wurden die Schmerzen immer häufiger. Ich bin dann eine Zeit lang von Ärzt:in zu Ärzt:in gegangen und von meinem Hausarzt, einem Orthopäden, dem HNO und meiner Zahnärztin war wirklich fast alles dabei. 2016 (da war ich 17) habe ich dann mein erstes Triptan bekommen. Damals hat mein Neurologe mir episodische Migräne mit chronischen Spannungskopfschmerzen diagnostiziert. Während ich Abi gemacht habe, habe ich meine erste Prophylaxe bekommen, mit der ich aber nicht gut zurechtkam.

Mittlerweile hat sich die Migräne seit einigen Jahren chronifiziert und ich habe schon lange Kopfschmerzen, die immer da sind und nie komplett weggehen. Ich habe jede orale Prophylaxe ausprobiert, die es gibt, und bin jetzt bei Botox®

angekommen. So wirklich verändert hat sich meine Migräne allerdings unter keinem Medikament.

Meistens geht dabei eine Migräneattacke direkt in die nächste über und symptomfrei bin ich nie. Manchmal habe ich Sehstörungen oder andere Aurasymptome. Ansonsten habe ich meistens Symptome wie Schwindel, Übelkeit, Lichtempfindlichkeit, Konzentrationsprobleme, Lärmempfindlichkeit und ein allgemeines Schwächegefühl. Bei einigen Symptomen merke ich, dass sie auch über die Attacken hinaus nicht mehr weggehen.
Momentan schwankt es sehr. Manchmal komme ich sehr gut mit der Situation klar aber es gibt auch viele Tage, an denen ich nicht weiß, wie ich so weitermachen soll, und meine Schmerzen nicht akzeptieren kann. Ich weiß, dass ich in dieser Hinsicht noch viel an mir arbeiten muss. Trotzdem habe ich gelernt, dass es auch in Ordnung ist die Krankheit mal nicht akzeptieren zu können. Mein Umgang mit der Migräne und vor allem mit mir selbst hat sich über die Jahre dennoch verändert. Mittlerweile versuche ich, nicht mehr ganz so oft über meine Grenzen zu gehen und ich lerne zu akzeptieren, dass ich eine Krankheit habe und es in Ordnung ist, wenn ich nicht jeden Tag gleich viel leisten kann.

Mein Umfeld hat ganz unterschiedlich reagiert. Teilweise mit sehr viel Unverständnis und Vorurteilen, aber häufig auch mit so viel Empathie und Verständnis, dass ich niemals damit gerechnet hätte. Einige Leute wollen es bis heute nicht so recht verstehen, aber damit habe ich mich abgefunden. Ich habe mittlerweile genug Menschen in meinem Leben, die mich gut verstehen (oder es zumindest versuchen) und mich unterstützen. Das ist sehr viel wert.

Ich muss auch sagen, dass ich nicht vielen Menschen davon erzähle. Meine Mitstudierenden müssen, so finde ich, davon nicht wissen, wenn der Kontakt nicht über Gruppenarbeiten und Lerngruppen hinausgeht. Generell rede ich nicht gerne darüber und erzähle auch nicht gerne neuen Menschen davon. Ich habe immer das Gefühl, dass damit ein unglaublicher Erklärungsbedarf einhergeht und meistens habe ich dafür einfach nicht die Energie. Das ist sicher nicht der beste Ansatz, aber momentan wissen alle Menschen in meinem Umfeld, bei denen ich mich wohl damit fühle, davon und das ist für mich in Ordnung so.

In meiner Freizeit lese ich gerne, schreibe selbst an Texten, höre viel Musik, mache Sport und verbringe Zeit mit meinen Freund:innen. All das wird an manchen Tagen mehr und an anderen weniger von meiner Erkrankung beeinflusst. Bei manchen Sachen kann ich mich nicht mehr so gut konzentrieren wie früher (lesen und schreiben) und Sport und Musik geht natürlich auch nicht immer. Das ist aber schon so lange so, dass ich es gar nicht mehr anders kenne.

Am schlimmsten ist es, wenn ich für meine Freizeit keine Energie oder Zeit mehr habe, weil ich erst meine anderen Sachen für die Arbeit oder Uni fertig machen muss. Da habe ich manchmal das Gefühl, dass gar nicht mehr so viel von mir übrig bleibt, weil ich nur noch funktionieren muss.
Im Umgang mit der Erkrankung hilft mir vor allem der Austausch mit anderen Betroffenen auf Instagram oder auch aus meinem privaten Umfeld. Es tut gut Menschen zu haben, die genau wissen, wovon ich spreche, und die wissen, wogegen ich kämpfe. Auch verarbeite ich viel durch das Schreiben von eigenen Texten. Das hat mir schon immer sehr geholfen.

In Akutfällen habe ich einige Dinge, die mir helfen. Dazu zählen natürlich hauptsächlich meine Medikamente. Ich habe viel ausprobiert und bin auch immer dabei, die Akuttherapie mit meinem Arzt abzusprechen und anzupassen. Neben den Medikamenten helfen mir auch Dinge wie mein Cefaly® (Werbung, ohne Auftrag), Sea Bands® (Werbung, ohne Auftrag), ein Kühlakku und natürlich mein Rückzugsort, also mein Zimmer.

Am wichtigsten ist oft tatsächlich Ablenkung, sofern es möglich ist. Wenn ich ganz allein mit dem Schmerz in meinem Bett liege und nichts anderes habe, worauf ich mich konzentrieren kann, nehme ich es viel intensiver wahr. Aber natürlich geht es nicht immer, weil die Kapazitäten etwas zu machen oft einfach nicht da sind. Ich weiß, es ist schwer. Und ich weiß, man fühlt sich oft allein und hoffnungslos. Aber ihr seid niemals damit allein, das beweist schon unsere Community auf Instagram. Und es werden auch immer wieder bessere Phasen kommen, in denen ihr merkt, wofür es sich lohnt zu kämpfen!

„Schmerzen gehen nicht oder werden weniger, nur weil du sie jeden Tag hast."

von Lena

Mein Name ist Lena, ich bin 20 Jahre alt und bin seit dem 01.09.2020 Industriekauffrau in Ausbildung. Ich nenne meine Migräne liebevoll Ursula. Zum einen, weil ich ein großes Disney-Fangirl bin und zum anderen, weil sie sich nimmt, was sie will (nicht direkt meine Stimme, aber die Fähigkeit, sinnvolle Sätze zu bilden).

Das erste Mal hatte ich eine Migräneattacke, als ich 13 war, und seitdem regelmäßig, also teilweise jeden dritten Tag. Mal stärker und mal schwächer. Mein Kinderarzt meinte damals, dass das alles komplett „normal" sei, weil in diesem Alter ja durchaus die Hormone „verrücktspielen", dennoch wurden ein MRT und ein EEG durchgeführt, welche anschließend von einem Neurologen ausgewertet wurden.

Ursula ist eine chronische Migräne mit Aura und lässt mich nie komplett in Ruhe, da (laut Neurologen) 45% der Schmerzen dauerhaft auftreten. Das klingt erstmal nicht so gravierend, aber Menschen mit Migräne können sich vorstellen, wie es ist, den Schmerz nie komplett loszuwerden.

Ich hatte oft das Gefühl, dass meine Migräne sehr wetterabhängig ist – nach der Tagebuchführung und dem Abgleich des Wetterberichtes hat sich aber herausgestellt, dass dies nicht so ist und auch mit meinen Hormonen und Zyklus hat sie nichts zu tun. Sie kommt und geht, wie sie gerade möchte, oft auch in den unpassendsten Momenten.

Ursula macht sich oft durch einseitiges Sehen bzw. schwarze Flecken im Sichtfeld bemerkbar, gefolgt von Schwindel, Erbrechen, Kribbeln in den Händen und Beinen bis hin zur Unfähigkeit, etwas fest in der Hand halten zu können. Auf eine Art geht es mir gut und im nächsten Moment macht sich dann der Gedanke „Wann wird die nächste Attacke kommen", bemerkbar.

Mich persönlich hat die Migräne damals sehr eingeengt und mir auch das Gefühl gegeben, nicht frei sein zu können. Sie hat mir sehr viele Tage und geplante Unternehmungen genommen und den Druck, immer zu funktionieren, ganz egal unter welchen Umständen, erhöht.

Heute kann ich sagen, dass sie mich gelehrt hat, jede Unternehmung/ Aktivität zu schätzen. Ich habe gelernt, sie zu akzeptieren – für mich einer der schwierigsten, aber auch wichtigsten Schritte, denn sie ist ein Teil von mir. Mein Schmerzempfinden hat sich verändert und der Gedanke, wie eine Maschine dauerhaft funktionieren zu müssen, ist ebenfalls verschwunden.

Wenn ich so darüber nachdenke, hat die Migräne mir natürlich viel genommen und mich eingeschränkt bzw. passiert das immer noch, aber sie hat mich auch viel gelehrt, mich zu einem verständnisvolleren und reiferen Menschen gemacht und mir gezeigt, welche Menschen auch in schlechteren Zeiten da sind. Ich war immer ein Mensch, der sich selbst viel unter Druck gesetzt hat und immer alles erreichen musste, heute bin ich immernoch ehrgeizig und zielstrebig, aber auch stolz auf das, was ich erreiche, selbst wenn es nicht das beste Ergebnis ist.

Meine Familie hat immer sehr liebevoll und fürsorglich reagiert. Natürlich musste ich mir Sätze wie „Hast du denn genug getrunken?", oder „Das kommt davon, wenn du zu viel am Handy und PC bist", anhören, aber sie ist immer für mich da, unterstützt und pflegt mich.

Mittlerweile weiß meine Familie schon, wie sie handeln muss, wenn Ursula wieder zu Besuch ist. Mein Freund hat sich selbst über Migräne informiert und weiß oft auch, wie er handeln muss. Bisher waren beide o.g. Parteien immer für mich da und haben sich um mich gesorgt – auf dass dies ewig so bleibt! Meine engsten Freunde wissen ebenfalls über meine Mitbewohnerin Bescheid, haben sich aber nie wirklich dazu geäußert.

Ich bin sehr dankbar für die Menschen, die sich über Migräne informieren und keine Vorurteile haben – diese Menschen schätze ich unglaublich sehr. Viele in meinem Bekanntenkreis und in meinem Arbeitsumfeld wissen bis heute nicht, dass ich chronische Migräne habe.

Der Grund hierfür ist, dass ich Angst davor habe, anders behandelt zu werden, als schwach dargestellt zu werden oder Sätze wie „Das sind doch ganz normale Kopfschmerzen", oder „Du nutzt das doch nur als Ausrede", gesagt zu bekommen. Ich weiß, dass das eine fiese Unterstellung ist, aber wenn Leute das über andere Menschen, die über Kopfschmerzen klagen, sagen, dann darf ich diese Angst haben. In meiner Freizeit lese, zeichne und schreibe ich viel. Außerdem gehe ich joggen und spiele Handball in einem Verein. Ich bekomme ziemlich oft die „Rache" für meine körperliche Überanstrengung zu spüren.

Sei es plötzliches Aussetzen der Sehkraft oder bspw. den Ball nicht mehr festhalten zu können. Die größte Überwindung hierbei ist es, zuzugeben, dass es mir nicht gut geht und ich eine Pause brauche. Auch wenn ich zu lange an einem Stück lese, merke ich, dass meine Konzentration schwindet und ich den Inhalt der letzten Seiten komplett vergessen habe.

Ich werde also nur von direkten Attacken beeinflusst und das „Unterdrücken" bzw. Ignorieren der Attacken hat leider ihre Folgen. Eine Zeit lang habe ich jeden Tag Tabletten genommen. Diese haben mir anfangs auch geholfen, mich gleichzeitig aber auch unzufriedener mit meinem Körper gemacht, da ich immer mehr zugenommen habe.

Ein Schmerztherapeut hat mir auch die Behandlung mit Botox®-Spritzen angeboten, welche ich aber aufgrund der Kosten und der Vorstellung, mehrere Stiche in den Kopf zu bekommen (der ja sowieso schon schmerzt) abgelehnt habe. Mittlerweile nehme ich nur noch Medikamente, wenn sich ein Anfall bemerkbar macht – von Schmerzmitteln über Tee und Menthol-Creme ist oft alles in unterschiedlicher Kombination dabei.

Oft will ich aber auch gar nichts einnehmen und versuche das ganze qualvoll auszuhalten, weil ich meinem Körper nicht jeden dritten Tag mit Chemie vollstopfen möchte. Ich gebe meinem Körper viel Zeit und Ruhe und teile den Menschen in meinem Umfeld mit, dass es mir nicht gut geht und man meinen Einsatz heute leider vergessen kann.

Wenn sich ein Anfall während der Arbeitszeit bemerkbar macht, versuche ich diese zu unterdrücken, indem ich mich auf meine Aufgaben fokussiere.

Hey, eine:r von uns,
das wichtigste zuerst: Du bist nicht allein, Du bist nicht „komisch" und Du bist vor allem nicht schwach. Social Media

mag dir vielleicht ein perfektes Bild vom Aussehen vermitteln, aber deine Gesundheit kannst Du nicht einfach via Photoshop bearbeiten. Vielleicht hast Du niemanden, dem Du Dein Anliegen mitteilen kannst, trotzdem denk dran, dass die Migräne-Community hinter dir steht. Mittlerweile gibt es so viele tolle Blogs, Insta-Seiten und Co, die aufklären und für mehr Realität sorgen. Du bist nicht falsch oder weniger arbeitsfähig. Leider sehen das viele nicht, was ich absolut nicht verstehen kann. Es ist in Ordnung, Termine abzusagen und sich Zeit für sich selbst zu nehmen.

Heutzutage vergessen Menschen leider immer wieder sich selbst und die Zeit für sich. Außerdem gerät immer mehr in Vergessenheit, dass der eigene Körper Unglaubliches leistet und das jeden Tag – auch Dein Körper und auch wenn Du betroffen bist. Niemand muss Dir ansehen, dass es Dir nicht gut geht, und niemand hat das Recht, Dir zu sagen, dass Du ja gar nichts hast und übertreibst. Gerade der Fakt, dass man es dir nicht ansehen kann, zeigt Stärke. Migräne ist ein Biest, aber gleichzeitig kann sie einen auch unglaublich viel lehren.

Der Satz „Menschen mit Migräne sind Kämpfer", trifft alles, glaube ich ziemlich gut und bringt das Ganze auf den Punkt.

Ich wünsche mir, dass Du jeden Teil von Dir akzeptierst und Deine Blickwinkel ändern kannst. Schmerzen gehen nicht oder werden weniger, nur weil Du sie jeden Tag hast. Du wirst aber mit der Zeit lernen, sie zu akzeptieren und mit ihnen zu leben – das macht Dich unglaublich besonders und vor allem stark. „Become more aware of what´s really worth your energy." „Step by step. Day by day."

„Es gab Momente, da lag ich gelähmt im Badezimmer auf dem Boden."

von Anett

Mein Name ist Anett, ich bin mittlerweile 32 Jahre alt und von Beruf Chemikerin. Ich leide seit frühester Kindheit an Spannungskopfschmerz und Migräne, seit ca. 7 Jahre leide ich an chronischer Migräne, mittlerweile auch teilweise Migräne mit Aura.

Mein Umgang hat sich sehr verändert, sehr lange habe ich mir selber nicht eingestanden, dass ich an einer Krankheit leide. Ich dachte halt „Ja ich habe halt Kopfweh". Ich habe mir selber keine Pause eingestanden, ich habe eine Tablette genommen und weiter gemacht. Es gab Momente, da lag ich gelähmt im Badezimmer auf dem Boden, weil ich so unfassbar große Schmerzen hatte und trotzdem habe ich mir nicht eingestanden, dass ich dauerhaft chronisch krank bin.

Ich war eigentlich seit ich 16 bin in ärztlicher Behandlung. Ich wusste eigentlich auch früh, dass ich an Migräne leide und dass die Attackenanzahl nicht normal ist. Habe bis heute auch zahlreiche verschiedene Behandlungen ausprobiert, 95 % haben natürlich nicht angeschlagen und über die Jahre sind die Attacken und die Tage nur immer weiter schlimmer geworden.

Nachdem ich ins Berufsleben eingestiegen bin, ist die Anzahl immer weiter gestiegen und ich bekam die Diagnose „chronische Migräne". Zu dem Zeitpunkt kamen noch ein paar weitere Faktoren im privaten Leben dazu (Trennung von langjährigem Partner, falsche Freunde), die schlussendlich zu einer zusätzlichen Depression führten. Mein Glück war, dass ich zu diesem Zeitpunkt für eine multimodale Untersuchung meiner Migräne in einer Klinik war, in der mir die Psychologin ins Gesicht sagte „Sie haben eine Depression".

Ich begann auch sehr schnell eine Therapie und die Migräne nahm mittlerweile einen großen Teil in meinem Leben ein, aber noch immer gestand ich mir nicht ein, dass ich krank war. Ich ging immer noch ganz normal 8 Stunden am Tag auf Arbeit, mit zahlreichen Überstunden, schluckte zahlreiche Schmerzmittel und versteckte meine Tränen hinter einer Maske. Wie schlecht es mir damals ging, wusste niemand, nicht mal ich selber. Ich war gefangen in einen Teufelskreis und ich erkannte zwar so langsam, dass ich etwas ändern musste, wusste aber nicht wo ich anfangen sollte.

Mein Wendepunkt in meinem bisherigen Migräneleben war eine lebensbedrohliche Agranulozytose, welche ich durch die Einnahme des Schmerzmittels Metamizol (auch besser bekannt als Novalgin) bekam – Ironie der Geschichte: das Schmerzmedikament bekam ich auf Grund eines Status migraenosus verschrieben.

Plötzlich lag ich im Krankenhaus mit einer schweren Mandelentzündung auf einer Station, in der auch Leukämie-Patient:innen liegen, da ich absolut keine Leukozyten mehr hatte und jeder Zeit die Gefahr einer Sepsis drohte. Ich hatte viel Glück, der Zustand ist reversibel und ich bin vollständig genesen. Aber plötzlich begannen ich und mein engeres Umfeld zu verstehen, dass ich vielleicht doch kranker bin, als ich immer angenommen hatte.

Im Anschluss zu diesem Krankenhausaufenthalt konnte ich auch noch 4 Wochen in die Migräneklinik in Königsstein (schon vorher in die Wege geleitet – aber der Zeitpunkt war perfekt). Dort konnte ich mich ganz in Ruhe wieder vollständig erholen, lernte noch mehr über mich und meine Migräne und hatte eine wirklich gute Zeit. (Große Empfehlung für diese Klinik!!!) Vor allem gab mir die Klinik sehr viele verschiedene Tools im Kampf gegen die Migräne an die Hand, aber das verstand ich erst später.

Denn wenn ich ehrlich bin, als ich nach den Monaten wieder zurück ins Leben und in den Beruf startete, änderte sich erstmal gar nichts. Ich war schneller als ich gucken konnte wieder in meinem alten Trott und ganz ganz schnell kam auch die Migräne wieder in altbekannter Stärker und Anzahl. Ich war verzweifelt, weil ich das Gefühl hatte, dass mir nichts mehr helfen wird – aus Sicht der Mediziner war ich austherapiert – mein damaliger Neurologe sagte mir ins Gesicht, dass er mir nicht mehr helfen kann.

Mein Glück war, dass ich über die Migräneklinik an eine ganz tolle Schmerztherapeutin gekommen bin, die versteht, wie man Migränepatienten behandeln muss.

Das Meiste änderte sich aber für mich, in dem Moment, als ich erkannte „Ich bin krank!" – und ich werde auch nicht mehr so schnell gesund. Ich erkannte, dass ich nicht alles schaffen muss. Ich habe meinen kompletten Lebensrhythmus umgestaltet. Wie sehr mich die Krankheit einschränkt, habe ich erst viele Jahre später gemerkt. Für Außenstehende sind es sehr viele Einschränkungen und Verzicht, aber ich habe ein Stück Lebensqualität für mich zurückbekommen.

In meiner Freizeit liebe ich es zu kochen und zu backen, Sport zu machen oder zu lesen. Zudem genieße ich es, meinen Balkon zu begrünen und vor allem dort einfach zu sitzen und zu lesen – meine Ruheoase. Ferner liebe ich das Reisen, vor allem die Berge und die Natur.

So langsam erobere ich mir mein Leben und vor allem meine Lebenslust zurück von meiner Migräne – es gab Jahre, in denen nichts davon möglich war. Auch wenn es komisch klingt, man muss der Experte seiner eigenen Migräne werden. Jede Migräne ist anders, jeder Lebensweg ist anders. Was dem einen hilft, hilft dem anderen nicht. (Vergleiche mit anderen bringen nichts!) Es ist ein sehr sehr langer Weg und eigentlich endet er nie, aber trotzdem sollte man nie die Hoffnung und den Mut aufgeben.Bei mir hat den Unterschied gemacht, als ich wirklich verstanden habe, dass ich krank bin. Ich habe sehr lange gebraucht, um mir selber einzugestehen, dass ich nicht das gleiche Leistungspensum wie ein „Gesunder" schaffen muss. Mittlerweile liebe ich mein regeltes Leben und könnte mir nichts anderes mehr vorstellen und ab und zu gönne ich es mir auch aus dem Leben auszubrechen (klar mit Konsequenzen – aber ein schöner Abend mit Freunden ist das ab und an auch mal wert).

Was mir immer noch schwer fällt, ist, in manchen Situationen „egoistischer" zu sein, mich und meine Bedürfnisse an erste Stelle zu stellen, aber das ist einfach nicht mein Naturell – aber diese Einstellung stelle ich bei vielen Migränemitleidenden fest.

„Zum Glück schränkt mich meine Migräne in meinen Hobbys (Klavier und Geige spielen) nicht ein."

von Sophie

Hey :), mein Name ist Sophie und ich bin 18 Jahre alt. Zur Zeit gehe ich in die 13. Klasse und schreibe meine Abiturklausuren. Ich habe, seitdem ich 10 Jahre alt bin (also seit ca. 8 Jahren), Migräne mit Aura. Meine Attacken äußern sich anfangs mit einem Flimmerskotom und gehen dann in halbseitige Taubheitsgefühle über, die sich durch meinen Körper ziehen. Manchmal sind auch Lähmungserscheinungen und Sprachstörungen dabei. Dies kommt allerdings eher selten vor.

Ich bin mittlerweile besser auf Attacken vorbereitet und habe immer Schmerzmedikamente dabei. Außerdem ist die Angst vor den Attacken auch nicht mehr so groß wie früher, außer ich befinde mich in einer stressigen (für Migräneattacken zeitlich unglaublich ungünstigen) Phase, wie z.B. dem Abitur. Normalerweise tritt meine Migräne in eher größeren Abständen von ca. bis zu zwei - drei Monaten auf. In stressigen Phasen, wie z.B. diesem Jahr, kommen die Attacken aber gerne auch mal in Abständen von zwei Wochen oder weniger vor. Mein enges Umfeld weiß mittlerweile von meinen Attacken und war auch schon immer sehr verständnisvoll. Leute, die ich nicht so kenne, muss ich jedoch häufig darüber aufklären, dass Migräne mehr als nur der bloße Kopfschmerz ist und mich in meinem Fall insoweit außer Gefecht setzt, dass ich nicht mehr meinem Alltag nachgehen kann, geschweige denn mich alleine auf den Heimweg begeben kann. Es müsste noch mehr über Migräne aufgeklärt werden bzw. die Vielfalt von Migränepatient:innen gesellschaftlich genauer beleuchtet bzw. thematisiert werden.

Zum Glück schränkt mich meine Migräne in meinen Hobbys (Klavier und Geige spielen) nicht ein. Natürlich muss ich, wenn eine Migräneattacke auftritt, mit der Tätigkeit während der Attacke aufhören, aber ich versuche mich von der Angst vor einer möglichen Migräneattacke nicht einschränken zu lassen. Natürlich wäre es blöd z.B. alleine im Zug eine Attacke zu bekommen, aber das ist zum Glück bisher noch nicht passiert :). Mir hilft bei den Attacken vor allem Ibuprofen, um die Kopfschmerzen nach meiner Migräneattacke möglichst einzudämmen. Gegen die Aura hilft bei mir leider nur Ausruhen und möglichst Schlafen. Aufgrund von meiner Lichtempfindlichkeit während einer Attacke, benutze ich häufig auch eine Schlafmaske und lege mich flach in mein Bett.

„Ich glaube, vielen ist nicht bewusst, wie belastend Migräne tatsächlich ist."

von Svenja

Hey, mein Name ist Svenja. Ich bin 21 Jahre alt und studiere momentan Marketing Management Dual im 2. Semester. Meine Migräne hat tatsächlich keinen Namen und ich bin noch nie auf die Idee gekommen, ihr einen zu geben! Ich glaube, das liegt daran, dass ich sie persönlich lieber als außenstehendes "Ding" behandle. Meine Migräne hat angefangen, als ich 16 war. Ich kann mich noch sehr gut an meinen ersten Anfall erinnern.

Das war auf einem Klassentreffen und hat damit angefangen, dass ich das Gefühl hatte, ich sehe auf einem Auge nur die Hälfte. Ich habe das erst nicht ernst genommen und dachte, ich bilde mir das Ganze ein. Etwas später bin ich dann aber zu meiner Mutter hin und hab es ihr erzählt. Sie hat direkt auf Migräne getippt, aber das hat mir damals gar nichts gesagt, außer Kopfschmerzen. Einige Zeit später ist dann mein Bein taub geworden und ich habe Panik bekommen, ich konnte nicht mehr stehen und mein Arm hat angefangen zu kribbeln. Ich habe angefangen zu weinen und mich einfach vor allen Menschen weinend auf den Boden gesetzt. In dem Moment war mir alles egal und in meiner Panik dachte ich, ich sterbe (im nachhinein natürlich vollkommen übertrieben, aber in dem Moment war ich total überfordert). Meine Mama war ganz ruhig und ich weiß noch, wie ich sie angemotzt hab, wie sie so ruhig sein kann, wenn ich hier gerade halb verrecke. Wir sind dann nach Hause gefahren und meine Nachbarin (sie ist Ärztin) ist vorbeigekommen. Ich habe mich übergeben, höllische Kopfschmerzen bekommen und nur schlafen hat geholfen.

Seitdem, hatte ich jeden Tag Angst, dass ich wieder einen Anfall bekomme. Das ist auch noch einige Male passiert. Meist abends, einmal auch bei meinem Schwimm-Training, sodass ich es abbrechen musste. Alle Anfälle liefen gleich ab: taubes Bein, tauber Arm, taube Zunge, übergeben, Kopfschmerzen, schlafen. Das ging ungefähr zwei Jahre so, wie viele Anfälle ich hatte, kann ich nicht genau sagen. Auf jeden Fall genug. Dann hatte ich ein Jahr Ruhe, bevor die Migräne wieder gekommen ist. Mittlerweile äußert sie sich anders: linke Augenbraue und einfach nur ein stechender Schmerz. Dafür zieht sie sich über Stunden und manchmal bis in den nächsten Morgen.

Ich habe recht häufig Migräne, mindestens 5-10 mal im Monat, häufig auch öfter. Heute habe ich meine Migräne akzeptiert. Sie ist halt manchmal einfach da. Dann bin ich genervt und hasse es, dass ich sie mit mir rumschleppen muss. Aber ich habe keine Angst mehr vor Anfällen. Ich starte zwar oft in den Tag und denke: "Hoffentlich bekomm ich heute keine

Migräne", gerade, wenn etwas ansteht, worauf ich mich freue, aber Angst habe ich keine mehr. Damals waren meine engsten Freunde natürlich etwas geschockt, aber ansonsten habe ich eher immer das Gefühl, Migräne wird nicht ernst genommen und dass viele sagen, sie haben Migräne, obwohl das bei ihnen "nur" normale Kopfschmerzen sind.

Ich glaube, vielen ist nicht bewusst, wie belastend Migräne tatsächlich ist und wie einschränkend sie sein kann. Ich habe meine Migräne geerbt. Meine Mama hat sie sehr selten, aber dann sehr stark und meine Oma hatte so stark und häufig Migräne. Daher stoße ich bei meiner Familie auf sehr viel Verständnis und auch mein Freund unterstützt mich immer und ist eine große Hilfe, wenn ich akute Migräne habe (sonst natürlich auch :D).

Wenn ich allerdings bei Freunden bin oder auf Partys und Migräne bekomme, was nicht selten vorkommt, dann sage ich meistens nichts und hoffe, sie geht weg. Einfach, um die Zeit trotzdem genießen zu können. Das fällt mir manchmal leichter, manchmal schwerer.

Bei der Arbeit sage ich meist auch nichts, aus Angst auf Unverständnis zu treffen oder, dass das nur als Ausrede angesehen wird, um nicht oder weniger arbeiten zu müssen. Was meine Freizeit betrifft, mache ich am liebsten Sport. Als ich meine Anfälle mit Aura hatte, habe ich noch Leistungsschwimmen gemacht, da ist es aber nur einmal vorgekommen, dass ich während des Trainings einen Anfall hatte. Das war wirklich nicht schön und etwas skurril, da ich meinem Trainer dann erklären musste, dass ich ganz schnell nach Hause muss, weil ich gleich nicht mehr reden kann, weil meine Zunge taub wird und ich mich außerdem sonst hier übergeben müsste. Jetzt gehe ich jeden Tag ins Fitnessstudio bzw. mache mein Training coronabedingt zu Hause. Da ist es schon einige Male vorgekommen, dass ich mein Training abbrechen musste oder nicht die Leistung erbringen konnte, die ich gern wollte.

Wie es bei Treffen mit Freunden aussieht, habe ich ja oben schon beschrieben. Im Umgang mit meiner Migräne hilft mir besonders, wenn ich Unterstützung und Verständnis von außen bekomme. Bei akuten Anfällen hilft bei mir leider nichts, außer schlafen. In seltenen Fällen hilft es auch, wenn ich ganz zu Beginn eine Ibu nehme, ansonsten habe ich noch keine weiteren Medikamente ausprobiert. Das liegt unter anderem daran, dass ich damals beim Neurologen war und mir dieser gesagt hat, es gäbe keine vernünftigen Medikamente!

Mittlerweile weiß ich, dass es Therapien gibt und ich habe auch schon darüber nachgedacht, mich dahingehend mal zu informieren und das in Angriff zu nehmen. Ich hoffe, dass ihr Euer Leben trotzdem genießen könnt und Euch die Erkrankung nicht zu sehr einschränkt. Ich denke, jede:r macht andere Erfahrungen und jede:r hat einen anderen Umgang mit seiner:ihrer Migräne, aber ich hoffe, dass wir alle für uns einen Weg finden, damit Frieden zu schließen und, dass es irgendwann vielleicht doch möglich wird Migräne zu heilen.

Ich wünsche mir, dass die Krankheit von Außenstehenden noch mehr als eine solche wahrgenommen wird und dass es keine Übertreibung ist, wenn man Sachen absagt, abbricht oder einfach nicht tun kann, weil man Migräne hat. Danke, an Migräne Muräne/ Anna, dass ich meine Erfahrungen hier teilen durfte! :)

„Migräne ist ätzend. Punkt."

von Claudia

Mein Name ist Claudia, 32 aus Hamburg, ich bin Versicherungsfachwirtin und bearbeite größere Versicherungsschäden (Immobereich). Ich habe Migräne, seitdem ich ca. 16 bin, die Diagnose bekam ich ungefähr mit 18 von einer wahnsinnig unfreundlichen Neurologin. Ich habe episodische Migräne und schramme seit über einem Jahr immer wieder an der chronischen Migräne vorbei (lediglich durch Medikamente kann/konnte eine Chronifizierung aufgehalten werden).

Meine Symptome: Kopfschmerzen, Konzentrationsstörung, Wahrnehmungsstörung, Harndrang, Schüttelfrost, Zahn/Kieferschmerzen, Hautempfindlichkeit, Druckgefühl, Erschöpfung, Ohrenschmerzen, Lärmempfindlichkeit, Verwirrtheit, Nackenschmerzen, Heißhunger, Augenschmerzen, kalte Hände und Füße. Meine Migräne hat sich über die Jahre sehr verschlechtert, dadurch auch mein Umgang, wobei das Thema Akzeptanz für mich sowieso ein leidiges ist. Migräne ist ätzend. Punkt. Ich weiß aber mittlerweile hier und da durchaus schon etwas besser damit umzugehen und auf mich zu achten.

Auch wenn es mir schwer fällt - ja, auch nach so vielen Jahren. Meine Familie hat natürlich die gesamte Entwicklung miterlebt, trotzdem verstehen selbst sie nicht immer diese Erkrankung. Da ist es oft schwer sich zu erklären. Es gab mal eine Situation an Weihnachten, wo es mir sehr schlecht ging und mein Vater sagte, ich könne mich jederzeit gerne ins Gästezimmer legen. Für mich gab es aber eigentlich nur die Optionen mittendrin oder nach Hause, bin dann aber geblieben. Mir nicht so nahe Personen reagieren ganz unterschiedlich. Es gibt viel Verständnis! Es gibt aber auch sehr häufig die klassischen Bullshit-Bingo- Sätze wie „Ich habe auch oft mal Kopfschmerzen", oder „Hast Du nicht genug getrunken", oder „Geh mal einen Moment an die frische Luft." Da nicht jedes Mal auszurasten, erfordert etwas Selbstbeherrschung.

Auch in der Freizeit ist die Migräne immer dabei, sie fährt zum Beispiel gerne mit in den Urlaub. Es gab schon einige unangenehme Situationen, die ich irgendwie lösen musste. Ich bin aber auch ein sehr kreativer Mensch und versuche zuhause in Ruhe meine Kreativität auszuüben beim Malen, Basteln, Zeichnen oder auch Fotografieren, alles sehr große Leidenschaften von mir, welche mich ein wenig erden und ablenken. Auch mal während einer Attacke. Viele empfehlen auch Ausdauersport, leider bin ich ziemlich faul und versuche mich dann eher an Entspannungsübungen, Faszienübungen o.ä. Es gibt so viele verschiedene Arten von Attacken und je nach Tagesform sind diese auch anders aushaltbar.

Immer dabei habe ich Pfefferminzöl, Müsliriegel, Traubenzucker und Kreislauftropfen. Damit lässt sich unterwegs meistens der Weg nach Hause überbrücken. Als Autofahrerin kann ich nicht direkt ein Triptan reinwerfen, da ich damit nicht mehr fahren kann, wenn die Wirkung einsetzt - gefährlich! Zuhause dann aber Triptan, manchmal kombiniert mit einem anderen Schmerzmittel, einem Beruhigungsmittel oder etwas gegen Übelkeit, kommt immer auf die Attacke an. Ausprobiert habe ich schon so einiges, was ich nicht alles aufzählen möchte, um niemanden abzuschrecken - jeder ist individuell.

Was direkt zum nächsten Punkt führt. Hört auf Euer Bauchgefühl! Habt Ihr kein gutes Gefühl bei Eurem jetzigen Arzt oder der aktuellen Medikation, dann hinterfragt das ruhig. Und wenn Ihr zu dem Schluss kommt, dass es sich nicht richtig anfühlt, dann ändert was. Ich habe seit 16 Jahren Migräne und bin erst seit 3 Jahren bei einer Ärztin, der ich vertraue. Einfach weil ich mich vorher nicht für mich stark gemacht habe.

Gleichzeitig ist aber auch wichtig: lasst Euch nichts aufquatschen. CBD-Öl, Kopfentspannungstees, Massagerollen... diese Dinge können ggf. euer Wohlbefinden steigern und Euch besser schlafen lassen, habe ich auch zuhause und benutze sie regelmäßig. Aber sie heilen keine Migräne. Auch Nahrungsergänzungsmittel heilen keine Migräne. Wir sind alle individuell und jedem hilft was anderes, aber eine Heilung wird euch die Wirtschaft aktuell leider nicht bieten können.

Da müssen wir gemeinsam durch, aber wir sind stark (auch wenn es uns schlecht geht). Lasst Euch nicht kirre machen von Influencern, Medien oder sonstigem... Vertraut den Schmerzkliniken, den Ärzten und der Wissenschaft. Migräne ist eine komplexe neurologische Erkrankung!

„Ich, und wahrscheinlich auch die anderen, werden weiterkämpfen, wir lassen dieses Gewitter im Kopf nicht gewinnen."

von Franzi

Mein Name ist Franzi, ich bin 22 Jahre alt und arbeite als Kauffrau für Büromanagement in einer Firma, die Außenwerbung betreibt.
Ich nenne meine Migräne „Gewitter", weil sie in meinem Kopf tobt wie bei einem Gewitterwetter. Sie ist unbändig, stürmisch und unbegreiflich und sie macht, was sie will. Ich leide schon, seit ich 4 Jahre bin, an Migräne. Die Form, so wie sie sich nennt, ist die Komplizierte Migräne, das bedeutet, dass ich meine rechte halbe Seite während einer Attacke nicht bewegen kann und liege damit dann nur noch im Bett. Auch Übelkeit, Erbrechen, Lichtempfindlichkeit, Geräuschempfindlichkeit sind mit dabei. Dazu kommen auch noch die starken Schmerzen im Kopf, die für mich unerträglich sind und schon einmal mehrere Tage andauern können. In der Regel habe ich 16 – 18 Attacken im Monat.
Es geht mal so mal so! Es gibt die guten Tage und es gibt die weniger guten Tage. Ich setze nicht mehr so viel auf Medikamente, sondern eher mehr auf natürliche Mittel wie das Kühlen, gesünder ernähren! und ich habe gelernt mit meiner Migräne umzugehen, sie zu verstehen und auf meinen Körper zu reagieren, um damit erste Hilfe zu schaffen.

Leider glauben Dir viele Leute immer noch nicht, dass es das mit der Migräne geben kann und wie schlimm das eigentlich für die Betroffenen ist. Bei mir wurde das immer als ganz normal abgestempelt, dabei sind die Anfälle ganz anders als normal. Es ist sehr traurig wie manche Leute darüber denken. Viele sagen zu mir, Du kannst doch voll arbeiten, Du kannst aus dem Bett aufstehen, Du kannst, ... aber manchmal geht es einfach nicht so einfach!

In meiner Freizeit lese ich sehr viel, aber auch da macht die Migräne keinen Halt, sobald sie da ist, bleibt mir nichts anderes übrig, als ins Bett zu gehen, alles dunkel zu machen und versuchen zu schlafen bzw. mich etwas auszuruhen, denn während einer Attacke kann ich mich weder bewegen, noch konzentrieren, also gebe ich meinem Körper und meinem Kopf Ruhe.

Am Anfang habe ich durch eine Neurologin viele Tabletten ausprobiert, durch die war ich aber immer extrem müde und gereizt und bei den Kopfschmerzen haben sie keine Wirkung gezeigt! Dann kam ich auf die natürlichen Heilmittel wie Ingwer, Beeren, Kurkuma, also Wurzelgemüse, Obst und Kräuter. Ich kühle meine Stirn oder auch meinen Nacken mit einem Kühlkissen oder benutze für die Stirn ein Minzöl. Ich trinke auch bei den Attacken einen Ingwertee, der wirkt entzündungshemmend und beruhigend. Danach lege ich mich ins Bett suche mir eine entspannende Position und ruhe mich etwas aus. Oft reibe ich mir auch die Stirn bzw. Schläfen, denn da gibt es bestimmte Punkte, die die Muskulatur beruhigen, und ich lasse mir von meinem Freund den Nacken und den Rücken massieren, auch das trägt zur Schmerzlinderung bei.

Ihr lieben, ich weiß ganz genau, was Ihr durchmacht, Ihr seid nicht allein damit. Zu gut kann ich verstehen, dass Ärzt:innen und Medikamente an einer bestimmten Stelle keine Linderung und auch keinen Sinn mehr bringen, mir geht es da genauso, deshalb versuche ich mit natürlichen Heilmitteln die Schmerzen und auch die Attacken zu verringern. Auch, dass euch viele Mitmenschen nicht verstehen, kann ich sehr gut verstehen.

Mit Migräne zu leben ist nicht einfach, oft wird man missverstanden und viele Leute verstehen gar nicht, wie anstrengend und fordernd diese Krankheit ist! Ich, und wahrscheinlich auch die anderen, werden weiterkämpfen, wir lassen dieses Gewitter im Kopf nicht gewinnen. Diese Migräne betrifft so viele Leute und in der Medizin ist man ratlos, man weiß nicht einmal, woher das kommt, man bekommt viele Tabletten, die Dein Leben noch mehr beeinträchtigen und die nicht wirklich etwas bringen! Ich möchte es noch einmal sagen, ich werde weiter kämpfen gegen meine Migräne!

„Bisher habe ich geglaubt, ich müsse meinen Ausschalter für die Kopfschmerzen finden."

von Nana

Ich bin Nana, komme aus Bayern und bin bald 47 Jahre alt und lebe mit meinem Mann, 2 Kindern und einem Hund im Münchener Umland. Studiert habe ich Mediendesign in Münster und arbeite schon seit knapp 20 Jahren als Mediengestalterin in Anstellung. Nach meinem Umzug 2011 von Münster nach Bayern fing ich als Mediengestalterin in einer Softwarefirma an. Ende 2017 habe ich in ein familiäres Beratungsunternehmen gewechselt. Dort bin ich Assistentin der Geschäftsführung und in der Abteilung Marketing und Kommunikation. Da wir ein kleines Unternehmen sind, kann es schon mal stressig werden.

Meine Migräne hat inzwischen einen Namen. Das habe ich der Autorin von „Ich hab' Migräne, und was ist deine Superkraft?", Bianca Leppert zu verdanken. Die Idee, dem Schrecken einen Namen zu geben und sie zum Teil deines Lebens zu machen, hat mir sehr gut gefallen. Ich muss lernen, dass Frau Kling - so heißt meine Migräne - mich immer begleiten wird, egal in welcher Ausprägung. Auch wenn Migräne wirklich ein Arsch ist, so kann man damit der Migräne einfach nochmal einen humorvollen Touch geben. Wir haben sonst nicht so viel zu lachen - vor allem auch noch in der Corona

Zeit - da müssen wir einfach lernen uns mit unseren Krankheiten zu arrangieren. Frau Kling habe ich gewählt, weil ich einen Namen gesucht habe, der nichts mit meinem persönlichen Umfeld zu tun hat. Viele kennen bestimmt noch die Hausmeisterin aus der Lindenstraße, Else Kling, die ein ziemliches Biest war und hinter jeder Ecke lauerte, um mit ihren Gemeinheiten zuzuschlagen. Ich denke, das beschreibt die Migräne ja auch sehr gut. Immer dann, wenn man eigentlich nicht damit rechnet, oder wenn man nicht aufgepasst hat, schießt Frau Kling ihre Giftpfeile ab.

Bevor ich nach Bayern gezogen war, hatte ich - soweit ich mich erinnern kann - nur diffuse Kopfschmerzen. Ich kann mich noch daran erinnern, als ich bei meinem Frauenarzt saß und über Kopfschmerzen beim Einsetzen der Periode geklagt hatte, nachdem ich den Verhütungsring benutzt hatte. Daraufhin habe ich den Ring auch sofort wieder weggelassen. Das war vor ca. 15 Jahren, zwischen den Schwangerschaften meiner Kinder. Erst mit meinem Umzug nach Bayern hat sich bei mir wissentlich eine Migräne manifestiert. Diese äußerte sich so, dass ich tatsächlich JEDEN Montag von der Arbeit nach Hause kam und ich mich erstmal ins Bett verkrochen habe.

Manchmal habe ich mich noch auf der Arbeit übergeben. Übelkeit, Lärm- und Lichtempfindlichkeit waren damals bei mir sehr stark ausgeprägt. Eine Aura hatte ich noch nie bzw.

keine offensichtliche Aura. Seit einiger Zeit aber hat sich meine Migräne total gewandelt. Ich bekomme sie meistens nur noch 1-2-mal im Monat, dafür aber pünktlich kurz vor der Periode. Die Folgeschmerzen (oder neue Attacken?) können sich bis zum Eisprung erstrecken. Dabei habe ich dazwischen auch gute Tage, aber meistens sind diese knapp 2 Wochen immer von latenten Kopfschmerzen begleitet. Ganz selten kann ich auch mal in der 2. Zyklushälfte eine Attacke bekommen. Inzwischen äußert sich eine Migräneattacke bei mir so, dass sie immer mit diffusen Kopfschmerzen beginnt oder ich wache schon damit auf. Der Schmerz kann sich dann auf eine Seite verlagern und wechselt dann auch gerne mal auf die andere Seite. Anfangs ist sie dumpf und irgendwann wird es pochend, pulsierend und manchmal habe ich das Gefühl, als würde jemand ein scharfes Messer in das Gehirn rammen und darin rumpulen.

Ich kann schlechter sehen, vor allem Lesen, so als wenn ich die falsche Lesebrille aufhätte, und das wird meistens von ein bisschen Schwindel und Kreislaufproblemen begleitet. Ganz oft auch habe ich eine zugeschwollene Nase. Leichte Übelkeit ist meistens dabei, Licht- und Lärmempfindlichkeit auch oft, aber nicht immer. Auf jeden Fall begleiten mich bei jeder Migräne starke Nacken- und Schulterschmerzen, wobei ich sowieso immer unter Rückenproblemen leide, die sich aber bei einem Anfall sehr viel mehr verstärken. Erbrechen habe ich inzwischen so gut wie gar nicht mehr. Dafür bin ich für die 10-14 Tage einfach "im Arsch". Körperlich bin ich total erschöpft, sehr launisch und auch ziemlich antriebslos. Ständig die latenten Schmerzen, die sich dann in eine Migräneattacke verschlimmern können oder ständig die Angst, es könnte zu einer Attacke kommen. Ich habe Zyklen, da ist es okay, manche Zyklen sind einfach nur übel. Dafür habe ich dann aber dazwischen wirklich 10-14 Tage, in denen ich Bäume ausreißen könnte! Das ist dann die Zeit, wo ich mir denke:„Ach, ist ja alles halb so schlimm, so schlecht geht es Dir doch gar nicht!". Ich bin tatsächlich wieder in einer neuen Findungsphase, da ich mich seit kurzem wieder intensiver mit Frau Kling beschäftige. Ich habe im Mai meinen ersten Termin beim Neurologen und führe gerade ein sehr genaues Migräne- und Kopfschmerztagebuch und bin sehr erstaunt über die doch recht unterschiedlichen Ausprägungen, die ich durchlebe.

Ich vermute auch, dass ich nicht nur Migräne, sondern auch Spannungskopfschmerzen habe. Bisher habe ich geglaubt, ich müsse meinen „Ausschalter" für die Kopfschmerzen finden. Dadurch, dass ich mich nun wieder neu mit dem Thema beschäftige und nun auch Bücher mit den neuesten Erkenntnissen gelesen habe, ist mir klar geworden, dass es für Frau Kling keinen Schalter geben wird. Zum einen befreit es mich irgendwie, weil ich die Suche nach der Ursache und den Ärzt:innenmarathon nun endlich aufgeben kann. Es hat mich die letzten Jahre psychisch belastet, nicht den „richtigen

Knopf" gefunden zu haben und vor lauter Missmut einfach den Kopf in den Sand gesteckt. Nun muss ich lernen, dass es kein Schalter ist, sondern ein Drehknopf, bei dem ich vielleicht die Intensität und Häufigkeit einer Attacke "dimmen" kann. Zum anderen ist es natürlich auch erschreckend zu erfahren, dass eine Migräne nicht nur genetisch bedingt sein soll, sondern dass ich sie ein Leben lang irgendwie ertragen muss. Und auf das 'Wie' kommt es mir nun an. Ich versuche sie mir nun erträglicher zu machen, sie zu akzeptieren, aber nicht mit Triggern zu füttern. Das ist sehr schwierig, denn direkt in einer Attacke kommt immer wieder dieses „Warum?"

Gott sei Dank ist meine Familie, insbesondere mein Mann, von Anfang an sehr verständnisvoll damit umgegangen und unterstützt mich in jeder Lebenslage voll. Das ist Gold wert und ich wüsste nicht, was ich tun würde, wenn es nicht so wäre. Wenn ich eine Attacke habe - und mein Mann kann es mir schon gut ansehen - dann schickt er mich direkt ins Bett. Auf meiner ersten Arbeitsstelle von 2011 bis 2017 war es eher durchwachsen. Ich konnte schon mal wegen Kopfschmerzen nach Hause gehen, aber insgesamt war mein Arbeitgeber ein verschlossener Typ. Man konnte nie wissen, was er davon hielt.

Allgemein war diese Arbeitsstelle eine enorme psychische Belastung für mich, da das Arbeitsumfeld alles andere als angenehm war. Ich bin mir auch sicher, dass dieser Stress ein großes Maß an Trigger für meine häufigen Attacken war. Das war auch der Grund, warum ich in eine andere Arbeitsstelle wechselte. Hier habe ich unheimlich Glück, da meine neuen Arbeitgeber sehr verständnisvoll sind, weil sie selber in ihrem Umfeld diverse Erkrankungen mitgemacht haben und einfach wissen, wie es ist, wenn ein Mensch an Schmerzen leidet. Auch hier habe ich Arbeitsstress, aber ich weiß, dass ich hier mit meiner Krankheit ernst genommen werde und mir genügend Freiraum gegeben wird. In meinem Freundeskreis wissen es eigentlich alle. Und inzwischen gehe ich damit auch ganz offen rum. Wenn ich Migräne oder leichte Kopfschmerzen habe, komme ich zu einem Treffen nicht mit. Trotzdem sind unsere Freunde da sehr verständnisvoll und akzeptieren das total. Sie wissen ja, wenn es mir gut geht, bin ich ja auch wieder dabei. Sobald ich aber auf Fremde treffe, kann das ganz anders aussehen. Da bekomme ich dann auch immer die schlauen Sprüche wie: „Migräne ist psychisch bedingt,' 'Du musst mehr Wasser trinken", „Du, ich kenne da einen super Chiropraktiker", „Ach, Kopfschmerzen habe ich auch oft"'. Ich weiß nicht, wie viele heilungsversprechende Therapien - sei es esoterischer Art oder 'das Hausmittel' schlechthin („Trink einfach einen starken Espresso, dann vergeht das schon") - erhalten habe.

Bei der „Psycho-Tante" habe ich ihr dann ins Gesicht gesagt, dass Migräne erblich bedingt und unheilbar ist. Aber auf Verständnis kann ich da vergebens hoffen. Neben meinem 40

Stunden-Job und dem Haushalt - der durch meine Migränephasen schon leiden kann - versuche ich mich wieder mehr sportlich zu betätigen. Ich gehe ca. 2-mal die Woche Nordic Walken, mache so 2-3-mal die Woche ein kleines Workout abends und eigentlich jeden Abend Hula Hoop. Sobald ich in die Migränephase komme, kann ich nichts davon machen. Jede Bewegung verschlimmert die Schmerzen bzw. vergrößert die Angst, dass es schlimmer wird. Ich bin auch körperlich erschöpft und einfach nicht in der Lage etwas Sportliches zu tun. Mein schönstes Hobby ist aber das Lesen und ich schreibe über eigentlich jedes gelesene Buch auch eine Rezension. Ich lese auch Testbücher für Selfpublisher und darf auch immer wieder für ein paar Verlage Rezensionsexemplare lesen. Dafür betreibe ich auch einen eigenen Blog, sowie Instagram- und Facebook-Account. Inzwischen habe ich gemerkt, solange ich leichte Kopfschmerzen habe, kann ich doch gut lesen und es verstärkt die Schmerzen nicht. Manchmal aber fällt in eine Migränephase ein Testbuch, dann muss ich der Autorin:dem Autor leider sagen, dass ich es in der Zeit nicht schaffen werde. Auch muss ich dann versprochene Rezensionen nach hinten verschieben.

Ich hatte eine Zeit, vor ca. 6-7 Jahren, wo ich versucht habe mich intensiver mit einer Therapie zu beschäftigen. Da war ich bei der Akupunktur, war auch bei einigen Ärzt:innen und damals wurde ein Medikament verschrieben. Das war dann erstmal das einzige Mittel, was ich genommen habe. Irgendwann half aber das auch nicht mehr. Vor einem halben Jahr dann wollte ich mal wieder die "Therapie" in Angriff nehmen und war auch wegen anderen Symptomen beim Frauenarzt. Der fand heraus, dass ich Insulinresistenz habe und seit September habe ich mein Leben nun komplett umgekrempelt. Ich verzichte komplett auf Zucker und einfache Stärke, achte auf niedrigen Glykämischen Index und Last, auf eine moderate Kalorienzufuhr und auf eine ausgewogene Aufteilung meiner Makronährstoffe. Und natürlich mache ich mehr Bewegung, Stressbewältigung und bessere Schlafroutine und Tagesrhythmus. Das hilft mir im Moment sehr, mit meiner Migräne umzugehen, da ich weiß, dass das nicht nur meiner Insulinresistenz hilft, sondern vielleicht auch meine Migräne mildern kann. So ganz signifikant hat sich die Migräne leider noch nicht geändert. Wenn ich einen akuten Anfall habe, dann nehme ich ein Triptan. Da ich auch immer PMS (prämenstruelles Syndrom) habe, also starke Schmerzen im Unterleib, nehme ich auch ein Schmerzmittel. Damit bekomme ich den Schmerz eigentlich gut in den Griff und oft bin ich dann auch 2-3 Stunden später schmerzfrei.

Beim Folgeschmerz sieht das aber leider anders aus. Leider hilft das Triptan auch nicht immer. Das sind aber Dinge, die ich dann auch gerne mit meinem Neurologen noch genauer klären möchte. Natürlich hilft mir Ruhe, oft lege ich mich erstmal aufs Sofa, nachdem ich ein Triptan genommen habe. Und wenn ich merke, das hilft nicht, gehe ich ins Bett und versuche zu schlafen oder einfach abzuschalten. Das geht aber nur, wenn ich nicht gerade auf der Arbeit bin oder im Home Office und wichtige Arbeiten erledigen muss und Terminabgaben habe.

Dann versuche ich alles irgendwie und so schnell wie möglich zu erledigen und krieche anschließend ins Bett. Ich hatte auch schon mal so heftige Anfälle, dass mein Mann mich von der Arbeit abholen musste. Da ich wieder neu in die Thematik eingestiegen bin und selber noch in der Lern- und Sammelphase an Informationen bin, kann ich Betroffenen nur mitgeben, dass es nie zu spät ist, um sich selber zu kümmern. Durch die Insulinresistenz, die mir bewusst gemacht hat, dass, wenn ich meinen nicht konformen Lebensstil so weiterführe, ich in schlimmere Krankheiten wie Diabetes rutsche, habe ich begonnen mich mehr um mich selbst zu kümmern und auf meine Bedürfnisse zu hören. Ja, Insulinresistenz und Migräne sind beides genetisch bedingte und unheilbare Krankheiten. Bei Insulinresistenz kann man mit konformer Lebensweise die Krankheit in Remission bringen. Aber einen kompletten Lebenswandel schafft man nur, wenn man sich selber über seine Krankheiten informiert und auf sich selber achtet.

Das heißt nicht, dass man alles um sich herum abstoßen und sich in den Mittelpunkt des Universums stellen muss, aber: Du und deine Gesundheit sind das wichtigste Gut, was Du besitzt. Und eine Migräne kann nicht nur durch die Schmerzen belastend sein, sondern auch in schwere Depressionen führen. Selbstfürsorge heißt auch, offen mit dem Thema umgehen und die Umwelt mit einbeziehen, lernen mit den Krankheiten zu leben, sie zu akzeptieren aber auch so gut es geht mit eigenen Mitteln dagegen zu wirken. Und nur Du kennst Dich und Deinen Körper am besten und kannst für Dich den Weg finden, Dich damit zu arrangieren. Insulinresistenz und Migräne scheinen stark miteinander verknüpft zu sein.

Sehr viele Insulinresistenz-Betroffene klagen auch über Kopfschmerzen und Migräne. Das heißt natürlich nicht, dass jede:r Migräniker:in Insulinresistenz haben muss, oder jeder Insulinresistenz-Betroffene auch immer Migräne hat. Woran nun die Auffälligkeit liegt, dass viele IR-Betroffene Migräne haben, vermag ich als Laie natürlich nicht zu sagen. Aber es könnte am Hormonhaushalt, vor allem an stark schwankenden Insulin- und/oder Blutzuckerspiegel liegen. Was man sehr gut an der hormonellen Migräne sehen kann, die ja gerade bei den sehr starken Schwankungen von Östrogen in der ersten Zyklushälfte auftritt, und dies wahrscheinlich auch ein Trigger für die Attacke sein könnte. Östrogen und Insulin stehen ja auch im Zusammenhang. Insulinresistenz ist eine noch sehr unbekannte und selten entdeckte Krankheit. Aber man vermutet, dass sehr viel mehr an IR erkrankt sind, ohne davon zu wissen. Und sie gilt als die Vorerkrankung zu Diabetes mellitus Typ 2.

Bei IR wird eine für Insulinresistenz konforme Lebensweise empfohlen, die ebenfalls für Migränepatient:innen empfohlen wird: Verzicht auf Zucker und einfache Stärke, dafür nur komplexe Kohlenhydrate, moderate Kalorienzufuhr, ausgewogene Zusammensetzung von Kohlenhydraten, Fett und Protein jeder Speise, regelmäßige Schlaf- und Tagesroutine, Stressbewältigung und moderater Ausdauersport.

„Ich weiß, dass ich für den Rest meines Lebens ein migränefähiges Gehirn haben werde und das muss ich irgendwie annehmen."

von Lena

Ich bin Lena und habe gerade mein zweites Studium begonnen. Meinen ersten Migräneanfall hatte ich mit 16. Es war einen Tag vor der anstehenden Klassenfahrt und ich wusste zu dem Zeitpunkt gar nicht, dass es Migräne war. Es war eine Migräne mit Aura, die beim Mittagessen begann. Ich hatte starke Sehstörungen und einen flauen Magen, mir verging schlagartig der Appetit auf die großartige Pizza, die vor mir lag. Ein Jahr später, mit 17, wurden meine Attacken heftiger und häufiger, sodass auch meine schulischen Leistungen darunter litten. Die zwölfte Klasse musste ich wiederholen.

Mit den Jahren chronifizierte sich die Migräne, mit 20/21 fingen meine Attacken an, jedes Mal über Tage anzudauern. Als ich mein erstes Studium begann, wurden die Attacken mit der neuen Routine besser. In der Klausurenphase jedoch nahmen meine Attacken in der Frequenz drastisch zu, ich war kaum in der Lage, mich auf meine Prüfungen vorzubereiten. Ich hoffte auf eine Besserung nach dem Ende der Klausurenphase, diese blieb leider aus. Heute leide ich an chronischer Migräne, bin zur Zeit aber mdikamentös gut eingestellt.
Migräne äußert sich bei mir mal mit Aura, mal ohne. Symp-

tome meiner Aura sind Sehstörungen, Heißhunger, Übelkeit (Heißhunger UND Übelkeit klingt paradox, ich weiß, aber sie erfolgen oft hintereinander) und ein ziehendes Gefühl in meinem Gesicht und im Kopf. Nach 30-60 Minuten Aura setzt bei mir der Schmerz ein. Früher hatte ich eine zeitlang sehr schlimm mit Migräneübelkeit zu kämpfen, gegen die nichts half. Mittlerweile hat sich das, Gott sei dank, gebessert und ich leide seltener unter starker Übelkeit. Zur Migräne kommen bei mir noch chronische Kopfschmerzen und weitere Diagnosen dazu. Das macht es für mich manchmal schwer, zu differenzieren, was jetzt Kopfschmerz und was schon Migräne ist.

Heute geht es mir besser, als ich es mir bezogen auf die Migräne je hätte vorstellen können. Kürzlich habe ich einen kleinen Rückschlag in Form eines Migränestatus erlitten, aber ich hoffe, es geht jetzt wieder gut weiter. An meinem Umgang mit Migräne hat sich geändert, dass ich sie als Teil von mir akzeptiert habe. Ich weiß, dass ich für den Rest meines Lebens ein migränefähiges Gehirn haben werde und das muss ich irgendwie annehmen. Es kann jederzeit ein Anfall kommen und ich werde wohl immer auf mein Medikament angewiesen sein, wenn ich ein normales Leben führen möchte. Was mir unglaublich hilft, ist das Wissen, dass ich den Kampf mit der Migräne nicht alleine kämpfe. Interessant finde ich, dass ich mir, bleibt die Migräne dank verschiedenster medikamentöser Prophylaxen mal länger aus, gar nicht mehr richtig vorstellen kann, dass ich chronisch krank bin. Ich habe zwar noch einige andere Erkrankungen, die mir Schmerz und Leid bereiten, aber die Migräne ist schon die größte Belastung. Wenn ich mit einer Attacke flachliege, fühle ich mich, als könne ich nie wieder aufstehen. Als könne ich nie wieder etwas wie eine Zugfahrt, mich zu unterhalten oder sonstiges wagen. Jeder Reiz ist zu viel. Und geht es mir dagegen mal für ein paar Tage gut, verfalle ich schnell in eine Art "Ach, ich kann doch alles, was alle anderen auch können und bin gar nicht so krank"-Leichtsinn. Ich glaube, das ist unterbewusstes Wunschdenken von mir.

Leider habe ich mehr schlechte als gute Erfahrungen damit gemacht. Sowohl im Freundes- als auch im Familienkreis wird oft ausgewichen oder gar nicht reagiert, wenn ich das Thema anspreche. Vieles muss ich auch wieder und wieder erklären und fühle mich oft missverstanden. Die guten Erfahrungen sind dafür umso schöner! Ich habe einige Freunde, die sehr einfühlsam mit dem Thema umgehen und mich immer wieder für meine Stärke bewundern. Das macht mich regelrecht verlegen, Bewunderung erwarte ich ja gar nicht. Verständnis, Zuhören und vielleicht ab und zu mal eine Umarmung ist alles, was ich diesbezüglich brauche. Ein häufiger Irrglaube von Außenstehenden ist, die erkrankte Person „retten" zu müssen. Ich glaube, wir alle kennen die gut gemeinten Ratschläge aus dem Umfeld. Solche, die in bester Absicht gegeben werden, jedoch im ersten Moment nur einen Gedanken bei uns aus-

lösen: „Nicht schon wieder."
Ich kann gar nicht mehr zählen, wie oft mir zum Beispiel Migränepiercings empfohlen wurden. Oder eine Atlaskorrektur. Hier versuche ich mich immer bewusst daran zu erinnern - mein Gegenüber ist nicht chronisch erkrankt. Er/Sie kann nicht wissen, wie oft ich die immer gleichen Ratschläge höre und erklären muss, warum sie nicht in Frage kommen, dass sie nicht gewirkt haben, dass ich diesen Ratschlag bereits befolge oder, oder, oder. Es ist nicht seine:ihre Aufgabe, das zu wissen, man möchte mir damit helfen. Der Gedanke hilft mir dabei, nicht genervt zu reagieren, wenn ich den gleichen Tipp zum 100. Mal höre.

In meiner Freizeit male ich, spiele Instrumente und früher habe ich gerne Sport gemacht. Meine Erkrankung beeinflusst mich da schon sehr. Sport ist ein Trigger für mich und heute mit viel Angst besetzt. Die meisten Instrumente sind für mich zu laut, seitdem die Migräne chronisch ist. Leider haben auch dafür nur wenige Menschen echtes Verständnis. Zum Glück habe ich mein elektronisches Klavier, das ich so laut einstellen kann, wie es für mich passt.

Ich habe einen Haufen an Prophylaxen ausprobiert, medikamentöse und nicht medikamentöse. Ich kann da nur jedem raten, am Ball zu bleiben und nicht aufzugeben. Manchmal braucht man auch eine Pause von den Medikamenten, das ist völlig okay. Aber versucht, Euch die Hoffnung zu bewahren, dass da draußen Eure Prophylaxe auf Euch wartet! Akut helfen mir entweder eine Kombination aus Triptanen und Schmerzmitteln (bitte mit einem Arzt absprechen!) oder sehr starkes Schmerzmittel. Oft auch in Kombination mit Antiemetika (=Tabletten gegen Übelkeit und Erbrechen). Opiate habe ich auch schon verschrieben bekommen, mich aber nie getraut, sie zu nehmen und an ganz schlimmen Tagen, wenn der Schmerz mich nicht schlafen lässt, nehme ich Schlafmittel.

Das klingt für viele Menschen bestimmt extrem schlimm und als wäre ich der letzte Junkie (please stop #pillshaming!). Aber die Wahrheit ist, dass ich, trotz täglicher Schmerzen, maximal an 4 von 10 erlaubten Tagen im Monat Schmerzmittel nehme und alle 2-3 Monate mal eine Schlaftablette. Ein Leben ohne Tabletten ist mit schwerer chronischer Erkrankung eben nicht möglich.

Ich möchte allen, die mit chronischer Migräne kämpfen einen Funken Hoffnung mit auf den Weg geben. Migräne muss nicht immer gleich bleiben! Ich hätte es zum Beispiel nie für möglich gehalten, dass meine schlimme Übelkeit während meiner Attacken mal besser wird. Ist sie aber. Früher hatte ich bei jeder Attacke die schlimmsten Schmerzen und eine unerträgliche Übelkeit. Heute ist das nur noch bei wenigen Attacken der Fall. Ob das an meinem Schmerzmittelverzicht (unter ärztlicher Aufsicht in einer Schmerzklinik) für einen Monat lag oder sich meine Migräne einfach verändert hat,

kann ich nicht sagen. Fakt ist
jedoch, Schmerzen und Übelkeit haben sich in ihrer Intensität verbessert, trotz Chronifzierung.

Zudem ist es mir wichtig zu betonen - Ihr seid nicht allein. Ich weiß, es fühlt sich oft so an. Gesunde Menschen in unserem Umfeld leisten Dinge, die für chronisch Kranke eben nicht machbar sind und wir denken oft „Wieso kann ich das nicht? Wieso hat es mich getroffen? Wieso bin ich so anders als die anderen?" Aber die Wahrheit ist - es geht so viel mehr Menschen so wie Dir, als Du denkst. Viele verschweigen ihre Probleme, weil chronische Migräne leider ein Tabuthema ist. Jeden Tag liegen unglaublich viele Menschen in Deutschland und auf der ganzen Welt mit einer Migräneattacke flach. Egal, wann Dich ein Anfall erwischt - Du bist niemals der:die Einzige. Du bist nicht allein.

„Über die Jahre lernt man damit zu leben."

von Tabea

Mein Name ist Tabea, ich bin 25 Jahre und fange jetzt eine Ausbildung zur Fahrlehrerin an. Leider konnte ich bis jetzt noch keine Ausbildung beenden, da ich immer krank geworden bin. Denn neben der Migräne habe ich noch eine Fibromyalgie, ein Lipödem Stadium 2 und ein Borderline-Syndrom. Ich habe jedoch immer irgendwie gearbeitet, lange als Tanzlehrerin, da ich damit groß geworden bin (habe mit 11 Jahren angefangen zu tanzen).

Seit ich 19 Jahre alt bin, habe ich Migräne, anfangen tut es immer mit Nackenschmerzen und Druck auf den Schläfen. Oft wird mir nebenbei noch schlecht. Natürlich habe ich einiges ausprobiert, von normalen Schmerzmitteln bis hin zu Morphinen. Die haben mir tatsächlich auch geholfen, aber das ist nun mal keine Option in dem Alter. Also bin ich weiter von Ärzt:in zu Ärzt:in gewandert. Jedoch wurde mir immer wieder gesagt, dass das meistens psychosomatisch ist... was mich irgendwann echt genervt hat. Dann bin ich zum Glück auf meinen aktuellen Neurologen gestoßen, der mir das erste Mal ein Medikament prophylaktisch gegen Migräne gegeben hat, welches ich jetzt ein Mal am Tag nehme.

Dies hilft zumindest etwas, dass ich keine großen Attacken

mehr bekomme. Nebenbei rauche ich aber auch Marihuana, welches nur einen leichten THC Gehalt hat. Damit geht es mir tatsächlich am Besten. Dadurch komme ich besser durch den Tag, muss kaum noch Schmerzmittel nehmen und ich kann schlimmere Attacken verhindern. Mein Neurologe ist zum Glück auch auf diesem Gebiet spezialisiert, jedoch kann ich es wohl nicht auf Rezept bekommen, da bei mir eine psychische Erkrankung diagnostiziert wurde. Ich werde aber weiterhin drum kämpfen, da es mir einfach hilft.

Mein Umfeld weiß nie, wie es darauf reagieren soll. Denn viele kennen das so nicht, fragen sich ob es wirklich so schlimm ist. Ich bekomme immer zu hören „Aber Tabea, Du lachst doch, Du machst doch trotzdem Deinen Alltag.". Ja das ist richtig, aber trotzdem nur unter Schmerzen, ich bin abends ausgelaugt und müde und habe abends mehr Druck auf dem Kopf als morgens. Wenn man abgelenkt ist, merkt man es natürlich nicht so, aber sobald der Körper zur Ruhe kommt, dann realisiert man, womit man den Tag bestritten hat.

Über die Jahre lernt man damit zu leben. Ich bekomme mich durch Yoga und Atemübungen entspannt. Wenn gar nichts mehr geht, nehme ich trotzdem Aspirin Migräne und gehe schlafen, danach sieht die Welt oft wieder anders aus.
Ich habe jahrelang in meiner Freizeit getanzt (Standard- und lateinamerikanische Tänze auf Turnier Niveau), habe Volleyball gespielt und Kampfsport gemacht. Leider mache ich

nichts mehr davon. Nach einer langen Krankheitsphase habe ich mir jetzt aber angewöhnt wieder hin und wieder zu tanzen, Hula Hoop zu machen und Yoga zu üben. Wichtig ist es einfach in Bewegung zu bleiben, auch wenn es oft schwer ist. Im Endeffekt tut es gut, da dabei ganz viele Endorphine ausgeschüttet werden, also Glückshormone, und die sind einfach das beste Mittel gegen Schmerzen.

Wenn ich heutzutage von meiner Migräne oder den anderen Erkrankungen erzähle, stoße ich teils auf Verständnis aber auch auf Ablehnung. Je nachdem, ob der Gegenüber selbst schon mal krank war oder nicht. Aber das ist okay. Leider nehme ich mir manche Sprüche wie „Bist du schon wieder krank", sehr persönlich, die tun mir immer noch weh, da ich ja nichts dafür kann. Ich stelle mich trotzdem jeden Tag aufs Neue auf die Beine. Das muss einer erstmal nachmachen.

Jedem, bei dem Migräne oder anderes neu diagnostiziert wird, will ich nur eins mitgeben: GEBT NIEMALS AUF! Denn es geht um Dich, um Deine Gesundheit. Die gibt es nur einmal und sie ist heilig. Geh ruhig zu mehreren Ärzt:innen, hol Dir zwei bis drei Meinungen, bis Du Dich bei einem:r Ärzt:in am wohlsten fühlst. Erkundige Dich über Deine Erkrankung, informiere Dich, aber mach Dich nicht verrückt. Es gibt für jede:n eine Methode, mit der er:sie am Besten klar kommt und die auch hilft. Manchmal dauert dieser Prozess nur etwas. Bei mir hat es jetzt 5 Jahre gedauert, aber ich kann aktuell sagen, mir geht es besser so. Trenn Dich von negativen Sachen, die bringen eh nichts auf Dauer. Und wenn man dann doch mal im Tief versinkt, was auch voll in Ordnung ist. Dann such Dir jemanden zum reden, egal über Social Media oder Freunde oder Familie. So Momente habe ich auch, die sind menschlich. Aber dann nehme ich mir entweder eine Auszeit, weil ich weiß jetzt, war einfach alles zu viel, oder ich suche mir jemanden, der mich versteht und mit dem ich Reden kann. Es hilft auf jeden Fall.

„Mein Freundeskreis hat sich deutlich verkleinert sowie auch meine Freizeitaktivitäten."

von Claudia

Mein Name ist Claudia, ich bin 44 Jahre alt und habe einen erwachsenen Sohn und bin verheiratet. Ich beziehe schon seit ein paar Jahren die volle Erwerbsminderungsrente und habe einen Minijob.
Seit 2016 habe ich eine diagnostizierte hemiplegische Migräne und dann kam noch die Migräne mit Hirnstammaura dazu. Mir geht es soweit ok. An manchen Tagen gut, an manchen schlecht. Wie bei jedem Menschen. Am Anfang ging man noch von Schlaganfällen aus, seit der Diagnose war ich durch einige Innenohr-Op's ziemlich abgelenkt. Erst 2019 war ich auf Reha zur intensiven Schmerztherapie. Dort bestand meine Gruppe nur aus Migränepatient:innen. Von denen habe ich jede Menge gelernt. All die Nebensymptome: Lichtempfindlichkeit, Übelkeit, Schwindel, brain fog, Geräuschempfindlichkeit... all dies wurde von meinen Ärzten (die sich leider nicht gut auskannten) als psychosomatisch abgestempelt.

Seit der Reha habe ich erst verstanden, was Migräne bedeutet. Mittlerweile bin ich sehr routiniert und zum Glück noch relativ angstfrei, auch wenn meine Anfälle neurologisch aus den vollen schöpfen. Bewusstlosigkeit, Sprachverlust, Sehstörungen, Wortfindungsschwierigkeiten, Lähmung der kompletten Körperseite, Spastiken, Koordinationsschwierigkeiten.... bei mir ist alles dabei. Ich habe in fast jedem Zimmer eine Notfallausrüstung :)

Mein Freundeskreis hat sich deutlich verkleinert sowie auch meine Freizeitaktivitäten. Meine engsten Freunde sind verlässlich an meiner Seite sowie auch meine Familie. Sie alle haben viel Verständnis und geben immer ihr bestes meine Bedürfnisse zu berücksichtigen.

Wenn ich kann, fahre ich super gerne Fahrrad (ich habe ein E-Bike, damit es nicht so anstrengend ist), vor der Pandemie war ich regelmäßig im Fitnessstudio. Ich lese viel und liebe Gesellschaftsspiele. Ansonsten verbringe ich einfach gerne Zeit mit Freunden und Familie. Die Anfälle halten mich zwar oft von allem ab, aber mir gelingt es die guten Tage gut zu nutzen.

Ich habe bis zur Antikörperspritze alle Prophylaxemittel erfolglos ausprobiert. Inzwischen besteht mein Gerüst aus Physiotherapie, Lymphdrainage (am Kopf wegen den Op's), Akupunktur und Psychotherapie. Regelmäßig gutes Essen und geregelte Schlafzeiten. Ich muss viel auf Pausen und Erholung achten. Dies fällt mir schwer. Bei akuten Anfällen brauche ich eine Wärmflasche und eine dicke Decke und viel trinken. Wenn ich merke, dass auch noch Kopfschmerzen dazukommen, hilft Ibuprofen (toi toi toi noch ziemlich verlässlich). Meistens kann ich schlafen. Wegen der Lähmung habe ich Nordic Walking Stöcke. Und überall Müsliriegel und Saftschorle.

Leider sind gute Ärzte rar, vor allem was meine speziellen Migränearten angeht. Daher ist mein wichtigster Rat: Du musst Dir selbst helfen. Mach Dich schlau, vernetze Dich mit anderen Betroffenen. Spiel Dein Leiden nicht zum Wohle der anderen (gesunden?) herunter. Es ist eine komplexe neurologische Krankheit. Kein „faule Ausrede Kopfschmerz". Sei achtsam mit Dir. Die Medikamente sind nur ein kleiner Teil der Therapie. Entspannung, Regelmäßigkeiten bei Essen und Schlaf, moderater Ausdauersport und immer wieder auf Pausen achten ist der Hauptteil. Seit neuestem habe ich einen Notfallpass in der Jackentasche, der gibt mir tatsächlich ein gutes Gefühl. Rede über die Belastungen, die jede Migräne mit sich bringt. Migräne ist und bleibt ein Arschloch.

Die zahlreichen frustrierenden Erlebnisse mit Ärzt:innen und Krankenhäusern würden hier den Rahmen sprengen. Dennoch möchte ich anderen Betroffenen mitgeben, dass sie auch damit nicht alleine sind.

„Mein Leben mit meinem ständigen Begleiter Horst."

von Sonja

Ich bin Sonja, 30 Jahre alt, verheiratet und komme aus Franken. Von Beruf bin ich Physio- und Ergotherapeutin und seit Mai 2018 selbstständig mit einer eigenen Praxis. Instagramaccount: _sonja_schl_

Meine Migräne hört manchmal mehr, manchmal weniger, ok... eigentlich hört sie nie... aber getauft habe ich sie auf den wunderschönen Namen HORST. Ja, wie kam ich nun auf diesen herrlichen Namen? Jedes Mal, wenn ich meine Migräne bekam, sagte ich zu meinem Mann: „Oh Mann, jetzt kommt dieser Voll-Horst wieder." Und seitdem ist meine Migräne auf den Namen Horst getauft.

Mit 4/5 Jahren habe ich immer häufiger Kopfschmerzen mit Übelkeit und Erbrechen bekommen, die stärker und öfters in der Woche auftraten. Meine Mutter rannte mit mir von einem zum nächsten Arzt und keiner konnte sich die Symptome nach allen unauffälligen, neurologischen Untersuchungen erklären, bis ein Kinderarzt dann zu meiner Mutter meinte: „Ihr Kind hat Kindermigräne, kommt nicht so häufig vor, aber das ist das einzig Plausible, nachdem alle anderen Untersuchungen ohne pathologischen Befund waren." Ich sollte dann immer, wenn ich Migräne bekam, eine Paracetamol nehmen, die mir zu diesem Zeitpunkt auch gut halfen, und Entspannungsformen erlernen. Bis 14 Jahren hatte ich die Migräne gut im Griff, jedoch veränderte sich die Schmerzqualität als auch die Schmerzintensität, es wurde immer unerträglicher, die Schule war eine Qual, alles war viel anstrengender als vorher.

Also wieder erneutes MRT, diesmal nicht unauffällig, sondern es haben sich Zysten im Mittelhirn gebildet, die laut dem Radiologen meine Symptome aber nicht auslösen. Gut, die Ärzt:innenodyssee ging weiter. Diesmal zu einem Neurochirurgen, der fachlich als auch menschlich TOP war. Kurz und knapp – OP wäre zu gefährlich, konservativ kann man sämtliche schmerzlindernde Verfahren anwenden, die einem gut tun, die Zysten an sich kann man jedoch nicht behandeln. Gesagt, getan... Tens-Gerät, osteopathische und physiotherapeutische Behandlungen und Akupunktur gehörten nun zu meinen neuen „Hobbies". Die Zysten trockneten ein Jahr später auch wieder ein und MRT war soweit unauffällig, die Migräne blieb aber auch weiterhin, wurde aber episodisch mit Aura.

Ich durchlief viele Neurolog:innen-Besuche, die sehr wenig Ahnung von dieser Erkrankung hatten, und mir auf gut Glück viel zu starke Medikamente (Antidepressiva, Antiepileptika, Beta-Blocker, usw...) verordneten, die keinen Erfolg brachten. 2016 fand ich dann meine jetzige Neurologin, die mich sehr ernst nahm, nochmals alle neurologischen Untersuchungen durchführte und dann die Diagnose sofort fest machte: chronische Migräne mit Aura.

Meine Migräne zeigt sich zu den verschiedensten Tages- und Nachtzeiten, vor oder nach unterschiedlichen Situationen, mal 4 Tage nicht, dann wieder eine Woche dauerhaft. Vorboten gibt es meist 2 Tage vorher in Form einer Aura (das „schönste" Blitzlichtgewitter) für 1-3 Minuten, aber die Aura ist auch nicht immer, oft gibt es mir einen Stich im Kopf und da ist sie. Teilweise wache ich nachts auf und habe das Gefühl, mir platzt mein Kopf.
Tendenziell wurde die Migräne im Verlauf der Jahre immer schlimmer. Zwischen 2017 – 2020 hatte ich jedoch die schlimmsten Jahre mit 20 – 28 Schmerztagen im Monat, was einer Lebensqualität gegen Null gleicht und ich immer öfter in ein „Gedanken- und Verzweiflungsloch" fiel.

Im April 2020 saß ich dann sehr verzweifelt vor meiner Neurologin, die mir nach den bisherig erfolglosen Prophylaxen (Beta-Blockern, Antidepressiva, Antiepileptika) und nichtwirkenden oder mit schlimmen Nebenwirkungen behafteten Akutmedikamenten (alle Triptane – sowie sämtliche Schmerzmitteln) die Botoxinjektion zum wiederholten Male empfahl.

Diesmal stimmte ich nach langem Überlegen dieser Behandlung zu. Zusätzlich stellte ich meine Ernährung komplett um, ließ alles weg was, ich nicht vertragen habe, und begann zusätzlich mit Sport, sofern es natürlich Horst zugelassen hat. Ich griff nach allen verschiedenen Strohhalmen und sah durch die Möglichkeiten und Ansätze doch wieder ein bisschen Licht am Ende des Tunnels. Insgesamt habe ich in den Jahren gelernt meine Erkrankung zu akzeptieren, ich lebe mit Horst, willkommen ist er nach wie vor nicht, aber er ist eben dabei. Mittlerweile konnten meine Schmerztage auf 7-18 Tage reduziert werden und das ist soooo viel mehr an Lebensqualität.

Nachdem ich Migräne seit dem Kindesalter habe, bekamen es meine Familie und Freunde natürlich von klein auf mit, aber auch hier waren die Reaktionen sehr unterschiedlich. Die einen zeigten sehr viel Verständnis, die anderen hingegen belächelten das alles und es kamen Sätze wie: „Waaaass? Hast du wohl schon wieder Kopfweh?", Du musst halt mehr trinken", oder „Ach komm, Du mit Deinen Kopfschmerzen, bildest Du Dir das nicht langsam ein, so oft kann man doch gar nicht Kopfschmerzen haben", usw. Solche Sätze verletzten, machten nachdenklich und traurig. Ich dachte tatsächlich nach, ob ich mir die Schmerzen nicht einbildete, ich vielleicht selbst schuld bin, dass ich so häufig Migräne habe...

Ich überlegte oft, ob diese Menschen denn überhaupt wissen, was Migräne ist und wie schlimm diese Schmerzen sind. Ja, alles Gedanken, die mit Sicherheit sehr viele kennen, aaaaaaber vor circa 2,5 Jahren, begann ich dann mit der Aufklärung über die Erkrankung Migräne, erklärte was Migräne ist und wie bei mir die Anfälle ablaufen. Viele nahmen sich die Zeit und hörten es sich an, interessierten sich, verstanden es besser und kämpfen seitdem mit mir gemeinsam, von denjenigen die Ihre Meinung nicht änderten und es weiterhin belächelten, distanzierte ich mich so gut es ging.

Am verständnisvollsten ist in diesem Bereich mein Mann, er kannte Migräne vor mir nicht wirklich und musste manchmal mehr, manchmal weniger hilflos zusehen wie schlecht es mir ging. Er versucht mich bei allem zu unterstützen, sucht nach neuen Ansätzen, die mir helfen könnten und weiß mittlerweile sehr, sehr gut, wie er reagieren „muss", wenn ich mal wieder vor Schmerzen vor mich hin vegetiere oder mich ohne seine Hilfe nicht bewegen kann. „Wir kämpfen weiter und geben nicht auf", Worte die mich aus dem einen oder anderen Tief wieder rausgezogen haben. Dafür danke ich ihm vom ganzem Herz.

In meiner Freizeit treffe ich mich gerne mit Freunden, gehe ins Kino, Fußballstadion oder lese. Bei allem beeinflusst mich die Migräne enorm, viele Treffen musste ich kurzfristig absagen, Tickets verfallen lassen und Bücher nicht nur Wochen sondern monatelang zur Seite legen.

Mittlerweile, wenn ich einen Anfall rechtzeitig „auffangen" kann, helfen mir hochdosiert Kurkuma Kapseln, Ingwer Wasser, Kopf- und Entspannungstee, ein Kühlakku auf die Stirn und hinlegen. Wenn es jedoch dafür schon zu fortgeschritten ist, greife ich zu Schmerzmitteln, da ich Triptane (und ich habe alle 7 durch) nicht vertrage (da bekomme ich starke neurologische Ausfälle – die den Ausfallerscheinungen eines Schlaganfalles gleichen), lege mich mit einem Kühlakku hin, sofern das durch die Arbeit geht.

Wie ich schon oben geschrieben habe, bekomme ich seit Juni 2020 alle 3 Monate Botox injiziert, was mir nach 2 Sitzungen deutlich hilft. Ansonsten gehe ich regelmäßig zur Osteopathie, bekomme selbst Ergotherapie in Form von einer Schmerztherapie „Migränetherapie nach Kern), gehe zur Boeger-Therapie, führe autogenes Training und progressive Muskelrelaxation durch und halte mich an meine Ernährungsumstellung.

Lasst Euch nie einreden Ihr wärt Schuld an dieser Erkrankung – Ihr seid es definitiv nicht. Akzeptiert Eure Erkrankung und versucht mit ihr zu leben, Methoden zu finden, die Euch den Umgang damit erleichtern, solange ihr Euch dagegen wehrt, wird es nicht besser. Nehmt das Ruder selbst in die Hand und übergebt es nicht Eurer Migräne. Ihr seid der Chef:die Chefin in Eurem Körper. Werdet aktiv und sucht nach Möglichkeiten, die Euch helfen, AUFGEBEN ist keine Option.

„Ich habe damit gelernt zu leben."

von Bettina

Ich bin Bettina und arbeite als Stationssekretärin im Krankenhaus. Ich habe meine Migräne seit 2018, wurde aber erst 2019 als Migräne diagnostiziert. Ich leide an der vestibulären Migräne, also Schwindel-Migräne. Wie der Name schon sagt ,habe ich ständigen Schwindel, was sich auch von anderen Migräne-Erkrankten unterscheidet, ist, dass ich halt wirklich den ganzen Tag über Schwindelgefühle hab und es auch ganz selten vorkommt, dass ich nicht gehen kann oder eventuell kollabiere.

Mir geht es viel besser. Ich bin natürlich in neurologischer Behandlung, aber die jetzigen Medikamente, die ich nehme, helfen mir seit ein paar Monaten sehr gut. Ich habe damit gelernt zu leben und probiere mich nicht mehr von Dingen abzuhalten und zu leben. Meine Eltern und Freunde hatten es schwer, weil es mir wirklich sehr schlecht ging. Menschen, denen ich erzähle, dass ich darunter leide, fragen natürlich nach und bemitleiden mich teilweise, was ich nicht so sehr mag. Also ich gehe leidenschaftlich ins Gym. Manchmal beeinflusst es mich schon sehr, wenn ich ein paar Tage Migräne hab.

Ich geh auch viel mit meinen Hunden spazieren, was manchmal auch sehr anstrengend ist, wenn ich einen Schwindelanfall bekomme, aber im Großen und Ganzen kann ich wieder halbwegs normal leben. Bei einem akuten Anfall kann ich durch meine Art der Migräne nicht wirklich was machen, da hilft einfach nur hinlegen und abwarten. Ich habe schon einiges an Medikamenten probiert, viel zu viel zum Aufzählen, auch pflanzliche Medikamente.

Ihr solltet nicht aufgeben und wenn ein:e Ärzt:in sagt, er:sie weiß nicht mehr, was er:sie machen soll, wie er:sie Dir helfen kann, dann zum:r nächste:n Ärzt:in gehen und eventuell auch eine Therapie anfangen, wenn es einem so schlecht geht wie mir. Ich habe jeden Tag geweint, hatte Angst alleine raus zu gehen und generell einfach zu leben.

„Migräne gehört zu mir und meinem Leben."

von Reni

Ich bin eine working mom. Habe zwei wundervolle Jungs (fast 14 Jahre und 2 Jahre alt), bin seit 2006 verheiratet und lebe seit dem in Hildesheim. Ursprünglich bin ich eine Großstadtpflanze und komme aus Berlin. Ich habe Steuerfachangestellte gelernt, habe BWL und Wirtschaftsrecht studiert (leider nicht beendet) und arbeitet derzeit als Assistentin der Geschäftsführung und manage nicht nur meine Familie in Vollzeit, sondern auch ein Büro inklusive Chefs und Mitarbeiter:innen. Ich bin quasi das Mädchen für alles. Ich bin für den Einkauf des Klopapiers bis zu Überweisung von Millionen zuständig. Ich habe beruflich gesehen nie eine Pause gemacht. Selbst bei meinem jüngsten Sohn, habe ich in meinem Elternjahr für das Unternehmen weitergearbeitet.

Ich liebe Mode und Styles. Diese bunte Welt ist mein Hobby. Meine beste Freundin hat ihr eigenes Label und einen kleinen Laden in Hildesheim. Da geht uns beiden Mamis einfach das Herz auf und wir haben trotz viel Arbeit immer eine Abwechslung zu Beruf und Familie. Ja ,ich bin immer in Aktion. Das Wort „Langeweile" kenne ich nicht. Dennoch nehme ich mir gern Zeit mit meinem Jüngsten auf dem Sofa zu kuscheln, die Wäsche Wäsche sein zu lassen und Bob der Baumeister etc. zu schauen. Abhängen ist für mich das Größte.

Wie äußert sich Deine Migräne? Meinen ersten Migräneanfalle hatte ich als 9-jähriges Mädchen. Ich saß in der U-Bahn auf dem Weg von der Schule nach Hause. Da bekam ich meinen ersten Sehausfall. Ich hatte mich tapfer bis nach Hause geschleppt und dann nur noch mit Schmerzen gekämpft und mich bis zur Bewusstlosigkeit übergeben. Damit fing mein persönlicher Alptraum an.

Meine Eltern hatten mich für eine Schulsimulantin gehalten. Und somit gab es für mich keinen anderen Ausweg als AUSHALTEN! Bis heute merkt fast niemand, wenn ich einen Migräneanfall habe. Ich muss es entweder äußern oder ich verschwinde ins Bad und ins Bett. Meine Migräne ist in den vielen Jahren gewandert. Heute merke ich Tage vorher wie meine Beine anfangen fürchterlich zu jucken, dann kommt Schwindel und ein dicker Kopf dazu, bevor der Schmerz (meist einsichtig) ausbricht. 50% mit Übelkeit , 50% ohne Übelkeit. Mal mit Aura (Sehausfälle), mal ohne. Total unberechenbar und nie einschätzbar wie es wohl verlaufen mag. Jedes Mal ein Überraschungsei.

Seit em ich Patientin der MHH (Medizinische Hochschule Hannover, Forschungsgruppe Botox - ist schon viele Jahre her) bin, geht es mir etwas besser. Ich hatte bis dahin alles ausprobiert. Es gibt nichts, was ich nicht gemacht und ausprobiert hätte. Ich war quasi austherapiert und so bin ich in die MHH gekommen. Meine Schmerztage konnte ich von fast

30 Tagen im Monat auf max. 12 reduzieren. Zudem kommt bei mir noch eine Trigeminusneuralgie dazu. Es könnte sicherlich noch besser sein, aber mittlerweile stresse ich mich mit dem Thema Schmerztagebuch auch nicht mehr so sehr. Das setzt mich zusätzlich unter Druck wie viel Kopfweh ich schon wieder hatte etc. Ich lebe mit diesem nervigen unkündbaren Untermieter. Migräne gehört zu mir und meinem Leben. Ich habe das akzeptiert. Ich bin froh darüber, dass es keine Krankheit ist, an der man sterben könnte. Das ist für mich der Einzige Lichtblick. Quasi lieber Migräne als Krebs?! Ich bin ein sehr realistischer Mensch und weiß mittlerweile viel über Migräne. Mein Psychotherapeut hätte zu mir gesagt, ich wäre eine Expertin auf diesem Gebiet. Ja, auch den musste ich schon in Anspruch nehmen. Aus jahrelangen Schmerzen ist Angst und Panik entstanden. Heute habe ich das, Gott sei Dank, wieder im Griff, aber es gab echt eine schlimme Zeit für mich damit.

Meine Eltern haben, bis ich mit 25 Jahren das erste Mal zur Reha (Psychosomatische Reha) musste, nicht verstanden, was ich habe. Sie kamen mich im Übrigen auch nicht einmal besuchen. Naja, mit Mitte 30 hat sich meine Mutter dafür bei mir entschuldigt, dass sie mich nie Ernst genommen hat, was das Thema anging. Heute bemitleidet sie mich, wenn es mir schlecht geht, und versucht mir dann Dinge abzunehmen. Da meine Eltern 500 km von mir entfernt wohnen, passiert das eben selten. Aber ich weiß, dass sie es heute zumindest ernst meint. Mein Mann überhört und übersieht es, wenn es mir schlecht geht - ich kann es ihm nicht verübeln, bei der Vielzahl von Anfällen. Ich bin leider damit groß geworden, keine Schwäche zeigen zu dürfen und den Arsch zusammen zu kneifen. Ich ziehe mich zurück, wenn es mir so schlecht geht, dass gar nichts mehr geht, oder hau mir die dicken Triptane rein (nasal) und mache einfach weiter. Als Mama gibt es kein Kranksein. Apropos, ich war noch nie wegen Migräne krankgeschrieben. Neue Menschen, die ich kennenlerne, haben oft großes Verständnis für mich. Sind interessiert und sorgen sich. Ich habe eins gelernt: Der Schmerz darf nie mein Leben bestimmen. Daran versuche ich mich so gut es geht zu orientieren. Eigentlich wissen nur mir nahestehende Menschen, dass ich unter Migräne leide.

Meine Freizeit verbringe ich mit meiner Familie, insbesondere mit meinen Kindern. Es darf mich nicht beeinflussen. Ich muss und will dann auch einfach nur funktionieren und nicht der Migräne nachgeben. Keine Option. Verschieben tue ich selten etwas. Da muss ich schon am Boden liegen.

Wenn ich einen Anfall bekomme, bin ich, ehrlich gesagt, eigentlich am liebsten allein. Das geht oft schlecht. Also nehme ich meine Medikamente (Triptan nasal) und bete, dass der Spuk nach ein paar Minuten vorbei ist. In der Regel helfen mir die Medikamente super. Oftmals muss ich mich aber auch quälen. Und dann tue ich das und warte, bis es endlich vorbei ist. Ich habe alles ausprobiert. Von Akkupunktur, TCM, ganzheitliche Medizin, ich habe sämtliche Heilpraktiker verschlissen. Ich habe Ayurveda ausprobiert. Yoga, sämtliche Entspannungstherapien. Medikamentöse Therapien (von Antiepileptika bis Betablockern etc.), ich war bei einer Vitalogin - ganz interessante Behandlung. Etwas hat es geholfen. Ich habe bestimmt etwas vergessen, aber es gibt, glaub ich nichts, was ich nicht schon ausprobiert hätte. Seit 4 Jahren bekomme ich alle ¼ Jahre Botox in der MHH gespritzt. Normale Schmerzmittel nehme ich schon gar nicht mehr!

Jede:r weiß, wie schlimm diese verdammten, nervigen Schmerzen sind. Wie bohrend und zermürbend. Lasst Euch von keinem, der diese Schmerzen nicht kennt, auch nur irgendetwas anderes einreden. Nehmt Euer Schicksal an, seid trotzdem lebensfroh und lustig. Lasst niemals den Schmerz euer Leben regieren. Nehmt Euch eine Auszeit, wann Ihr sie braucht. Werdet bei einem Anfall einfach egoistisch und tut das, was für Euch persönlich am besten und wirksamsten ist. Lasst Euch nicht von Neurolog:innen mit normalem Schmerzmitteln abspeisen. Es helfen wirklich nur Triptane!!! Das ist meine persönliche Erfahrung und die ist mittlerweile 35 Jahre alt.

Tja, ich könnte wahrscheinlich so viel erzählen und vielleicht ein Buch schreiben. Es gibt zwei Dinge, die mich jeden Tag begleiten. Migräne-Menschen, sind die sensibelsten Menschen die es gibt. Meist sehr intelligent und können oft zwischen den Zeilen lesen. Besonders gut sind die Sinne ausgeprägt. Wir Migräne-Menschen sind oft Perfektionist:innen und wollen es immer allen Recht machen. Wir können ganz viele Sachen gleichzeitig und können ganz viel aushalten. Wir sind ganz besondere Menschen, auf die immer Verlass ist. Wir sind auch dann auf der Arbeit, wenn uns der Schädel platzt. Wir lassen uns niemals gehen. Doch irgendwann wird es auch für uns mal zu viel und wir würden uns von Euch, die keine Migräne-Menschen sind, mehr Unterstützung wünschen.

Ihr könnt uns nicht unsere Schmerzen abnehmen, aber vielleicht den Haushalt, die Kinder oder ähnliches. Kocht uns einen Tee, wenn wir wieder kotzend über der Kloschüssel verbracht haben. Das würde so helfen. Und eine Bitte an die Apotheker: Bitte fragt nicht eine:n Patiente:in der aus der MHH oder von einem:r Neurolg:in mit einem Rezept kommt....ob man es schon mal mit Magnesium probiert hätte. Ich kann das nicht mehr hören und es ist auch ehrlich gesagt etwas flach. Wenn Magnesium dieses Problem lösen könnte, dann würden wir über das Thema Migräne gar nicht mehr sprechen. Nehmt Eure Patient:innen ernst. Wir nehmen nicht zum Spaß solche Hammermedikamente. Das musste ich jetzt noch loswerden!

„Ich versuche die Migräne einfach so zu nehmen, wie sie ist, auch wenn es nicht immer einfach ist."

von Bianca

Ich bin Bianca, 26 Jahre alt und komme aus dem Münsterland. Ich bin zur Zeit für erstmal ein Jahr erwerbsunfähig geschrieben, die Nachbegutachtung ist schon in Planung.

Es fing im Frühjahr 2018 bei mir an, dass ich Kopfschmerzen bekam und keiner wusste, woher die kamen. Der erste Gang ging natürlich zum Hausarzt und dadurch, dass ich zu diesem Zeitpunkt auf meine neue Brille gewartet habe, wurde erstmal vermutet, dass die Kopfschmerzen mit den falschen Gläsern in der Brille zusammenhängen würden. Nachdem ich dann die neue Brille hatte, veränderte sich allerdings auch nichts an den Kopfschmerzen. Also wurde ich vom Hausarzt zum Neurologen überwiesen. Beim Termin beim Neurologen wurde mir dann ein Triptan verschrieben. Das Triptan schlug auch an, ich bekam die Diagnose Migräne. Im Laufe der weiteren Termine bei diesem Neurologen wurde mir dann gesagt, das ist keine Migräne, das ist alles psychisch bedingt. Ab da hat mich dieser Neurologe nie wieder gesehen.

Im Laufe der Zeit wurde ich auch immer unzufriedener mit meinem Hausarzt. Irgendwann entschloss ich mich praxisintern zu einem recht jungen Arzt zu wechseln. Und ich bin heute so froh das ich es getan habe. Ich wandte mich mit Unterstützung meines neuen Hausarztes an ein Schmerzzentrum und wurde vernünftig medikamentös und schmerzmedizinisch eingestellt. Natürlich gab es auch die eine oder andere Prophylaxe, die echt nicht der Knaller war, wie z.B. Amitriptylin. Aufgrund eines Vorfalles in diesem Schmerzzentrum. Wandte, ich mich dann Anfang diesen Jahres an das nächstgelegene Universitätsklinikum. Dort fand aufgrund von Corona bisher leider nur ein Termin statt. Aber es gab eine Telefon- und Videosprechstunde. So habe ich im Laufe von 2020 Zugang zu der Sumatriptan Spritze bekommen und es wurde mir ein anderes Triptan verschrieben. Im Sommer hatte ich dann auch auf Anraten meines neuen Hausarztes einen Termin bei einem neuen Neurologen.

Ich bekam noch mal ein anderes Triptan zum Testen und andere Co-Schmerzmedikamente, wo ich mich einfach etwas durchprobieren sollte. Und ich bekam die Diagnose chronische Migräne. Mein Neurologe überwies mich an die nächste Botox Ambulanz. Wo jetzt im Laufe diesen Monats der Termin stattfinden soll, sofern es Corona zulässt.

Mittlerweile kann ich mit der Migräne sehr gut umgehen und habe sie, würde ich sagen, auch aktuell ziemlich akzeptiert. Ich habe eigentlich bisher nur die Erfahrung gemacht, dass es akzeptiert wurde und natürlich Fragen gestellt wurden, aber so richtig negative Erfahrungen habe ich aufgrund mei-

ner Migräne bisher, Gott sei dank, noch nicht gemacht.
Ich bin in meiner Freizeit politisch aktiv und auch diese Aktivität wird natürlich durch die Migräne beeinflusst. Also dass auch kurzfristig mal Termine von mir abgesagt werden müssten. Aber da gab es bisher, Gott sei dank, keine bösen Worte zurück.

Ich versuche die Migräne einfach so zu nehmen, wie sie ist, auch, wenn es nicht immer einfach ist. Zurzeit beschäftige ich mich sehr mit dem Thema Achtsamkeit und Selbstfürsorge. Im akuten Anfall versuche ich immer erst mit Achtsamkeitsübungen die Migräne erträglich zu machen. Falls es nicht klappt, greife ich natürlich früh genug noch zum Triptan. Solltet Ihr mal die Erfahrung machen, dass Euch ein:e Ärzt:in oder ein:e Neurolog:in nicht ernst nimmt, scheut nicht davor zurück Euch einen andere:n Ärzt:in oder eine:n andere:n Neurolog:in zu suchen.

„Kein Arzt hat mir so richtig geholfen."

von Mandy

Ich lebe mit meinem Mann und meinem Sohn in der Nähe von München und arbeite seit 20 Jahren Vollzeit bei einer Versicherung in der Verwaltung.

Meine Migräne heißt Gerda. Der Name fiel mir spontan ein. Die Idee habe ich von Bianca, der Autorin von „Ich hab` Migräne und was ist deine Superkraft?" Ich fand das irgendwie nett, wie sie auf diese Weise mit ihrem Schicksal umgeht, und wollte das für mich auch. Natürlich konnte ich meine Migräne nicht auch „Erna" nennen. Da fiel mir spontan „Gerda" ein. Und so war es dann.

Diagnostiziert wurde sie erst vor 2 ½ Jahren, aber ich habe sie wahrscheinlich schon seit meiner Kindheit. So lange leide ich schon an starken Kopfschmerzen. Aber kein Arzt hat mir so richtig geholfen. Ich bekam immer nur Massagen und Krankengymnastik verschrieben. Da mir Ibuprofen noch meistens gut half, gab ich mich damit zufrieden. Mit ca. Anfang 30 kam dann so langsam Schwindel dazu, eine Art Benommenheit. Mein damaliger Hausarzt schob das auf Stress. Ich war gerade Mutter geworden und musste trotzdem weiter arbeiten. Über viele Jahre ignorierte ich meine Beschwerden. Schmerzmittel halfen gegen die Schmerzen, der Schwindel ließ sich gut verdrängen. Mit der Zeit wurde es aber immer schlimmer. Um zu funktionieren, musste ich immer öfter Tabletten nehmen, aus 400mg Ibu, wurden 600, dann 800. Aspirin, Naproxen kamen hinzu. Die Wirkstoffe halfen nicht mehr. Der Schwindel nahm zu, ich war oft benommen, fühlte mich wie betrunken. Hatte Koordinationsstörungen, Wahrnehmungsstörungen. Das führte zu Panikattacken, weil ich nicht wusste, was mit mir los war. Inzwischen hatte ich täglich Kopfschmerzen und zwar extrem schlimm. Ich dachte, sie kommen von der Halswirbelsäule. Mein Nacken fühlte sich so verspannt an. Da war ich Anfang 40.

Ich ging zum Orthopäden. Der stellte eine Arthrose in den HWS-Gelenken fest und machte eine Facettengelenksinfiltration. Da bekommt man unter Röntgen Spritzen direkt in die Wirbelgelenke. Ich bekam Infussionen mit irgendwelchen Medikamenten und Spritzen direkt -wie ich heute weiß – in die Migräne hinein. Geholfen hat es nicht. Inzwischen war ich auch krank geschrieben, weil gar nichts mehr ging. Meine Hausärztin riet zu Spaziergängen und Faszienrollmassagen.... Dann war ich beim HNO. Er meinte, mein Gleichgewichtsorgan sei nicht in Ordnung und verschrieb mir was gegen Morbus Menieré. Auch ohne Erfolg. Der Zahnarzt war auch ratlos. Eine Zahnschiene hatte ich ja schon.

Ach, Physiotherapie bekam ich noch. Nach 6 Wochen Arbeitsunfähigkeit wollte mich meine Hausärztin dann zum

Psychiater überweisen, um „die Diagnose" zu bestätigen, damit die Krankenkasse keinen Stress macht. Da habe ich mir dann einen Neurologen gesucht, obwohl sie das für überflüssig hielt. Einen mit Schwerpunkt Kopfschmerzen und Schwindel. Er diagnostizierte dann Migräne und empfahl mir für die Schmerzdokumentation die Kieler App. Dort habe ich mir erst einmal das ganze Wissen herausgesaugt. Es folgte eine lange und mühsame Suche nach der richtigen Prophylaxe. Inzwischen sind über 2 Jahre vergangen, in denen ich alle leitliniengerechten medikamentösen Gruppen durch habe, einschließlich Botox® und bei den Antikörpern angekommen bin. Auch in Kiel war ich inzwischen. Von bis zu 29 Schmerztagen im Monat bin ich runter auf 8. Meinen Schwindel habe ich mit Topiramat in den Griff bekommen. Der stammt vermutlich von schweren Auren. So ganz wollte man sich in Kiel nicht festlegen. Die Panikattacken bin ich auch losgeworden, seitdem ich die Symptome zuordnen kann. Was mir noch geblieben ist und ich noch nicht erwähnt habe, ist eine extreme Überempfindlichkeit gegenüber Geräuschen. Nicht nur, wenn ich Migräne habe. Das ist immer da. Mir ist einfach alles zu laut, immer. Ich habe immer Ohrenstöpsel dabei. Aber auch das ist schon besser geworden. Ich hatte Phasen, in denen konnte ich nicht einmal meine eigene Stimme ertragen.

Für meine Familie ist es nicht leicht, weil ich mich in den letzten Jahren sehr verändert habe. Früher habe ich meine Bedürfnisse immer hinten angestellt und nur funktioniert. Heute

geht das nicht mehr. Ich bin am liebsten für mich, habe es gerne ruhig, gehe nicht mehr gerne ins Restaurant und auch sonst nicht gerne wohin, wo viele Leute sind. Meine Familie muss leise sprechen, der Fernseher muss leise sein usw. Nicht zu vergessen meine vielen Tage im Bett, an denen ich gar nicht verfügbar bin.
Meine Kolleg:innen und mein Chef sind dagegen recht verständnisvoll. Ich habe aber auch immer mit offenen Karten gespielt und spreche offen über meine Krankheit. Ich bin sehr froh, dass das auch so geht. Mein Arbeitsplatz ermöglicht mir aber auch Rückzug und Homeoffice (auch vor Corona). Das macht es leichter.

Zu meinen Hobbies gehören lesen, fotografieren, wandern, Familie. Alles bedingt migränetauglich. Bücher ersetze ich zum Teil durch Hörbücher. Fotografieren ist ein Hobby, das ich mit meinem Sohn teile. Für gutes Licht muss man aber oft früh zum Sonnenauf- oder abends zum Sonnenuntergang am Spot sein. Das heißt zeitig aufstehen, spät ins Bett gehen. Das ruft Gerda auf den Plan. Wandern ist mir leider zu anstrengend geworden. Ich komme die Berg nicht mehr rauf. Die Anstrengung triggert Migräne.

Früher war ich sehr verzweifelt, weil es mir so schlecht ging und ich kaum noch Hoffnung hatte. Inzwischen geht es mir wieder deutlich besser. Das hilft mir an schlechten Tagen, den Mut nicht zuverlieren. Akut nehme ich Eletriptan zusammen mit Naproxen. Ich versuche, mich hinzulegen mit meinem Cefaly (Werbung, ohne Auftrag) auf der Stirn. Das Triptan wirkt leider, seit ich Ajovy® nehme nicht mehr ganz so gut. Aber trotzdem geht es mir mit dem Antikörper deutlich besser und die schlechtere Wirkung der Akutmedikation nehme ich in Kauf.

Auf jeden Fall nicht warten, bis die Situation eskaliert. Vorher professionelle Hilfe suchen. Eine:n Ärzt:in oder Schmerztherapeut:in, der:die sich mit Migräne auskennt. Selbst informieren über die Krankheit. Dafür die seriösen Angebote nutzen (Schmerzklinik Kiel, Buch Prof Göbel, Migräne Liga usw.) und sich selbst beobachten und eine eigene Akut- und Prophylaxestrategie entwickeln. Ggf. auch einen Aufenthalt in Kiel in Erwägung ziehen. Selbstfürsorge ist wichtig.

„Erinnere Dich daran auch mal STOP zu sagen und tu Dir was Gutes!"

von Ursula

Hallo zusammen, ich heiße Ursula, bin 37, komme aus Salzburg und arbeite seit 19 Jahren in einem großen Betrieb als Angestellte. Ich leide seit meinem 14. Lebensjahr an Migräne (ohne Aura). Bei mir ist die Migräne zyklus-, wetter- und auch stressabhängig. Es war nicht immer leicht für mich es in jungen Jahren zu akzeptieren, dass ich eben nicht mit den anderen ausgehen kann, Geburtstagsfeiern absagen musste oder leider nicht an diversen Veranstaltungen teilnehmen konnte.

Ich habe mich dann oft dorthin gezwungen, was natürlich zur Folge hatte, dass es mir, dort angekommen, richtig schlecht ging bzw. die Migräne schlimmer wurde. Ich konnte es nicht akzeptieren. Ich habe mich dafür gehasst. Heute versuche ich auf meinen Körper zu hören und die Situation anzunehmen, wie sie ist, und das Beste daraus zu machen, so gut es geht. Meine Erfahrung ist damals wie heute, dass die meisten Menschen, die diese Art Schmerz nicht kennen, es einfach nicht verstehen können, dass eine Migräne etwas anderes ist als ein leichter Kopfschmerz. Menschen, die selbst im Umfeld jemand mit Migräne haben, können einen da viel besser verstehen! In meiner Freizeit bin ich gerne in der Natur oder mache ein wenig Sport. Wichtig ist dabei jedoch, dass ich es nicht übertreibe und mich komplett auspowere. Das endet bei mir dann auch oft leider in Kopfschmerzen. Ganz oben steht bei mir zu meditieren. Regelmäßig. Dem Körper Ruhe gönnen, abschalten, versuchen zu entspannen. Ich hatte früher oft heftige Anfälle, musste mich oft übergeben, meine Medikamente haben teilweise nicht geholfen (Triptane). Seit ich meditiere (seit 1 Jahr) sind die Anfälle bei weitem nicht mehr so heftig und ich hasse mich deswegen nicht mehr. Hasse Dich und Deinen Körper nicht dafür, versuche es zu akzeptieren und lerne damit umzugehen. Niemand hat gesagt, dass es einfach ist, das wissen wir Betroffenen alle. Versuche es!

Die Meditation ist eine gute Sache das zentrale Nervensystem etwas zu beruhigen. Je regelmäßiger, desto besser. Zumindest spreche ich da aus meiner persönlichen Erfahrung. Sei nicht gekränkt, wenn jemand aus dem Umfeld Deine Situation nicht versteht, es geht vielen so. Du bist deswegen nicht weniger wert oder wehleidig. Sie haben schlicht und ergreifend keine Ahnung. Im Laufe meines Lebens habe ich bemerkt und von meinem Körper signalisiert bekommen, dass ich besser auf mich achten muss. Als ich das eine Weile nicht getan habe, hat mein Körper irgendwann mit Krankheiten darauf reagiert. Er hat mir am eigenen Leib sehr deutlich gemacht, wie wichtig es ist, gut auf sich aufzupassen und auf seinen Körper zu hören, und auch wenn es stressige Zeiten sind, es Dir nicht gut geht, Du traurig bist wegen der Migräne oder wegen etwas anderem, was in Deinem Leben gerade passiert, erinnere Dich daran auch mal STOP zu sagen und tu dir was Gutes! Was immer das ist, nimm Dir diese Zeit und schiebe es nicht mehr auf!!!

„Die Migräne beeinflusst mich leider sehr in meinem Alltag."

von Jasmin

Ich heiße Jasmin, bin 29 Jahre alt und komme aus dem schönen Hessen. Ich bin gelernte Tiermedizinische Fachangestellte sowie gelernte Kauffrau im Groß- und Außenhandel. Seit 9 Jahren arbeite ich in einem Elektro Fachgroßhandel, wo ich mich sehr wohl fühle. Migräne habe ich bereits seit meiner frühen Jugend. Damals wusste ich nicht, dass es Migräne war. Bei meinem ersten Anfall wurde ich sogar von den starken Schmerzen bewusstlos. Nachdem ich bei allen Ärzt:innen war, wurde mir gesagt, dass es wohl vom Kreislauf kam. Richtig ausgebrochen ist es aber erst mit 21 Jahren. So bin ich dann zwei Jahre lang mit Schmerzen herumgelaufen, ohne dass ein Arzt mir eine Diagnose stellen konnte. Nach einer Woche Aufenthalt im Krankenhaus wurde mir dann gesagt, ich hätte Spannungskopfschmerzen und solle hochdosierte Schmerzmittel nehmen. Dies hat natürlich nicht geholfen, sondern mir wurde einfach nur schlecht von der hohen Dosierung. Also habe ich keine Schmerzmittel mehr ausprobiert, sondern die Schmerzen ausgehalten.

Meine letzte Hoffnung war dann eine Migräne-Klinik, wo ich meine Diagnosen erhielt. Spannungskopfschmerzen sowie Migräne mit Aura und seit 2020 die zusätzliche Diagnose chronische Migräne. Ich bekam ein Triptan verschrieben und wieder Hoffnung, von den vielen Kopfschmerztagen weg zu kommen. Im Sommer 2020 hatte ich einen 4-wöchigen stationären Aufenthalt in der Migräneklinik. Seitdem wurden meine Kopfschmerztage wieder weniger. Meine Schmerzen sind pulsierend und stechend. Eine spezielle Seite gibt es bei mir nicht. Mal ist der Schmerz auf der linken Seite stärker und mal auf der rechten. Meine Aura äußert sich in einem Kribbeln in meinen Fingern sowie ein Taubheitsgefühl. Bei starken Attacken kommen noch Sprachstörungen hinzu. Mit Übelkeit habe ich leider oft zu tun, aber da kann ich mittlerweile mit Medikamenten ganz gut gegenwirken. Seit meinem Klinikaufenthalt im Juni 2020 konnte ich langsam, aber stetig, meine Anzahl der Tage herunterfahren. Leider bin ich seit 3 Monaten wieder bei 20 Tagen. In der Klinik konnte ich viel über mich und meinen Körper lernen und der Austausch mit den anderen Patient:innen tat extrem gut. Endlich fühlte ich mich verstanden und so akzeptiert, wie ich bin. Seitdem habe ich auf Social Media verschiedene Gruppen gefunden, durch die ich jeden Tag neues lerne.

Es gibt unterschiedliche Reaktion. Die einen zeigen Verständnis oder interessieren sich für meine Krankheit und die anderen konfrontieren mich mit Vorurteilen und Klischees. Da ich leider oft auf negative Reaktionen stoße, habe ich für mich beschlossen, mir meine Anfälle nicht mehr anmerken zu lassen. Mittlerweile mache ich mir die Mühe, anderen meine Krankheit anschaulich darzustellen. Das hat schon bei einigen den Standpunkt gegenüber der Migräne verändert.

Die Migräne beeinflusst mich leider sehr in meinem Alltag. Ob beim Tanzen in meiner Showtanzgruppe oder beim ehrenamtlichen arbeiten im Tierheim. Oft ist es so, dass, wenn ich mich auf einen ganz besonderen Tag freue, meine Migräne „Hallo" sagt. Meine Leidenschaft ist die Musik sowie Rock und Metal Konzerte. Ich weiß genau, dass ich nach jedem Konzert mit einer Migräneattake rechnen muss, aber während des Konzertes kann ich einfach alles um mich herum vergessen. Die letzten 7 Jahre hatte ich auch ein eigenes Pferd, was leider im Januar verstorben ist. Dort war ich jeden Tag und oft mit Schmerzen. Trotzdem versuche ich mich nicht unterkriegen zu lassen und genieße die kleinen Dinge und schönen Momente umso mehr.
Mir hilft bei akuten Anfällen das Cefaly (Werbung, ohne Auftrag) sowie eine Wärmflasche als Kopfkissen. Je nach meiner Stärke des Anfalles tut es mir auch gut, eine kleine Runde an frischer Luft spazieren zu gehen. Wenn die Schmerzen stärker werden, nehme ich mein Triptan. Da ich oft mit Übelkeit zu kämpfen habe, ist Vomex immer in meiner Handtasche dabei.

Ich habe schon viel ausprobiert. Ich war bei der Akupunktur und habe Yoga ausprobiert, was mir aber beides nicht guttat. Was mir hilft, ist alle 4 Wochen eine Behandlung von meinem

Physiotherapeuten. Bei der Ernährung habe ich auch schon viele Sachen ausprobiert, was aber nicht immer erfolgreich war, wie z.B. Magnesium. Niemals aufgeben und immer offen für neues sein.

„Es fühlt sich an, wie ein positiver Rauschzustand, in welchem ich wahnsinnig viel leiste und kein Mensch der Welt meine Euphorie bremsen kann."

von Janine

Hi, ich bin Janine, 26 Jahre alt und bin derzeit noch in der Banken- und Immobilienbranche tätig. Nebenberuflich studiere ich Psychologie und werde ab Sommer 2021 dann als psychologisch-technische Assistenz in einer Klinik arbeiten. Ich leide seit ca. 10 Jahren an episodischer Migräne mit Aura.

Während ich in den ersten Jahren noch häufige Ohnmachtsanfälle hatte, so kündigt sie sich inzwischen nur noch durch extreme Schwäche, Müdigkeit und Zerstreutheit an. Selten habe ich eine visuelle Aura, sodass ich Blitze sehe. Häufig kommt es zu Sprachstörungen, sodass ich Wörter verdrehe oder weniger spreche, weil ich mich nicht mehr ausdrücken kann und lang nach Wörtern suchen muss. In der Regel habe ich vor den Anfällen eine Hochphase, in der ich denke, ich könnte die Welt einreißen. In dieser Zeit bin ich wahnsinnig produktiv und werde natürlich durch Lob gepusht.

Es fühlt sich an wie ein positiver Rauschzustand, in welchem ich wahnsinnig viel leisten und kein Mensch der Welt meine Euphorie bremsen kann. Meist erlebe ich dann einen dumpfen Schmerz im rechten Augenbereich, dieser Schmerz entwickelt sich im Laufe weniger Stunden zu einem stechenden, pochenden und bei Bewegung schlimmer werdenden Schmerz, der in die rechte Schläfe zieht und bis in den Kiefer ausstrahlt. Stets dabei sind starke Nackenschmerzen, Licht- und Geräuschempfindlichkeit sowie Übelkeit. Bis vor 2 Jahren habe ich bei jedem Anfall erbrechen müssen. Inzwischen kann ich die Tage ohne Anfälle sehr gut genießen. Ich habe viele verschiedene Phasen und Umgangsstrategien durchlebt. In der ersten Zeit wollte ich es nicht wirklich wahrhaben. Ich wusste auch nicht viel über Migräne, außer dass es besonders starke Schmerzen sind. Das Stigma habe ich relativ schnell zu spüren bekommen, weswegen ich dazu überging, Absagen für Verabredungen aufgrund eines Katers zu erteilen.

Später haben mich die Anfälle dann fast jedes Wochenende ausgeknockt und an den restlichen Tagen hatte ich Kopfschmerzen. Ich habe über den Tag mehrere 600er Ibuprofen genommen, die natürlich nicht wirkten. Dadurch kamen auch die ersten Arztbesuche. Ich wurde zu einer Neurologin überwiesen, welche mir etwas mehr über Migräne erklären konnte und über einen wirklich langen Prozess verschiedene Triptane als Akutmedikation verschrieben hat. Ich habe 4 oder 5 verschiedene ausprobieren müssen, bei denen die Nebenwirkungen einfach zu stark waren, bis ich endlich „meine" Sorte Triptan gefunden habe. Rizatriptan wirkt bei mir und die Nebenwirkungen sind erträglich. Ich kann es allerdings nur einnehmen, wenn ich mich innerhalb der nächsten 15 Minuten hinlegen kann, da es mich schnell einschlafen lässt. Nach zweistündigem Schlaf, den ich meist im Zusammenhang mit Energie raubenden Albträumen und Sabbern verbringe, wache ich oft schmerzfrei auf. Das hält dann für ein paar Stunden, bis der Migränekater einsetzt und mich fühlen lässt, als hätten mich 10 Busse überrollt.

Die Neurologin wollte mir in einem Alter von 21 Jahren Betablocker verschreiben, die ich täglich nehmen müsste. Ich war davon überzeugt, dass ich die Anfälle auch irgendwie anders loswerde. Nach der langen Ärzt:innenphase kam eine Zeit, in der ich die Migräne habe meine Wochen planen lassen. „Party in zwei Wochen? Sorry werde im Bett liegen". Und so war es dann auch. Darüber hinaus hatte jeder (auch Allgemeinmediziner) tolle Tipps. Irgendwas hat immer bei irgendeinem entfernten Verwandten geholfen. Um aus dem Teufelskreis der selbsterfüllenden Prophezeiung und der Umsetzung zahlreicher nichtsnutziger, aber stets gut gemeinter Tipps wieder heraus zu kommen, habe ich dann einfach aufgehört in meinem sozialen Umfeld über meine Krankheit zu sprechen und habe nebenher viele verschiedene Behandlungen ausprobiert. Durch Social Media bin ich auf andere Betroffene aufmerksam geworden, die sich die Entstigmatisierung der Krankheit auf die Fahne geschrieben haben.

Das hat viel wieder hochgeholt und neben dem erstmaligen

Gefühl, nicht allein damit zu sein, habe ich hin und wieder neue Informationen über Migräne erhalten. Ich habe mich wieder vermehrt damit beschäftigt und psychologischen Rat zur Krankheitsbewältigung gesucht. Der hat mir dabei geholfen, wieder mehr für mich selbst einzustehen und mich selbst aus den wirklich tiefschwarzen, depressiven Löchern zu holen, in die ich während bzw. nach jedem erneuten Anfall gesunken bin. Aktuell konnte ich die migränefreie Zeit mehrmalig auf 30 Tage erhöhen, wofür ich wahnsinnig dankbar bin.

Durch die Regelmäßigkeit der Anfälle schwebe ich jeden Monat in einem Zustand zwischen „Ich habe gut auf mich aufgepasst, dieses Mal werde ich mehr als 30 Tage schaffen." und „Solange diese Krankheit nicht heilbar ist, werde ich immer wieder Anfälle haben und 30 Tage sind bald rum." Aus Kolleg:innenkreisen hörte ich oft „Kann man da nicht einfach eine Tablette nehmen?", „Muss man da krank feiern?", allerdings weniger mit Frage- als mit Ausrufezeichen. Enge Freunde versuchen sich in Verständnis, können sich aber das Ausmaß oft nicht vorstellen. Besonders schmerzhaft ist es, wenn mich jemand fragt, ob es denn diagnostiziert sei. Das gibt mir das Gefühl, ich müsse mich für meine Krankheit rechtfertigen. Ich rede noch immer sehr wenig darüber, weil ich täglich damit leben muss. Dann möchte ich in meiner „freien Zeit" auch frei sein. Früher war ich aktiv im Turniersport in der Disziplin Dressurreiten. Aufgrund der Migräne habe ich die Turniere aufgeben müssen, da es mich nach jedem umgehauen hat.

Mit dem Wechsel zum Freizeitreiter kam ich nicht besonders gut klar. Heute reite ich etwa einmal in der Woche, gehe Tanzen, spiele amateurhaft Beachvolleyball mit Freunden. Ich gehe gern Wandern und interessiere mich für Fotografie. Ich mache inzwischen täglich Yoga, habe aber den sportlichen Anspruch heruntergefahren.

Ein Anfall schmeißt mich immer wieder zurück in jeglichem Training, sodass ich diese Aktivitäten nur noch aus Freude mache. Auf meiner Notfallliste für Akutfälle stehen Kühlpacks für das Gesicht, Wärmekissen für den Nacken und Triptane. Ausprobiert habe ich viel: Neurofeedback, Physiotherapie, irgendwelche Naturheilverfahren, Schwarzkümmelöl als Prophylaxe, Ernährungsumstellungen, Verzicht auf Alkohol und Zigaretten, Osteopathie, ...Im Umgang damit hilft mir das Wissen über die Komplexität der Krankheit und mein Freund, der mit mir eine Party früher verlässt, weil die Musik zu laut ist, und mich in den Schlaf streichelt, wenn ich mir während eines Anfalles nur noch Erlösung wünsche.

Es gibt einige Dinge, die ich gern früher gewusst hätte: Wir haben die Krankheit an jedem Tag, nicht nur wenn wir einen Anfall haben. Migränegehirne sind sehr reizsensibel und stehen somit ständig unter Stress. Und sie unterscheiden nicht zwischen gutem und schlechtem Stress. Auch tolle, laute Musik oder helles Licht sind Stress und damit schon eine Belastung für das Hirn. Das heißt, wir müssen jeden Tag gut auf uns aufpassen und täglich Entscheidungen treffen, bei welchen wir die Krankheit im Blick haben müssen. Wir haben Anfälle, auch wenn wir alle Trigger vermieden haben. Wir haben damit keine Schuld an den Anfällen, auch wenn es sich oft so anfühlt. Ich bin nicht allein. Durch die Vernetzung mit anderen Betroffenen habe ich oft eine Art AHA-Moment wie „Ich dachte, solche Gedanken habe nur ich." Zu wissen, dass es Menschen gibt, die fast täglich Anfälle haben und trotzdem ihren Lebensmut nicht verlieren, hilft mir manchmal, meinen nicht zu verlieren. Die Hochphase gehört zur Krankheit, aber ich kann auch euphorisch und leistungsfähig sein, ohne sie zu erleben. Besonders diese Erkenntnis war für mich wichtig, da es zwischenzeitlich eine Argumentation für die Migräne war. Pause ist nicht gleich Pause. Wenn ich eine Pause aus Pflichtbewusstsein mache, dann ist es keine Pause. Ich musste lernen, dass so eine Pause auch guttun soll und dass es völlig ok ist, auch außerhalb von Anfällen nicht produktiv zu sein.

An Menschen, die noch nie einen Migräneanfall hatten: Ihr seht Migräniker:innen nicht. Wenn sie unter einem Anfall leiden, dann sind sie in der Regel zu Hause und liegen im Bett. Sie haben Kühlpads im Gesicht und halten einen wahnsinnigen Schmerz aus. Sie machen sich Gedanken darüber, dass sie ihre Arbeit nicht schaffen, ihre Trainingsprozesse stagnieren, dass sie ihre Kolleg:innen im Stich lassen und fühlen sich verdammt einsam. In dieser Zeit sind die meisten allein.

Auch ich fühle mich während meiner Anfälle einsam. Ich mache mir diese Gedanken. Ich feiere nicht krank, ich bin krank. Das sieht niemand außer meinem Freund, in seltenen Fällen meine Familie und nur, wenn ich überhaupt nicht aufgepasst habe, sehen es auch einmal Freunde.

Es gibt Menschen, die mich bzw. uns verurteilen und dazu bringen, das Wort Migräne nicht auszusprechen, weil scheinbar irgendein alter, unbefriedigter Mann postulierte, dass Migräne eine Ausrede ist. Diese Krankheit beeinträchtigt mich jeden Tag und in meinen schlimmsten Anfällen habt Ihr mich alle, Freunde eingenommen, noch nicht gesehen. Das sind die Anfälle, in denen ich mir vorstelle, dass eine Kugel in die rechte Schläfe mir keinen Schmerz bereiten könnte, weil dafür sorgt ja schon die Axt, die gefühlt meinen Kopf spaltet. Dabei bin ich ein lebensfroher Mensch. Ich mache das niemandem zum Vorwurf, ich will kein Mitleid. Ich wünsche mir nur, dass Ihr mehr Verständnis für Eure Kolleg:innen, Freund:innen, Verwandte und generell für Eure Mitmenschen aufbringt.

„So langsam findet man einen Weg, sich so zu organisieren, dass man auch eine Änderung im Schlafrhythmus verkraftetet, ohne dass man direkt danach Migräne bekommt."

von Leon

Ich bin Leon und arbeite beim Zoll als Vollzugsbeamter. Beim Zoll gibt es sehr viele Möglichkeiten vom Vollzugsdienst (ähnlich wie die Polizei) bis hin zu Bürotätigkeiten und jede Menge weiterer Tätigkeiten.
In meinem Bereich bin ich wechselnd draußen unterwegs und prüfe mit meinen Kollegen Baustellen, Restaurants usw., ob die Arbeitsbedingungen der Arbeitnehmer:innen eingehalten werden, ob der Mindestlohn gezahlt wird oder ob alle Arbeitnehmer:innen ordnungsgemäß zur Rentenversicherung angemeldet sind. Teilweise müssen diese Prüfungen früh morgens oder spät abends erfolgen. Weiterhin ermitteln wir, wenn Arbeitgeber:innen die Gesetze nicht einhalten, und müssen dafür auch Hausdurchsuchungen durchführen. Da man vorher nie weiß ,was einen erwartet, kann es mal auch länger dauern, bis man damit durch ist oder mal eine Pause machen kann.

Wie wirkt sich die Migräne auf meine Arbeit aus?
Zur aktuellen Tätigkeit beim Zoll ist es mit Migräne zwischenzeitlich nicht ganz einfach, weil man ab und zu mitten in der

Nacht aufstehen muss oder auch mal leider Mahlzeiten ausgelassen werden müssen, was oftmals auch am Tag darauf mit Migräne einhergeht. Allerdings habe ich super Kollegen, die auch Verständnis zeigen, wenn es mal nicht so gut ist mit der Migräne und man mal fehlt. Aber so langsam findet man einen Weg, sich so zu organisieren, dass man auch eine Änderung im Schlafrhythmus verkraftetet, ohne dass man direkt danach Migräne bekommt.

Einen wirklichen Namen habe ich nicht vergeben. Wahrscheinlich, weil die komplette Akzeptanz noch nicht da ist. Meinen ersten richtigen Migräneanfall hatte ich Ende Juli 2019. Wahrscheinlich hatte ich aber schon als Kind Last damit, nur wurde es nicht festgestellt. Als Kind hatte ich teilweise oft Bauchschmerzen, wofür kein Grund damals gefunden wurde. Meine Migräne äußert sich teilweise ohne und mal mit Aura (hemiplegisch). Ich merke Stunden vorher, dass ich plötzlich richtig unruhig bin oder mir die Beine schmerzen und ich sehr müde bin. Danach setzen die Migräneschmerzen ein. Teilweise habe ich auch ein Schwächegefühl auf der rechten Körperseite, was selten auch den kompletten Migräneanfall bestehen bleibt und dann erst wieder verschwindet. Die üblichen anderen Begleiterscheinungen sind auch dabei. Gegen Übelkeit und Schmerzen kann ich Medikation nehmen, allerdings nicht gegen die Symptome der Aura. Diese müssen dann durchgestanden werden. Auch wenn es mal so stark ist, dass man nicht mehr gut gehen kann.

Natürlich schränkt die Krankheit auch ein. Aber langsam entwickelt sich ein guter Umgang damit. Ich versuche mit wenig Stress auszukommen, auch wenn das häufig noch nicht funktioniert, da man nicht allem Stressigen aus dem Weg gehen kann. Ich hatte meiner Familie als erstes davon erzählt und richtig gut wurde nicht reagiert. Es wurde sofort gesagt, dass ich mir zu viel Stress mache und ich einfach ruhiger werden müsste. Man bekommt immer noch häufig zu hören, dass Migräne heilbar ist. Aber leider redet man auch viel gegen eine Wand, da es nicht wirklich als Krankheit gesehen wird, glaube ich.

Ich bin seit meiner Kindheit in der Feuerwehr (damals Jugendfeuerwehr) und seit 6 Jahren aktiv in der Einsatzabteilung. Da man häufig merkt, dass ein Migräneanfall kommt, muss ich in den Fällen dann aussetzen und kann nicht mit auf Einsatz. Allerdings habe ich, auch wenn ich fit bin, immer ein Triptan dabei, für den Fall der Fälle. Ansonsten bin ich einfach gerne draußen in der Natur unterwegs und fotografiere dabei gern. Seit ich Migräne habe ist die Fotografie zu einem richtigen Hobby geworden. Draußen unterwegs zu sein und zu fotografieren, entspannt mich irgendwie und es macht einen viel gelassener. Und man kann viel Kreativität in die Fotos fließen lassen. Sommer 2020 hatte ich 3 Monate hintereinander fast 15 Migräneanfälle pro Monat. Zu der Zeit habe ich versucht möglichst viel mit der Kamera unterwegs zu sein, weil es mir doch ziemlich geholfen hat in der Zeit. Bei akuten starken Anfällen, hilft mir nur Ruhe und Sumatriptan mit

Noavalgin-Tropfen zusammen. Ansonsten, wenn ich grade auf Arbeit oder unterwegs bin und die Anfälle nicht so stark sind, versuche ich es ruhiger anzugehen und den Tag durchzustehen und mir danach Ruhe anzutun.

Man bekommt recht häufig zu hören, dass man sich nur mehr entspannen sollte oder man mal zum Psychologen gehen sollte. Das stimmt aber nicht. Migräne ist eine Krankheit. Klar hilft regelmäßige Entspannung. Aber man darf sich niemals einreden, dass man sich das nur einbildet. Diese Schmerzen kann man sich nicht einbilden. Leider wurde ich von einem Arzt auch gefragt, ob die Schmerzen echt wären.
Hört immer auf Euren Körper und auf Euer Bauchgefühl. Das ist der beste Weg damit fertig zu werden und redet viel mit Eurem:r Partner/Partnerin/Familie darüber. Je mehr Leute von unserer Situation wissen, desto akzeptierter wird die Krankheit. Und bleibt immer positiv und lasst Euch niemals die Lebensfreude nehmen. Klar manche Sachen müssen mit Migräne mehr geplant werden, aber man kann mit der Krankheit leben. Falls man eine:n gute:n und verständnisvolle:n Arbeitgeber:in hat, würde ich mit diesem:r auch darüber sprechen. Ich habe mich auch erst damit zurückgehalten. Aber im Nachhinein hätte es früher kommuniziert werden müssen, da man meistens immer Verständnis entgegengebracht bekommt. Und gerade Migräniker:innen bringen Höchstleistungen (wenn die Migräne grade mal nicht da ist).

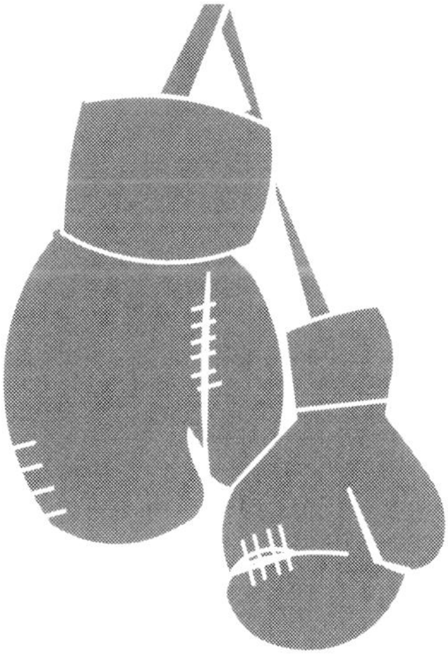

Kapitel 4: Wir sind Kämpfer

Wer sind die Kämpfer in diesem Buch? Wir! Hier kannst Du ein paar von uns sehen, Dich einbringen. Du erfährst die Gründe, warum wir Kämpfer sind! Hier sind Botschaften für Dich!

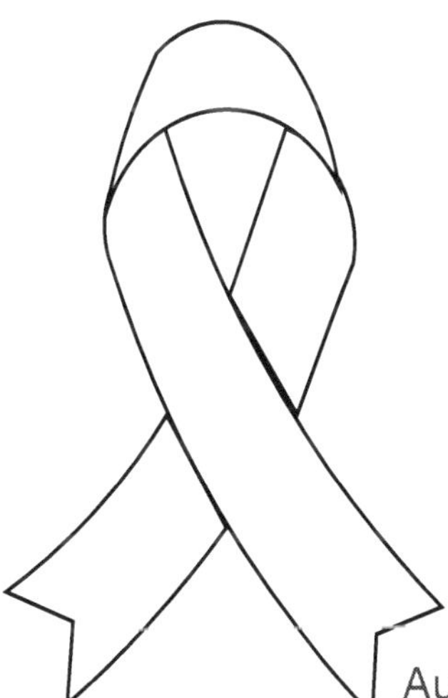

Ausmalen!

Menschen mit Migräne sind Kämpfer, weil...

- unsere Krankheit seit Jahrzehnten als „weichliche Frauenkrankheit" abgetan und degradiert wird und regelmäßig sexistische Witze über „Frauen und ihre vorgeschobene Migräne" gemacht werden.
- jeder Tag eine Herauforderung ist. Nach der Migräne ist vor der Migräne. Wir kämpfen, um weiter am Leben teilnehmen zu dürfen.
- wir immer alles aufholen müssen, was an den Migräne-Tagen liegen geblieben ist.
- wir alles geben, um unser Leben leben zu können und das Durchhaltevermögen eines Mammuts haben!
- wir Reize ungefiltert aushalten müssen.
- wir in ständiger Angst vor dem nächsten Anfall leben.
- es viele Vourteile und Stigmen in der Gesellschaft gibt.
- unsere Behinderung nicht sichtbar ist.
- wir das Leben trotzdem meistern!

- Migräne ein Arschloch sein kann!

- die Schmerzen für viele nicht greifbar sind, wodurch Migräne oft verharmlost wird.

- wir nie den Mut verlieren.

- wir trotz Schmerzen viel leisten.

- wir für uns und für andere kämpfen, egal ob wir Schmerzen haben oder nicht.

- es trotz Lebensstiländerung und intensiver Bemühung nicht zu einer Verbesserung der Schmerzsituationen kommen muss und wir trotzdem dranbleiben.

- weil wir mehr als gesunde Menschen leisten müssen.

- wir, egal wann die Migräne uns umhaut, wieder aufstehen.

Migräne-Kämpfer auf Instagram

Celina @celina_mit_c

Julia @happyday_julia

Melanie @chronischelebensfreude

Ramona Hendriks @mo_mo8317

Maya @chronischstark

Anna
@migraenemuraeneblog
@muraene.privat

Katrin @wunder_baer

Sabrina @unwetterimkopf

Celina @celinanern

Regina @reginasjourney

Claudia @mit_wetter_im_kopf

Anja @schlafende_buecher

Lena @dasblondechaos

Gib Migräne ein Gesicht

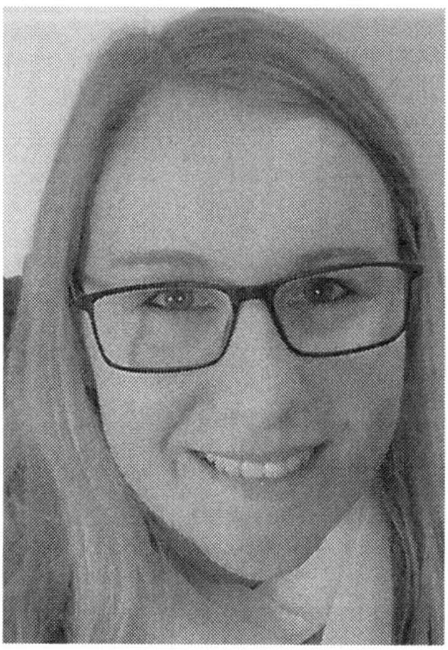

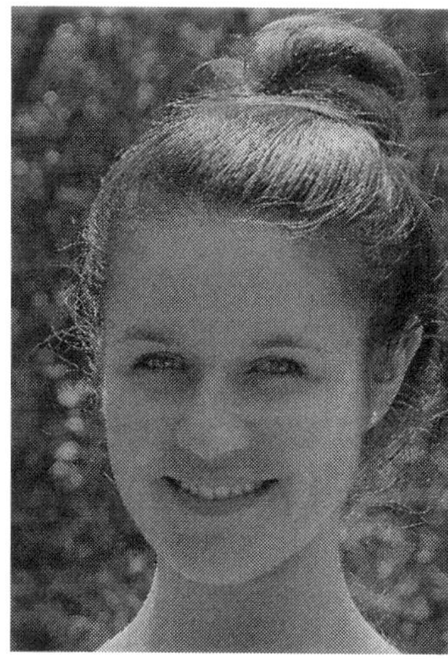

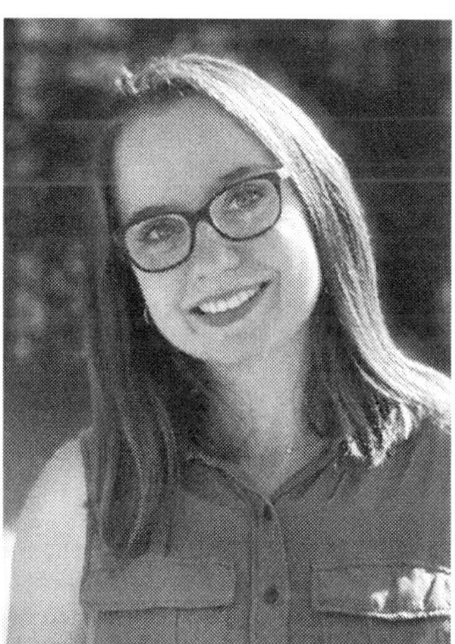

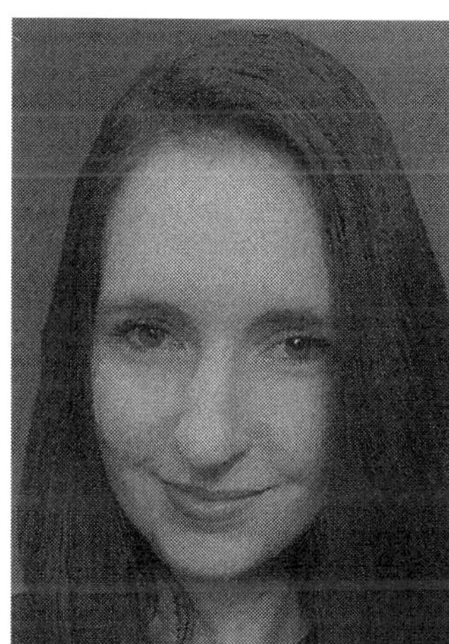

Gib Migräne ein Gesicht

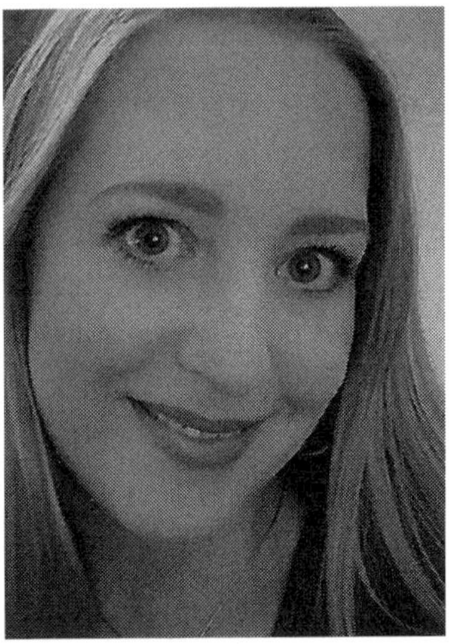

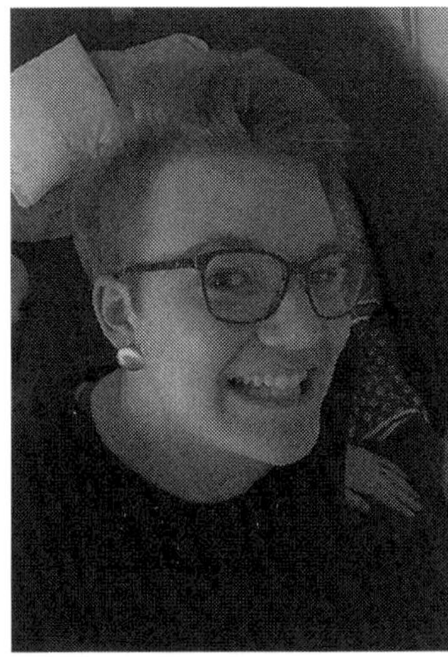

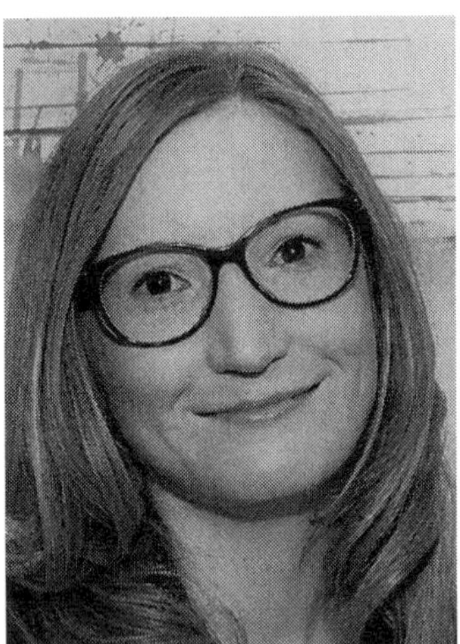

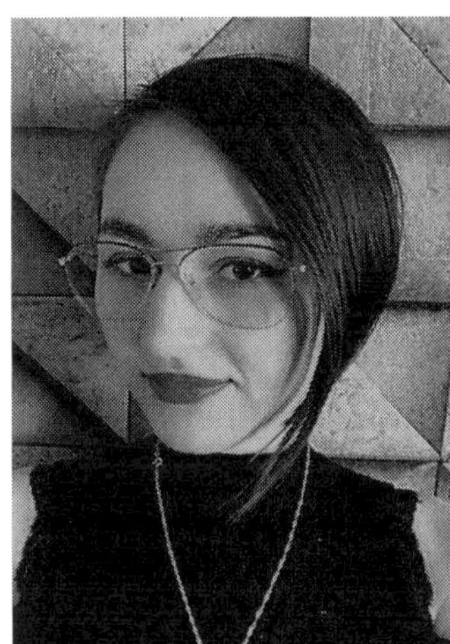

Gib Migräne ein Gesicht

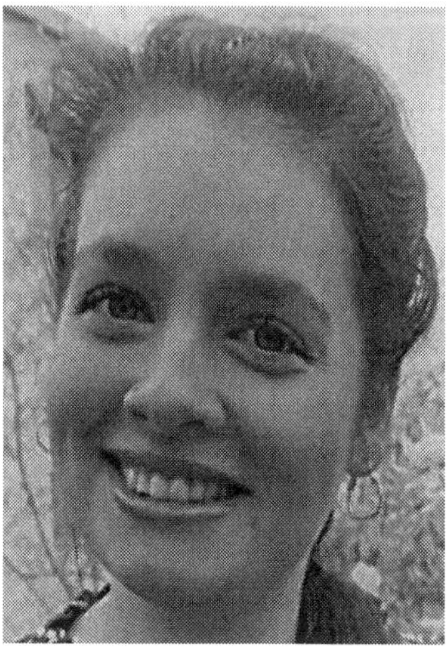

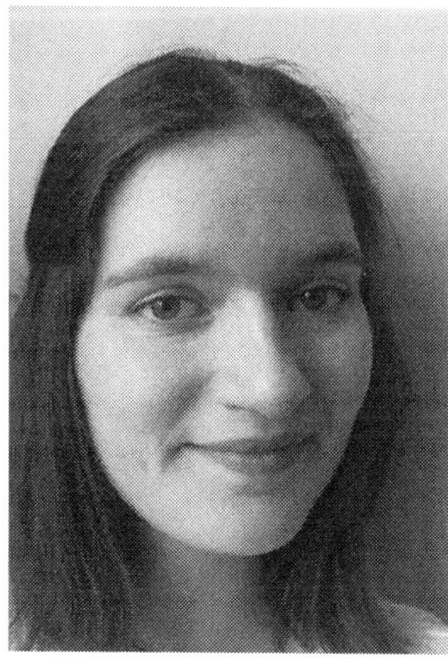

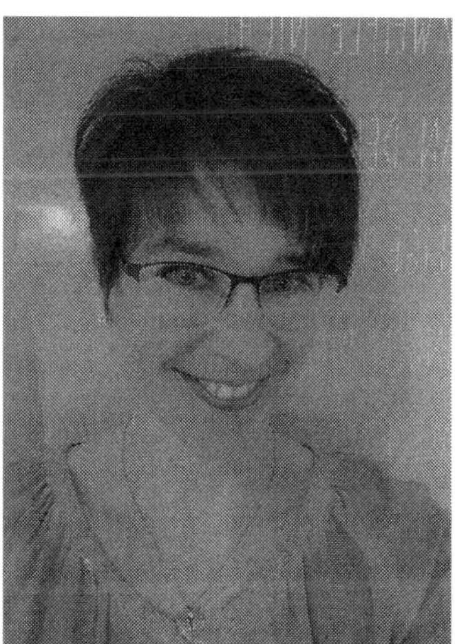

Dein Foto

Botschaften an Dich

Man weiß nie,
wie stark man
ist, bis stark
sein die einzige
Wahl ist, die
einem bleibt.
Celina

Botschaften an Dich

Liebe Fighter

Immer dran denken:

Weil es anderen schlechter geht,
geht es dir dadurch nicht besser!

Und eine kleine Argumentationshilfe:

"Du siehst ja gar nicht krank aus."

"Nur weil ich mich scheiße fühle, muss
ich noch lange nicht scheiße aussehen!"

Eure Claudia

Botschaften an Dich

Und dann stellt man fest: Das größte Glück ist es nicht alleine kämpfen zu müssen.

Man muss das Leben eben mehr lieben, als den Schmerz zu hassen.

Ich bin MEHR als meine Krankheit !

Kapitel 5: Extras

Was sagt die Migräne-Community zu Wunderheiler-Quatsch, Inhalte Deiner Notfalltasche, Migräne-Namen und Auren? Das alles findest Du hier, im Extrateil. Außerdem einige Tipps und Ratschläge. Von uns für Dich.

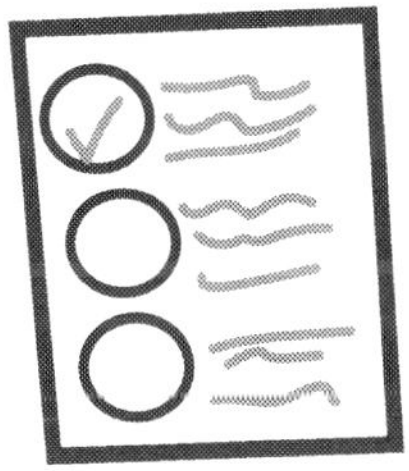

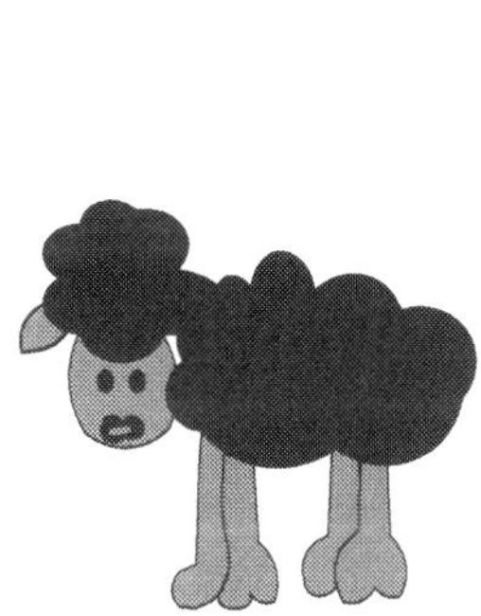

Ich packe meinen Notfallkoffer und nehme mit:

(Beiträge der Community)

- Einen Notfallzettel mit Handynummer von Familie/ Partner:in und Medikamenten
- ANC-Kopfhörer (aktive noise cancelling, Geräuschunterdrückung)
- Minzöl, Eukalyptusöl
- Schmerzmittel und Triptane
- Akupressurarmbänder
- Medikamente gegen Übelkeit
- Magnesium
- Cola
- Ohrstöpsel
- Sonnenbrille
- Wasserflasche
- Kalt-/Warmkompresse
- Koffeintabletten
- Müsliriegel
- Ätherisches Lavendelöl
- CBD-Öl
- Mentholcreme
- Schlafmaske
- Traubenzucker
- Beruhigungsmittel
- Wärmepflaster

Ich sehe was, was Du nicht siehst!

So sieht meine Aura aus

(Beiträge der Community)

- Ameisenlaufen
- Verschwommen
- Zackenkranz
- Gesichtsfeldausfall
- Tunnelblick
- Ölflecken
- Flackern
- Flimmern
- Bunte Mandalas
- Dinge, die sich bewegen
- bewegliche und größer werdende Punkte
- Blindheit
- Blitze
- Farben
- Alles viel zu grell
- Flecken
- auf einem Auge grau, auf dem anderen schwarz
- Flimmern in Kreisform
- Doppelbilder
- Blinder Fleck
- grau-schwarze Linien, wie bei einem Rollo
- bewegende Muster

Hier ist Platz für Deine Aura/Auren

Was siehst Du? Beschreibe es oder male es hier hin!

(Mach ein Foto und poste es auf Instagram unter dem Hashtag #MenschenmitMigränesindKämpfer und verlinke @migraenemuraeneblog)

Du bist nicht allein, allein!

Das können Angehörige tun:

- Reize runterschrauben: Licht dimmen, Musik/TV leiser stellen, leiser sprechen, sich um Kinder/Haustiere/Verwandte kümmern
- Alltagsstruktur anpassen (z.B. gemeinsame, feste Essenszeiten)
- Ernährung anpassen (viele Kohlenhydrate)
- Aufgaben übernehmen (z.B. den Müll rausbringen, weil der Geruch triggert)
- Kommunizieren: Ich glaube Dir. Ich bin für Dich da.
- Akzeptieren, wenn man alleine sein möchte
- Gemeinsame Aktivitäten, wenn man sich dadurch sicherer fühlt wie z.B. Spazierengehen
- Notfalltasche bringen, Medikamente aus der Apotheke abholen, ggf. den:die Ärzt:in verständigen und zum:r Ärzt:in bringen
- auf stark gemusterte Kleidung und Parfüm verzichten, falls das auch Trigger sind

Das sollten Betroffene kommunizieren:

- Im Vorfeld einen Notfallplan aufstellen
- Sagen, wo sich Medikamente und Hilfsmittel befinden
- Kommunizieren: „Mir geht es nicht gut und ich brauche jetzt das und das."
- Auch sagen, wenn man Ruhe braucht und alleine sein möchte. Wichtig ist es, immer über alles zu reden!

Attackeeee! Mein persönlicher Notfallplan

Stelle hier Deinen **N**otfallplan auf: **z.B.** Medikamente, Ruhe, Schlafen, Meditation etc.
Tipp: Seite kopieren und aufhängen

Schäfchen zählen war gestern - meine Tipps bei Schlafproblemen

- Immer zur gleichen Uhrzeit aufstehen und ins Bett gehen (auch am Wochenende!)
- Mindestens 3 Stunden vor dem Schlafengehen alle Medien weg: Handy, Tablet, PC, Laptop, TV...
- Blaulichtfilter frühzeitig aktivieren, Helligkeit verringern
- Handy und Medien in einen anderen Raum legen (wenn möglich)
- Weckarmband statt Handywecker oder analogen Wecker verwenden
- Vor dem Schlafengehen eine entspannte Routine einplanen, wie z.B. ein (echtes) Buch lesen, Hörbücher hören oder malen
- Schlafzimmer komplett abdunkeln oder Schlafbrille verwenden
- Vor dem Schlafengehen nochmal Kohlenhydrate essen, damit man nicht nachts oder morgens mit Kopfschmerzen wach wird
- Vor dem Schlafengehen meditieren oder eine Fantasiereise machen
- Abends die Gedanken und Gefühle aufschreiben
- Baldrian

Ene, mene, muh und wie heißt Du?
Migräne Namen

Muräne (Beiträge der Community) Erna

Migränekerlchen

Achim

Henry Lord Voldemort Wilma

Marlene

Tom Riddle

Frieda Mimi

Heidi Pablo Migrüne

Horst Bruno Helga

Margarete Edgar Walli

Else-Hasi Bernd

Frau Kling Zicke Tante Maralde

Ulla Michel

Alice

und Deine?

Ein dummer Spruch kommt selten allein…
Bullshit-Bingo zum Ankreuzen

Welche Sprüche kommen Dir bekannt vor?

Migräne ist psycho-somatisch!	Du musst mehr trinken!	Nimm doch ´ne Tablette!
Du musst Dich mehr bewegen!	Stell Dich nicht so an!	Ich hab auch mal Kopfweh!
Du brauchst einfach mal Urlaub!	Du musst Deine Ernährung ändern!	Du siehst aber gar nicht krank aus!

Wunderheiler ärgere Dich nicht - uns kriegst Du nicht!

(Beiträge der Community auf die Frage:
Was war das Bescheuertste, was Dir
jemand gegen Migräne andrehen wollte?)

- Steine auflegen
- „sanfte" Stromschläge
- Globulis, die das „Shakra" wieder ins Gleichgewicht bringen sollen
- Heil-Zahlen
- Ein Stück Glas, welches vor „bösen Geistern" beschützen soll
- Heilwasser
- Quantenheilung
- Den Atlaswirbel einrenken
- Globuli mit Wespengift
- kleine Pfefferkörner zerkauen
- Vitaminpulver
- Globuli und Keto-Diät
- Duft-Öl
- Neuraltherapie
- Schmerzphysiotherapie
- Schallwellentherapie

Probieren geht über Studieren - Migräne ist nicht heilbar, aber wodurch kann ich mich besser fühlen?

- Minzöl auf die Schläfen auftragen
- Cefaly oder ein TENS-Gerät verwenden
- Migravent bzw. Nahrungsergänzungsmittel
- ANC Kopfhörer verwenden (Geräuscheunterdrückung)
- ein Nacken-Schulter-Heizkissen
- CBD-Öl

Allgemeine Tipps

- Suche Dir eine:n kompetente:n Neurolog:in!
- Aufenthalt in einer Schmerzklinik
- Eigne Dir selbst Migräne Wissen an!
- Mache eine Psychotherapiel, um im Umgang mit der Migräne besser klarzukommen

Vorbeugende Maßnahmen gegen Migräne

- Regelmäßigkeit (Schlaf-Wach-Rhythmus, Mahlzeiten, Sport, Entspannung)
- Ausdauersport (alle 48 Stunden, moderat, nicht überanstrengen, z.B. Radfahren oder Joggen)
- Strukturierter Tagesablauf
- Entspannungstechniken (z.B. Yoga, Meditation, PMR)
- Ernährung: viele langkettige Kohlenhydrate (z.B. Vollkorn,

Mais, Kartoffeln)
- Einfach mal nichts tun

Tipps gegen Übelkeit

- Akupressurarmbänder (hilft mir persönlich)
- Ingwer (Tropfen oder Tee)
- Vomex, MCP
- Tee: Kamille, Pfefferminze
- Kaugummis gegen Reiseübelkeit

Das kann ich tun, wenn es mir nicht so gut geht:

- Sanftes Yoga (Yin Yoga)
- Musik hören
- ein Hörbuch oder einen Podcast anhören (oder eine Fantasiereise)
- Wellness Zuhause
- Zeit für mich nehmen
- mir einen Tee kochen
- Einfach entspannen
- Malen, Basteln, Schreiben
- Medien ausschalten/ Social Media Pause
- Spazieren gehen

Studieren und Migräne
(Auszug von meinem Blog)

Ich musste leider schon an zwei deutschen Hochschulen erleben, dass viele Menschen Migräne als Behinderung nicht wirklich ansehen. Sich mit schwerer Migräne durch das Studium zu schleppen, an Tagen oder Wochenende mit Migräne im Bett zu lernen, statt wie die Kommiliton:innen zu feiern oder zu netflixen, ist Frustration pur. Das Gefühl nie krank sein zu dürfen und sich aufstapelnde Arbeit an Tagen wo gar nichts mehr geht, haben mich dann doch wachgerüttelt.

Denn, wenn man sich genau informiert, dann stellt man fest, dass es auch Hochschulen gibt, die sich mit dem Thema Behinderung bzw. chronische Krankheiten und Studium intensiver auseinandersetzen. Wo Du Dir Hilfe holen kannst und welche Angebote es gibt, erkläre ich Dir hier.

Als zentrale Anlaufsstelle bei Problemen eignen sich die **Studierendenwerke.** Sie stellen auf Ihrer Webseite gebündeltes Wissen zum Recherchieren zum Thema Studium und Behinderung vor. Auch bei psychischen Problemen, bieten die Studierendenwerke Hilfe an!
https://www.studentenwerke.de

Beratungen für Studierende mit Behinderungen
Normalerweise hat jede Hochschule mindestens ein/e An-

sprechpartner/in für Studierende mit Einschränkungen. Über die Hochschulwebseite oder alternativ die Zentrale Studienberatung solltest Du an einen Kontakt kommen. Sie bieten oft Sprechstunden zu dem Thema an und beraten vor allem in Bezug auf einen Nachteilsausgleich.

Nachteilsausgleich: Bei schwer betroffenen Studierenden ist oft ein Antrag auf Nachteilsausgleich nötig und auch möglich. Jede Hochschule hat dazu andere Anforderungen. Meistens wird ein fachärztliches Attest (oder Gutachten), das die Einschränkungen in Bezug auf das Studium genau beschreibt, ein eigener Antrag, weitere Atteste, evtl. ein Schwerbehindertenausweis und eine Stellungsnahme der Beratung für Studierende mit chronischen Erkrankungen benötigt. Diesen Antrag reicht man dann bei dem zuständigen Prüfungsausschuss ein.

Beurlaubung oder Urlaubssemester: Ist die Erkrankung in einer schweren Phase und man ist nicht studierfähig, sollte man über ein Urlaubssemester oder eine befristete Beurlaubung nachdenken.

Fernstudium oder Online studieren: Wenn die Form der Migräne so schwer ist, dass Präsenz-Vorlesungen nicht zu schaffen sind, ist es sinnvoll über ein Fernstudium bzw. Online-Studium nachzudenken! Denn wenn man das Haus nicht verlassen kann, kann man trotzdem von Zuhause aus studieren.

Härtefallantrag: Wenn Du noch vor der Studienentscheidung stehst, kann ich Dir empfehlen Dich bezüglich eines Härtefallantrags beraten zu lassen. Ein geringer Prozentsatz der Studienplätze ist für Menschen mit Behinderungen vorgesehen. Wenn Du dein Wunschstudium wegen schlechtem Abischnitt (Vielleicht, weil Du schon in der Schulzeit beeinträchtigt warst) fast abgehakt hast, könntest Du als Härtefall doch noch an Deinen Platz kommen.

Weitere Beiträge zu dem Thema findest Du hier:

Agentur für Arbeit: https://www.arbeitsagentur.de/bildung/studium/studieren-mit-behinderungen

Studienwahl.de: https://studienwahl.de/orientieren/studieren-mit-behinderungen

behinderung.org: https://behinderung.org/studium-mit-behinderung.htm

Studis Online: https://www.studis-online.de/Studieren/studieren-mit-behinderung.php

[Aufgerufen am 23.06.21]

Du bist nicht schuld
an der Migräne!

Es ist okay Medikamente
zu nehmen!

Du darfst „Nein“ sagen..

Auch kleine Schritte

sind ein Fortschritt.

Halte durch!

Jede Attacke
hat ein Ende!

Menschen mit
Migräne sind
Kämpfer!

AUFGEBEN IST
KEINE OPTION!

Du machst das besser, als Du denkst!

Du gehst Deinen Weg!

Jeder leidet seine 100%!

Glaub an Dich!

Alle Gefühle sind erlaubt!

Du bist der wichtigste Mensch in Deinem Leben!

Du bist nicht allein!

Gib nicht auf!

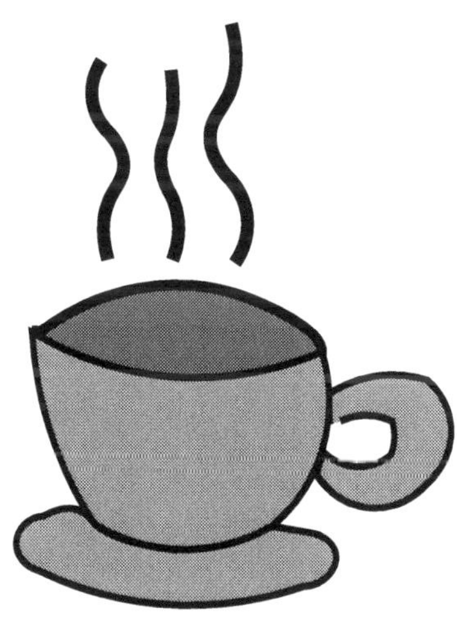

Du bist immer zu
100% wertvoll!

Wenn Atmen alles ist,
was Du heute schaffst,
dann ist das okay!

Einfach mal
machen - könnte
ja gut werden!

Jeder Zustand ist
temporär, auch Dein
Schmerz!

Du bist stark! So viel
stärker, als Du denkst!

Abwarten, Tee trinken und Mut sammeln

Du darfst Dir Hilfe suchen

und sie annehmen!

Mach´ mal Pause!

Du bist nicht
Deine Krankheit!

Nimm Dir Zeit
für Dich!

Setze
Grenzen!

Kümmere Dich
gut um Dich!

Du schaffst
das!

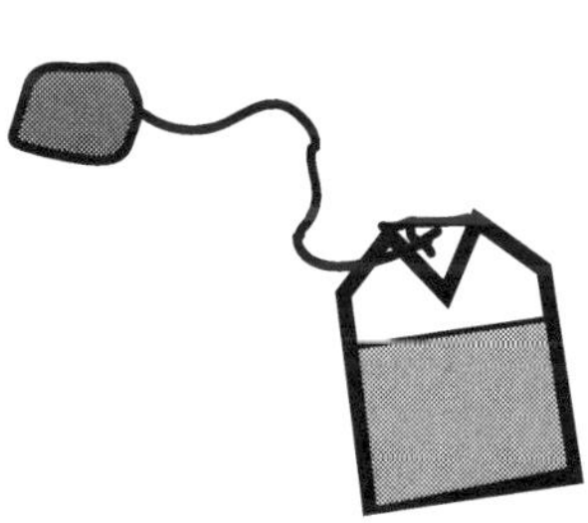

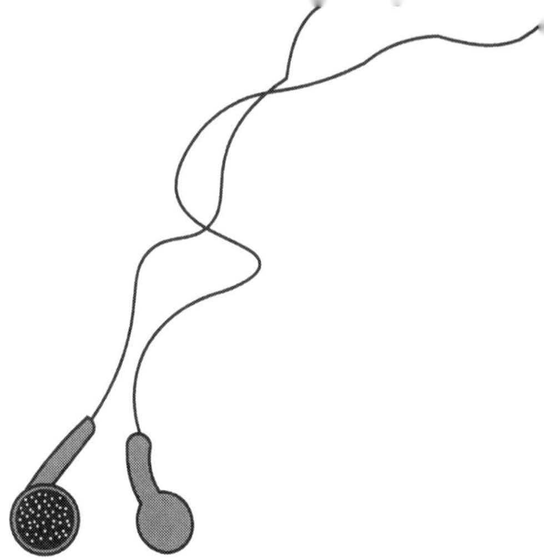

Kapitel 6: Empfehlungen

Hier findest Du Empfehlungen für Literatur und Links, um Dein Migräne-Wissen zu vertiefen. Außerdem Empfehlungen für Blogs, Podcasts und Apps. Und ich erzähle Dir kurz, was Dich auf meinem Blog erwartet.

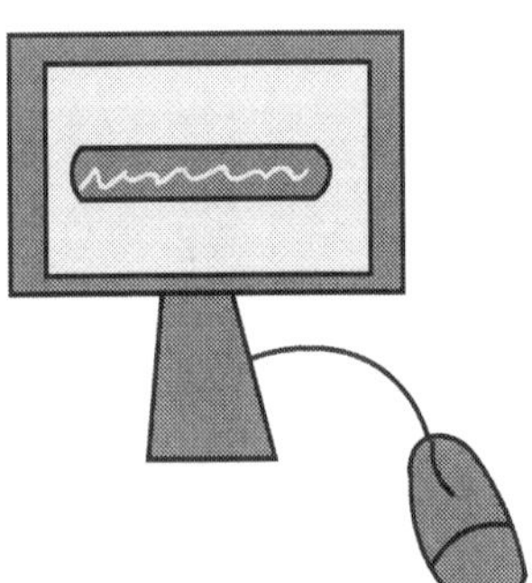

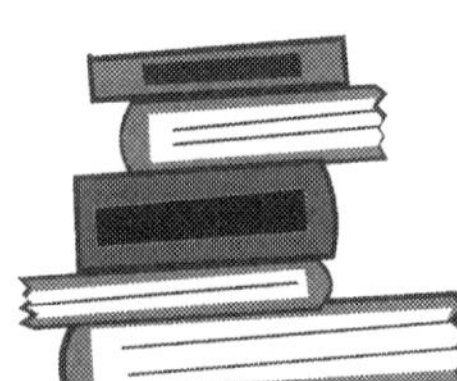

Mein Blog
Migraene Muraene

https://migraenemuraene.blog/

Instagram: @migraenemuraeneblog

Was erwartet Dich da?

Meine Erfahrungen und Tipps im Umgang mit chronischer Migräne und Fibromyalgie

Geschichten von Betroffenen und Angehörigen

Rezensionen von Migräne-Büchern

Migräne Wissen und Alltag

Extras wie kostenlose Downloads z.B.

- Vorlagen für Challenges
- Vorlagen für Blutdruck- und Schmerzkalender
- Packliste für die Reha/Schmerzklinik
- Vorlage für Deine Migräne-Geschichte

und mehr

Literatur

- Prof. Hartmut Göbel **„Erfolgreich gegen Kopfschmerzen und Migräne"** 9. Auflage, 2020, Springer Verlag
- Bianca Leppert **„Ich hab´ Migräne und was ist deine Superkraft?"**, 2. Auflage, 2019, Komplettmedia Verlag
- Marion Deike **„Migräne - mehr als nur Kopfschmerz"** , 2. Auflage, 2020
- Ulrike Grabmaier **„Migräne verstehen - vorbeugen - behandeln"** 2020, maudrich Verlag

Links

- **Schmerzklinik Kiel** www.schmerzklinik.de
- **Arztsuche der Schmerzklinik Kiel** www.schmerzklinik.de/service-fuer-patienten/vor-und-nachsorge/
- **Studieren und Migräne**: www.migraenemuraene.blog/2020/12/06/studieren-und-migrane-welche-moglichkeiten-habe-ich-murane-stories-no-7/
- **Deutsche Migräne- und Kopfschmerzgesellschaft**: www.dmkg.de
- **Migräne Liga e.V.** (Selbsthilfegruppe und Seminare) www.migraeneliga.de
- **Die Kopfschmerz-Community der Schmerzklinik Kiel**: www.headbook.me

Blogs

- **Migraene Muraene**: www.migraenemuraene.blog
- **Kaktus im Kopf**: www.kaktus-im-kopf.de
- **Gewitterkopf Blog**: www.gewitterkopf.blog

Instagram

- @migraenemuraeneblog
- @unwetterimkopf
- @das.migraene.1x1
- @migraene_superhelden
- @schmerzklinik_kiel
- @kaktus_im_kopf
- @migraene_begleiten
- @gewitterkopf.blog
- @migraeneapp
- @migraeneliga.de

Apps

- Headache Hurts (Schmerzkalender)
- M-Sense (Schmerzkalender)
- Migräne App der Schmerzklinik Kiel (Schmerzkalender)
- 7 Mind (Entspannung)
- Headspace (Entspannung)

Podcasts

- Unwetter im Kopf - Sabrina Wolf
- Ich hab´ Migräne und was ist deine Superkraft? - Bianca Leppert

Der Arbeitsprozess hinter diesem Buch

Bei jedem Buch, das im Selbstverlag erscheint, haben die meisten Autor:innen - die gleichzeitig auch Verlagsaufgaben übernehmen - keine Hilfe. Falls Du auch mal ein Buch schreiben und veröffentlichen möchtest, kann ich Dir empfehlen, Dir ein Team aufzubauen. Suche Dir Hilfe. Du wirst sie brauchen!

Dieses Buch würde es ohne meine Community nicht geben. Ich habe in diesem Buch 44 Geschichten von Migräne-Kämpfer:innen und 11 Artikel, von denen jeweils eine/n ich geschrieben habe, gesammelt. Sie machen den größten Teil des Buches aus.

Trotzdem möchte ich sagen, dass es viel Aufwand ist, ein Buch zuschreiben. Ich habe es nicht nur geschrieben, ich habe es organisiert und gestaltet. Ich habe viel Zeit investiert. Aber das war es mir Wert!

Die Ideenfindung: Wie schon im Vorwort erklärt, wollte ich mit dem Buch Mut machen. Meinen Blog ausweiten. Menschen mit Migräne eine Stimme geben. Ich wollte aber noch mehr. Ich wollte einen Extrateil und Empfehlungen anhängen. Ich wollte eine wissenschaftliche Basis - somit entstand das Migräne ABC. Ich wollte sehr, sehr viel. Ich hatte sehr viele Ideen, weswegen nun eine Kämpfer-Reihe entstehen wird!

Die Vorarbeit: Ideen sammeln, Größe und Seitenzahl festlegen, Gestaltungsprogramm auswählen, Artikel-Themen mit Gastautor:innen absprechen, Deadlines aufstellen. Erst als ich das ganze Material zusammen hatte (Texte, Fotos, Botschaften, Umfrage-Ergebnisse) konnte meine eigentliche Arbeit beginnen.

Die Organisation und rechtlichen Schwierigkeiten: Eine aufmerksame Gastautorin hat mich auf die Notwendigkeit von Verträgen hingewiesen. Somit musste ich mir von alle Migräne-Kämpfern in diesem Buch Unterschriften einholen. Das war vielleicht ein Papierchaos.

Die ersten Schritte: Die Schriftart, Schriftgröße, Textabstände, Formatierung und Musterseiten festlegen. Das Layout hat mir die meisten Nerven geraubt. Ständig hat sich etwas verschoben oder Seiten sind „verschwunden". Zwischendurch speichern ist auch ganz wichtig!

Danach: Als der Text eingefügt, die Überschriften und Seitenzahlen bearbeitet wurden, konnte ich den ersten Probedruck wegschicken. Das erste Buch war sehr dünn. Ich wollte mehr Seiten füllen und fügte weitere Geschichten und mehr Inhalt hinzu.

So ging es weiter: Das Buch wurde immer weiter optimiert. Fehler verbessert. Meine beste Freundin hat das Lektorat übernommen und somit alles am Ende nochmal Korrektur gelesen. Ich bin ihr dafür sehr dankbar.

Ich habe alle Grafiken in diesem Buch vorgezeichnet, am Laptop nachgezeichnet, „ausgemalt" und eingefügt. Das Migräne ABC habe ich meinem Arzt geschickt, der mir seine Anmerkungen rückmeldete, die ich dann bearbeitet habe. Viel Zeit investierte ich auch in das Cover. Oder besser gesagt, die Cover.

Ich habe die eingesandten Fotos bearbeitet und die per Post geschickten Botschaften eingescannt und bearbeitet. Der zweite Probedruck war dann ebenfalls bald unterwegs. Dort fand ich, dass der Text auf der Innenseite etwas verschwand. Somit konnte ich das Layout komplett neu anpassen. Um ganz sicher zu sein, ging dann Probedruck Nr. 3 in die Produktion.

Auf diesem ganzen Entwicklungsweg passierten einige Fehler, chaotische Auschweifungen, Anflüge von Verzweifelung, Tränen, Schweiß, Ausraster, Papierfluten, Streitereien, nächtliche Durcharbeitungsphasen und Zeitverluste. Obwohl ich hin und wieder Besuch von der Muräne hatte, wollte ich weitermachen. Ich wollte weiterkämpfen. Dieses Buch erstellen und dranbleiben. Dieser ganze Prozess hat etwa 2 Monate gedauert und ich glaube, ich war noch recht schnell.

Und ganz im Ernst: Ich bin unglaublich stolz. Auf mich, auf Euch. Darauf, dass wir dieses Buch gemeinsam geschrieben haben. Darauf, dass ihr mich immer unterstützt habt. Ohne Euch hätte ich dieses Projekt nicht durchgezogen! Ich bin mit dem Ergebnis mehr als zufrieden.

DANKE!

Quellen

(1) Statistik der Migräne Liga e.V. https://www.migraene-liga.de/keine-angst-vor-kopfschmerzen/. Aufgerufen am 01.05.2021

(2) Vgl. Diener H.-C., Gaul C., Kropp P. et al. (2018). Therapie der Migräneattacke und Prophylaxe der Migräne, S1-Leitlinie. In: Deutsche Gesellschaft für Neurologie (Hrsg.). Leitlinien für Diagnostik und Therapie in der Neurologie. Aufgerufen am 09.04.2021 von: www.dgn.org/leitlinien

Hast Du schon einen Kalender für 2022?

Ich habe vor ein paar Wochen eine Kalender-Reihe für 2022 veröffentlicht. Diese beinhalten neben Wochen- und Monatsübersichten, monatliche Tracker für Schmerzen, Medikamente und Routinen. Die Monate sind thematisch passend mit eigenen Illustrationen versehen. Im Kalender selbst, sind auch Jahrestracker, Listen und freie Seiten, die Du mit 18 kostenlosen Vorlagen (Download von meinem Blog) ausstatten kannst.

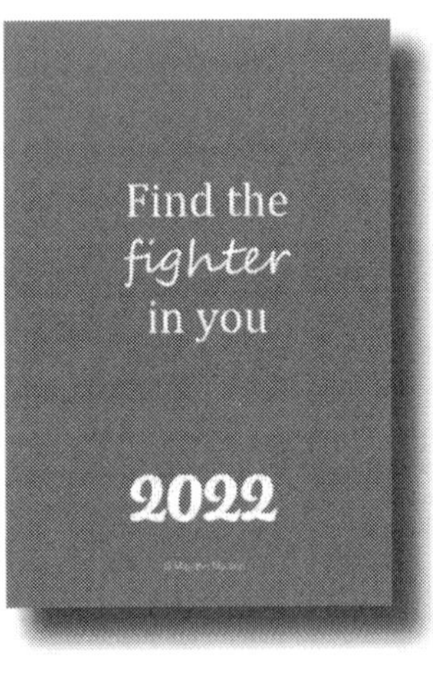

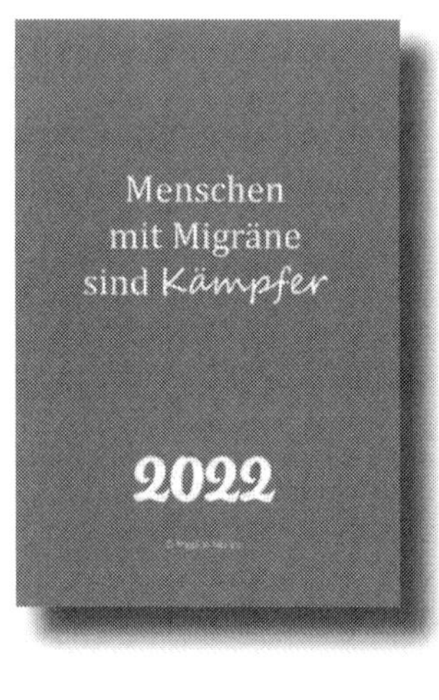

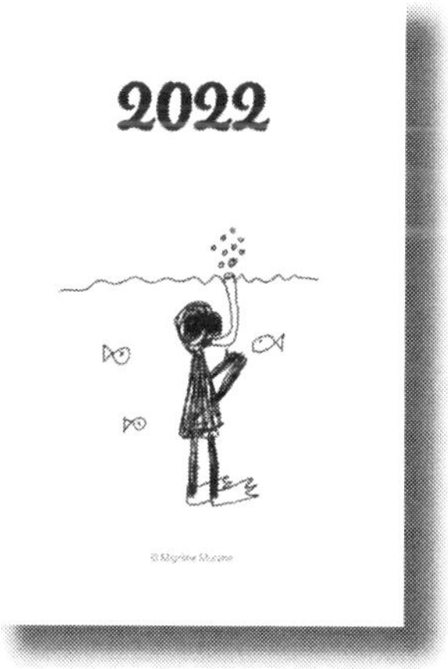

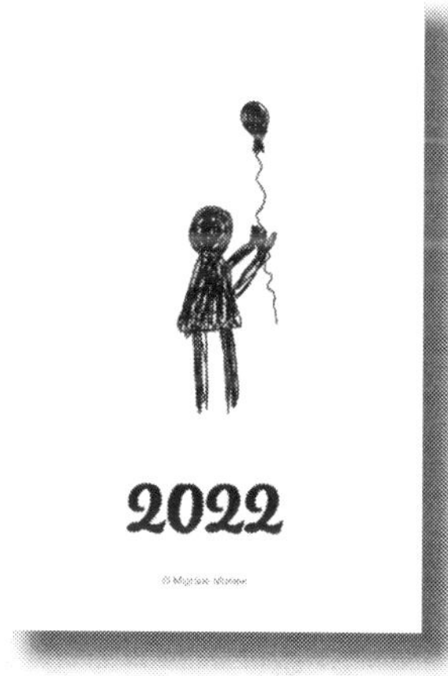

Die Kalender gibt es als Ringbuch und Hardcover mit sechs verschiedenen Covern, in den Farben weiß, schwarz und blau. Alle meine Bücher und Kalender findest Du bei epubli.de unter meinem Namen: Anna Wichelmann
Du kannst sie aber auch überall kaufen, wo es Bücher gibt.

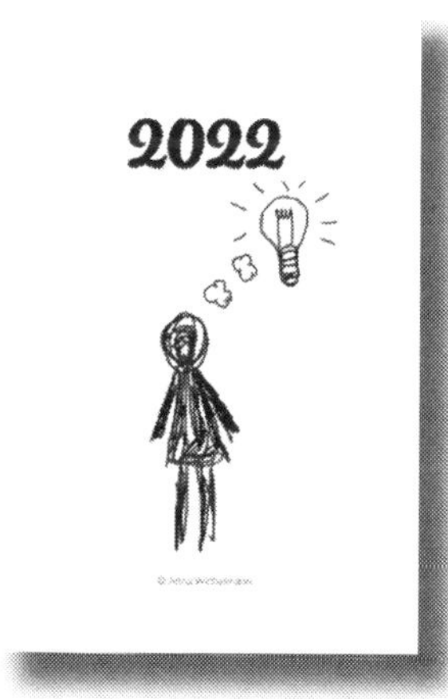

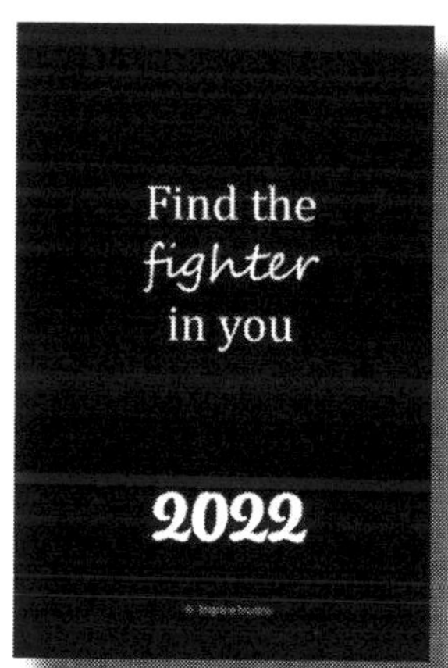

Anna Wichelmann

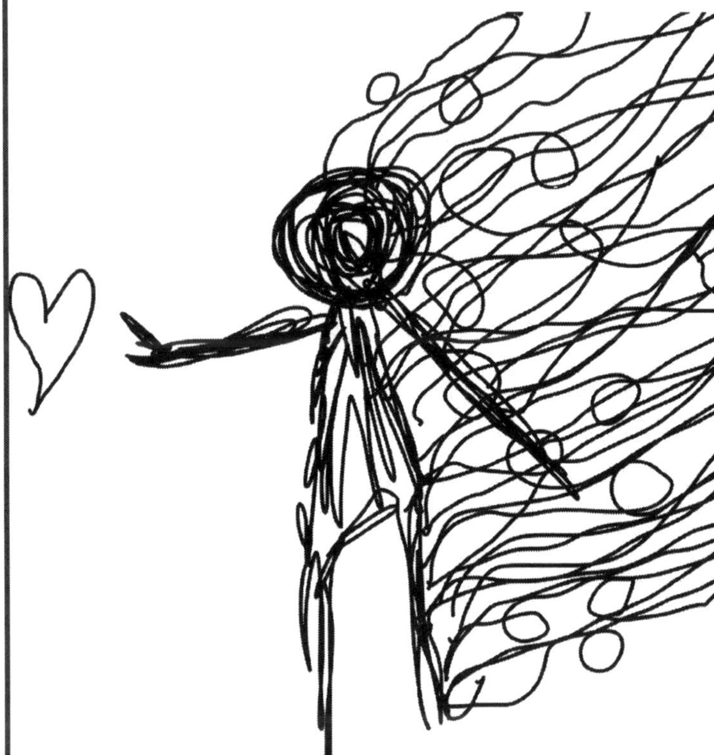

Die dunkle Zeit

einer Kämpferin

Geschichten und Gedichte aus meiner Kindheit

ISBN: 978-3-754118-77-1

ISBN 978-3-7541-3615-7

00001

9 783754 136157

www.epubli.de

Printed in Poland
by Amazon Fulfillment
Poland Sp. z o.o., Wrocław

77252094R00208